AURELIA

ELKE RUMPF

Zitronenöl und Kräutertee

Naturheilkunde für Berufstätige

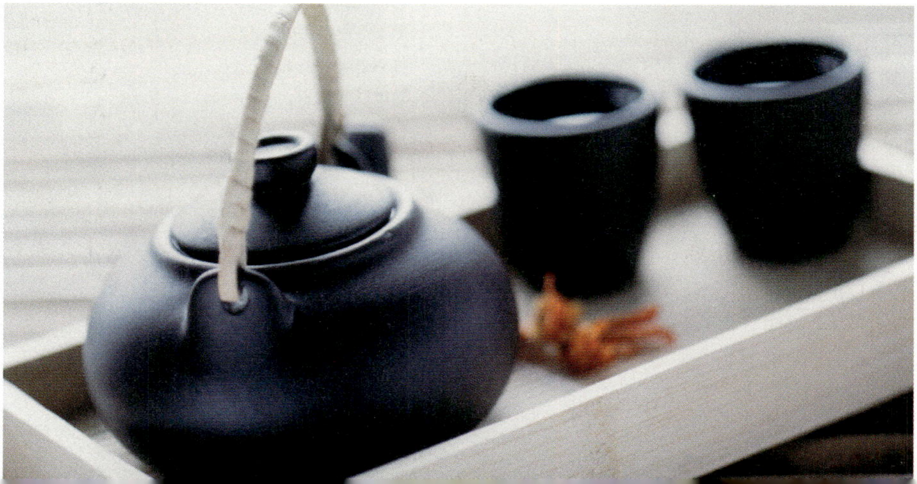

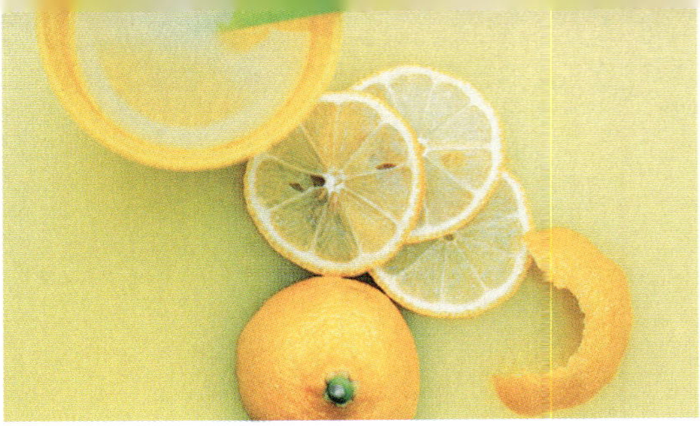

Inhalt

Vorwort 4

1 Einleitung 5
1.1 Rechtzeitig an die Gesundheit denken 6
1.2 Wieder fit mit Naturheilkunde 7
Heilpflanzen 8
Aromatherapie 9
Homöopathische Mittel 10
Akupressur 12
Kneipp für den Feierabend 14
Ein Wort zu konventionellen Medikamenten 15
1.3 Nur fünf Minuten: Von Kräutertees bis Auflagen 16

2 Vorbeugung: Sanfte und alltagstaugliche Lebenshilfen 19
2.1 Die körpereigene Abwehr aktivieren 20
2.2 Die Tücken der Arbeitsatmosphäre 25
2.3 Ausgeschlafen und entspannt 34

3 Ernährung 47
3.1 Gesundes Essen am Arbeitsplatz 49
3.2 Sich fit essen in Kantinen 51
3.3 Übergewicht 53
3.4 Untergewicht 56
3.5 Geistige Fitmacher 58

4 Wenn die Psyche nicht mehr will 59
4.1 Erschöpft und deprimiert? 60
4.2 Nervös, ängstlich, unruhig? 65
4.3 Tinnitus und Ohrgeräusche 69

5 Zu viel ist zu viel: Die Sucht und ihre Folgen 73
5.1 Alkoholsucht 75
5.2 Nikotinsucht 76
5.3 Arzneimittelsucht 77
5.4 Arbeitssucht 78
5.5 www.onlinesucht.de 79

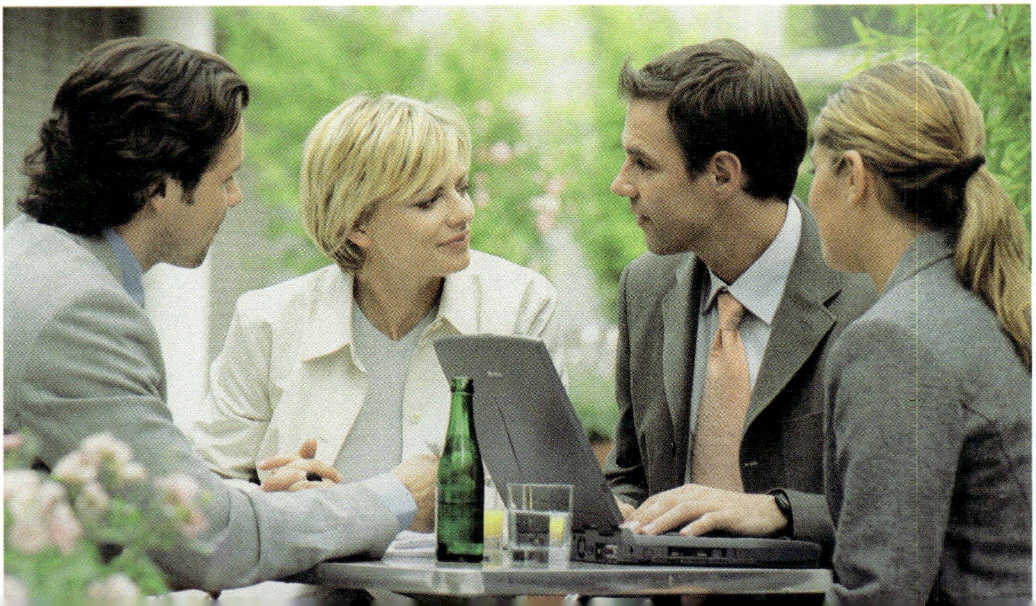

6 Natürliche Hilfen bei ganz alltäglichen Beschwerden 81

6.1 Rund um den Kopf 82
Spannungskopfschmerz 83
Migräne 85
Bindehautentzündung 87
6.2 Atemwegsprobleme 90
Grippe oder Erkältung 90
Halsentzündung 94
Heiserkeit und Kehlkopfentzündung 98
Husten 100
Schnupfen und Nebenhöhlenentzündung 104
6.3 Beschwerden des Magen-Darm-Trakts 108
Bauchschmerzen 108
Erbrechen 111
Durchfall 115
Verstopfung 118
Reizdarm oder Reizblase 121
Saure Probleme der Magenschleimhaut 124
Mundgeruch und Blähungen 129
6.4 Herz-Kreislauf-Beschwerden 133
Bluthochdruck 134
Niedriger Blutdruck 139
Arteriosklerose 142
6.5 Venenerkrankungen 145
Allgemeine Maßnahmen 146
Besenreiser 147
Krampfadern 148
Venenentzündungen 152
Ödeme durch venöse Insuffizienz 153
Hämorrhoiden 156
6.6 Rücken-, Nacken-, Gelenkprobleme 159
Verspannungen vorbeugen 159
Rückenschmerzen 164
Nackenprobleme 168
Hexenschuss und Ischiasbeschwerden 171
„Mausarm“ und Karpaltunnelsyndrom 175

A Anhang 179

Hilfe aus der Apotheke: Beispielpräparate 180
Hilfreiche Adressen 190
Literaturtipps 195
Stichwortregister 196
Impressum 205

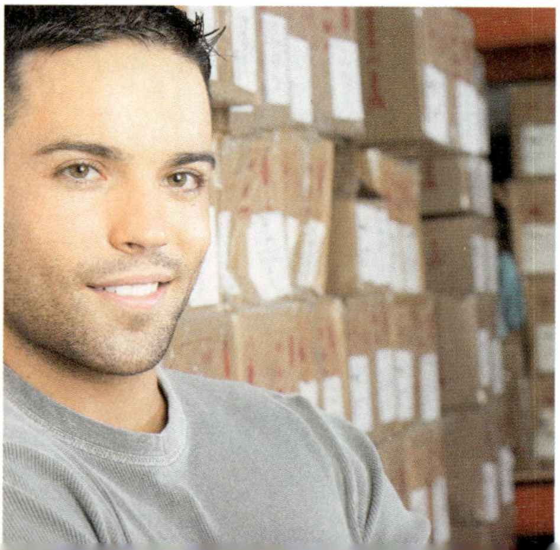

Vorwort

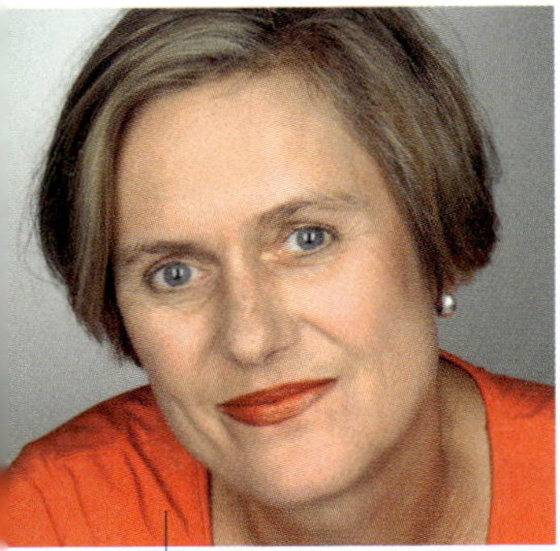

Elke Rumpf

Leistungsfähig müssen Sie heutzutage sein und stets genügend Ausdauer haben, um körperlichen sowie geistigen Anforderungen in Ihrem Berufsumfeld jederzeit gerecht zu werden. Ob Sie als Kellner, Sekretärin, Börsenmakler, Lastkraftwagenfahrer, Programmiererin, Packer oder im Management arbeiten, auch Sie hatten bestimmt schon einmal gesundheitliche Probleme, die Ihren Arbeitsalltag sehr beeinträchtigten. Kein Wunder, denn in unserer leistungsorientierten Welt wird es zunehmend schwieriger Schritt zu halten. Wir arbeiten immer mehr und unsere Arbeit wird oft zu einem Risiko für die Gesundheit, bis irgendwann nichts mehr geht und entweder der Körper oder die Seele sich weigert weiterhin zu funktionieren.

Doch Sie brauchen nicht gleich zu schweren chemischen Keulen zu greifen um wieder fit zu werden oder sich täglich aufs Neue im Arbeitsalltag dynamisch und stark zu fühlen. Es ist es gar nicht so schwer mit einfachen, natürlichen Mitteln gesund zu bleiben oder leichtere Erkrankungen selbst sanft am Arbeitsplatz zu behandeln. Dieses Buch will Ihnen dabei helfen. Die Heilmittel oder Methoden, die hier beschrieben sind, können Sie alle unkompliziert an fast jedem Arbeitsplatz anwenden.

Auch während der Recherchen zu diesem Buch habe ich als typische Schreibtischtäterin selbst viele der hier beschriebenen natürlichen Tipps angewendet und fühle mich trotz langer Stunden vor dem PC sehr gut. Ich möchte mich bei allen Menschen bedanken, die mir bei diesem Buch mit Rat und Tat zur Seite gestanden haben, besonders aber für die gute Zusammenarbeit bei meiner Lektorin Dr. Doortje Cramer-Scharnagl.

Immenstaad, im August 2005

Elke Rumpf

1 Einleitung

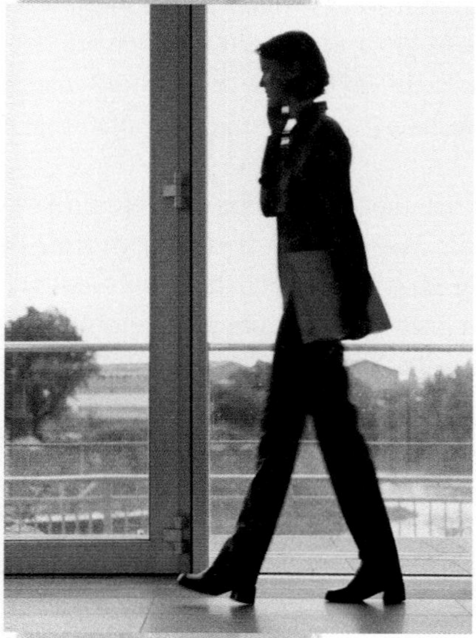

1 | Einleitung

Unser heutiges Berufsleben ist oft geprägt von Angst um den Arbeitsplatz, wachsenden Leistungsanforderungen und zunehmender Konkurrenz jüngerer, hoch qualifizierter Mitarbeiter. Unter solchen Bedingungen gilt es, täglich aufs Neue Stärke zu zeigen und nicht bei jedem Schnupfen zu Hause zu bleiben. Immer weniger Berufstätige melden sich deshalb krank.

Dieser Rückgang des Krankenstandes in den letzten Jahren wird in den meisten Betrieben als Wettbewerbsvorteil gewertet, denn krankheitsbedingte Fehltage verursachen erhebliche Kosten. Allein die Grippewelle, die jährlich auch Deutschland überschwemmt, bewirkt nach Schätzungen von Gesundheitsökonomen durch Produktionsausfälle und medizinische Kosten einen Milliardenschaden. Leider fragen nur wenige Betriebe nach den Folgekosten, wenn die Krankheit eines Mitarbeiters nicht ausgeheilt wurde, vielleicht sogar verschleppt wird und chronisch zu werden droht, weil er nicht genügend Krankheitstage genommen hat.

1.1 | Rechtzeitig an die Gesundheit denken

Dieses Buch unterstützt Sie dabei, rechtzeitig an Ihre Gesundheit zu denken – denn mit einfachen, natürlichen Mitteln können Sie leichtere Erkrankungen auch an Ihrem Arbeitsplatz so behandeln, dass sie sanft ausheilen oder gar nicht erst entstehen. Deshalb widmet sich der erste Teil dieses Buches der **VORSORGE**. Dazu gehört zum Beispiel auch, wie Sie richtig am Schreibtisch sitzen oder schwere Lasten heben, wie Sie sich ohne großen Aufwand entspannen können und wie Sie sich trotz Kantinenmahlzeiten gesund ernähren.

Der zweite Teil des Ratgebers widmet sich typischen Beschwerden von Berufstätigen und gibt Tipps für eine natürliche **BEHANDLUNG**. Was sind „typische Beschwerden“? Viele Krankenkassen führen Statistiken über Arbeitsausfälle und deren Ursachen. Auch die Techniker Krankenkasse untersuchte, warum sich Arbeitnehmer hauptsächlich krankschreiben lassen. Ausgewertet wurden dafür rund 2,4 Millionen bei der TK versicherte Erwerbstätige für das Jahr 2003. Danach meldeten sich die meisten Menschen krank aufgrund von

- Erkältungen
- Beschwerden des Verdauungstraktes
- Rückenbeschwerden
- Verletzungen
- psychischen Störungen.

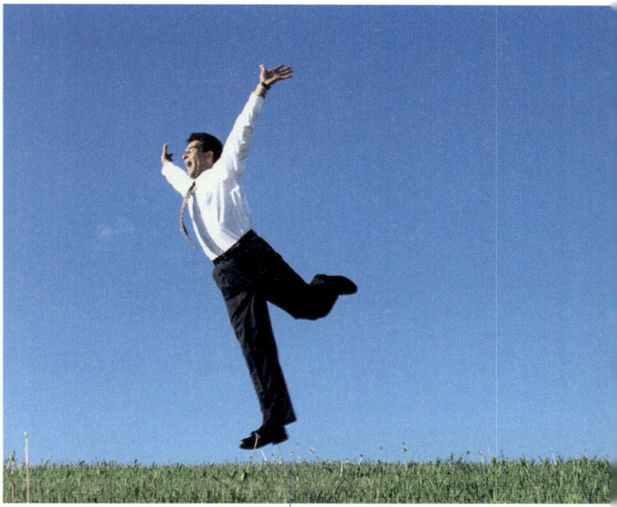

Denken Sie auch am Arbeitsplatz rechtzeitig an Ihre Gesundheit – damit Sie fit und zufrieden bleiben!

Die Selbstbehandlung dieser Probleme – bis auf die Verletzungen, um die sich ohnehin ein Arzt kümmern sollte – steht daher im Mittelpunkt dieses Buches.

Ergänzt werden diese Themen um die natürliche Behandlung leichterer Befindlichkeitsstörungen, die zwar kein Grund für eine Krankschreibung sind, aber trotzdem die Arbeitsleistung erheblich mindern können. Etliche Arbeitnehmer, die täglich viel laufen oder stehen müssen, leiden zum Beispiel unter Venenerkrankungen. Andere, die übergewichtig sind oder unter Stress stehen, sind für Herz-Kreislauf-Erkrankungen prädestiniert. Kopfschmerzen wiederum sind weit verbreitet bei Menschen, die tagsüber wenig Ruhe finden.

Da der Alltag der meisten Leserinnen und Leser gleichzeitig ein Arbeitstag ist, sollen viele der therapeutischen Anwendungen auch außerhalb des Wohnbereichs nützlich sein. Deshalb werden zum Beispiel immer wieder wirkungsvolle Anwendungen wie Kräutertees empfohlen, die nahezu überall zubereitet werden können. Mit Naturheilkunde können so Arbeit und Wohlbefinden in Einklang gebracht werden.

Wieder fit mit Naturheilkunde | 1.2

Natürlich gesund bleiben, wer will das nicht? Eine sanfte und doch wirkungsvolle Möglichkeit fit zu bleiben ist die Naturheilkunde, denn sie hat besonders für Berufstätige viele Vorteile: Sie ist nebenwirkungsarm und – ob während der Arbeit, in den Pausen oder nach Feierabend – nahezu überall anzuwenden.

Achten Sie bei allen eingesetzten Mitteln nach Möglichkeit auf Bioqualität. Besonders Tees können sonst schadstoffbelastet sein. Inhaltsstoffe, auf die Sie empfindlich oder sogar allergisch reagieren, sollten Sie selbstverständlich meiden.

Unproblematisch

Die in diesem Buch vorgestellten natürlichen Mittel können am Arbeitsplatz unproblematisch im Schreibtisch oder in der Hand- oder Aktentasche aufbewahrt und praktisch überall angewendet werden.

Heilpflanzen

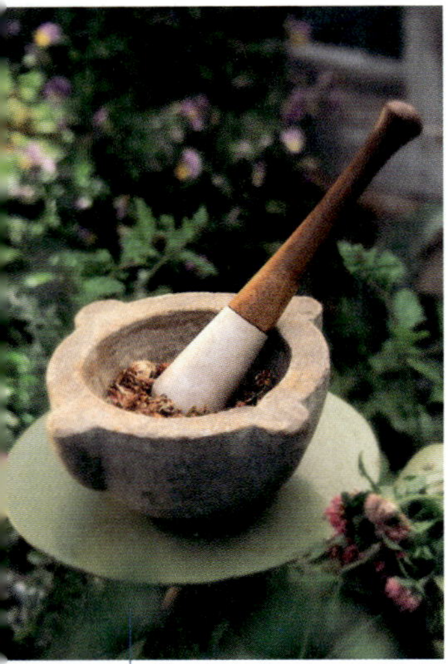

Nicht nur die Liebe geht durch den Magen, sondern auch eine Vielzahl pflanzlicher Therapien.

Schon die alten Ägypter und später im christlichen Abendland vor allem Nonnen und Mönche wussten um die Heilkraft von Pflanzen. Heute sind etwa 4.000 Naturheilmittel zugelassen und über 80 Prozent der Bevölkerung wollen, laut einer Umfrage des Allensbach-Instituts, mit natürlichen Medikamenten behandelt werden. Die Natur liegt voll im Trend, denn gegen nahezu jede Beschwerde ist ein Kraut gewachsen.

Pflanzliche Heilmittel, so genannte Phytopharmaka, enthalten pharmazeutisch bearbeitete Drogen (getrocknete Arzneipflanzen oder Pflanzenteile) oder Extrakte (konzentrierte Pflanzenauszüge). Die Industrie bietet dafür immer mehr Darreichungsformen an. Brühten sich unsere Großmütter oft Tees aus selbst gesammelten Pflanzenteilen, so gibt es heute für leichte bis mittelschwere Erkrankungen viele pflanzliche Fertigarzneimittel, Fertigtees, Tropfen, Salben und Dragees. Ihr therapeutischer Einsatz ist sehr wirkungsvoll. Das gilt besonders auch für Menschen, die mitten im Berufsleben stehen, denn die Einsatzgebiete pflanzlicher Arzneimittel reichen von Magen- und Darmerkrankungen, Durchblutungsstörungen, Herz-Kreislauf-Erkrankungen, Atemwegsinfekten und Venenleiden über psychovegetative Störungen und Schlafstörungen bis hin zur verminderten Immunabwehr.

> **WICHTIG:** Bei schweren Krankheiten kann die Wirkung von Phytopharmaka zu schwach sein. Ein längerer Gebrauch von pflanzlichen Arzneimitteln kann unter Umständen zu Nebenwirkungen führen.

> **DOSIERUNG:** In diesem Buch weisen wir bei den einzelnen Krankheitsbildern auf verschiedene Heilpflanzen und ihre Wirkstoffe hin. Präparate, die diese Wirkstoffe enthalten, finden Sie im Anhang ab Seite 179.

Bei pflanzlichen Präparaten, Tabletten, Dragees oder Kapseln sollten Sie sich genau an die auf dem Beipackzettel angegebenen Dosierungen und Behandlungszeiten halten. Überschreiten Sie nicht die empfohlene Dosis. Lesen Sie die Angaben auch hinsichtlich Wechselwirkungen und Gegenanzeigen und lassen Sie sich gegebenenfalls in der Apotheke oder beim Arzt beraten.

> **LAGERUNG:** Phytopharmaka sollten Sie auch im Büro in der Originalverpackung oder in gut verschließbaren, lichtundurchlässigen Gefäßen wie in einer dicht schließenden Metalldose aufbewahren, damit weder Licht noch Feuchtigkeit eindringen kann. Schließen Sie die Behälter am besten mit einem Schraubverschluss, damit keine Motten an offene Kräuter gelangen können. Schädlingsbefallene oder verschimmelte Kräuter müssen unbedingt vernichtet werden.

Aromatherapie

Die Aromatherapie, ein Teil der Phytotherapie, verwendet ätherische Öle nicht nur zur Behandlung von Krankheiten, sondern auch zur Entspannung und für das psychische Wohlgefühl. Damit kann man sich zum Beispiel bei der Arbeit einen klaren Kopf schaffen und kreative Ideen fördern – allerdings nur, so lange die Mitarbeiter die Düfte nicht als störend empfinden. Geben Sie ätherische Öle (hoch konzentrierte, flüchtige, wohlriechende, rein pflanzliche Essenzen aus verschiedenen Pflanzenteilen) auf eine Duftlampe oder in eine Schüssel mit heißem Wasser. Noch einfacher ist es, ein bis zwei Tropfen Öl auf ein Taschentuch zu träufeln und sich dieses vor die Nase zu halten.

Duftöle können auch in einem Vollbad oder einem Kopfdampfbad heilsame Wirkung entfalten. Auch werden ätherische Öle gerne als Massageöl genommen.

> **DOSIERUNG:** Für die Duftlampe brauchen Sie fünf bis zehn Tropfen, zum Inhalieren genügen ein bis zwei Tropfen. Für ein Vollbad können Sie zwischen 5 und 15 Tropfen in zwei Esslöffeln Sahne, Milch oder Honig (Trägeröl) verrühren und dem Wasser zugeben. Auf die Haut massieren Sie einen Tropfen, den Sie mit zwei bis vier Millilitern eines Basisöls (Mandel-, Jojoba-, Sonnenblumen- oder Olivenöl) vermischt haben. Machen Sie vorher am besten einen Verträglichkeitstest in der Ellenbeuge.

LAGERUNG: Aromaöle müssen lichtgeschützt, kühl und in gut verschlossenen Gefäßen gelagert werden. Achten Sie auf ihre Haltbarkeit. Citrusöle zum Beispiel halten nur ein halbes Jahr. Holzöle, wie zum Beispiel Sandelholz, reifen durch die Lagerung und können mehrere Jahre angewandt werden. Alle anderen ätherischen Öle halten bei sachgemäßer Lagerung etwa ein Jahr.

Homöopathische Mittel

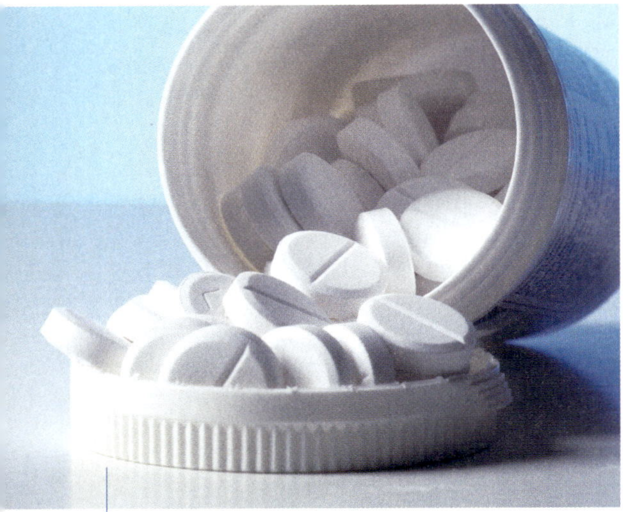

Komplexmittel bestehen aus mehreren Homöopathika und sind leicht anzuwenden.

Ohne den Arzt Samuel Hahnemann (1755–1843), der die Homöopathie vor rund 200 Jahren entwickelte, würde heute kein Mediziner versuchen, eine Krankheit mit Krankheit zu bekämpfen. Der klassische Leitsatz der Homöopathie „Similia similibus curentur" („Ähnliches möge durch Ähnliches geheilt werden") ist das Grundprinzip der Homöopathie: Eine Substanz, die beim gesunden Menschen bestimmte Symptome hervorruft, kann dieselben Symptome beim kranken Menschen heilen.

Die klassische Homöopathie verwendet dazu **EINZELMITTEL**. Das jeweils passende Mittel zu finden, kann für den Homöopathen unter Umständen wie eine Suche nach der Stecknadel im Heuhaufen sein und sehr langwierig werden, denn bei der Auswahl müssen sehr viele Aspekte beachtet werden.

Einfacher einsetzbar, vor allem wenn die Krankheitszeichen nicht eindeutig oder sehr vielfältig sind, sind **KOMPLEXMITTEL**. Diese modernen Kombinationspräparate bestehen aus mehreren aufeinander abgestimmten homöopathischen Wirkstoffen. Sie passen auf einzelne Krankheitsbilder und werden zur gezielten Behandlung von bestimmten Symptomgruppen (zum Beispiel einem grippalen Infekt mit Fieber, Husten, Gliederschmerzen und laufender Nase) eingenommen. Daher sind sie wesentlich leichter einzusetzen – Sie brauchen meist einfach nur zum „Grippemittel", „Halsschmerzmittel" oder „Magenmittel" zu greifen. Homöopathische Komplexmittel machen heute einen Großteil aller in Deutschland angewendeten Homöopathika aus.

> **WICHTIG:** Bei akuten Erkrankungen sollte bei der Selbstbehandlung mit Homöopathika innerhalb von einer Stunde eine Besserung eintreten, bei weniger akuten Erkrankungen (wie einem Schnupfen) nach mehreren Stunden bis zu einem halben Tag. Wenn nach dieser Zeit keine Wirkung zu spüren ist, muss ein anderes Mittel gewählt werden. Dazu sollte der Rat eines Fachmanns eingeholt werden.

Falls sich Ihre akute Erkrankung verschlechtert oder Sie sich nicht ganz sicher in der homöopathischen Behandlung sind, sollten Sie im Zweifelsfall immer einen Arzt konsultieren. Auch die Behandlung schwerer und chronischer Erkrankungen sowie die Behandlung mit Hochpotenzen gehört in die Hand des erfahrenen Arztes oder Heilpraktikers!

> **DOSIERUNG:** Die genaue Dosierung homöopathischer Mittel hängt weitgehend von der Reaktionsfähigkeit des Körpers, von der Schwere des Krankheitsbildes und vor allem von der Potenz des Arzneimittels ab. Arzneimittel niedriger Potenzen werden vorwiegend bei akuten Erkrankungen eingenommen und sind für die Selbstmedikation geeignet. Arzneimittel hoher Potenzen werden bei chronischen Erkrankungen vom Therapeuten verordnet.

Schritt für Schritt

Die Potenzierung (Verdünnung und Schüttelung) eines Homöopathikums wird in einzelnen Schritten durchgeführt. Die Stärke eines Homöopathikums wird als D- (1:10), C- (1:100) oder LM- bzw. Q-Potenz (1:50.000) angegeben: Je höher die Potenz, desto intensiver ist die Wirkung.

Die in diesem Buch beschriebenen Homöopathika sind als eine erste Orientierungshilfe gedacht. Als Potenz für die **SELBSTBEHANDLUNG** hat sich in den meisten Fällen D4 oder D6 bewährt, daher wird im Folgenden auf weitere Angaben zu den Potenzen verzichtet. Nehmen Sie bei akuten Beschwerden dreimal täglich je fünf bis zehn Globuli (Einzelmittel) oder eine Tablette oder fünf bis zehn Tropfen (Komplexmittel oder Einzelmittel) ein.

Die Mittel wirken vor allem über die Mundschleimhaut. Deshalb sollen sie langsam im Mund zergehen, eine halbe Stunde vor oder nach einer Mahlzeit. Verzichten Sie während der Behandlung mit homöopathischen Arzneien auf Kaffee und schwarzen Tee. Auch Tabak und starke Gewürze können die Wirkung beeinträchtigen. Verwenden Sie während der Behandlung keine starken ätherischen Öle, denn diese stören die Reaktion auf homöopathische Mittel.

> **LAGERUNG:** Homöopathika müssen gut verschlossen, kühl und trocken gelagert werden und sollten vor übermäßiger Wärme- und Lichteinwirkung geschützt sein.

Praxistipp

Vergessen Sie in der Hektik des Arbeitsalltags häufiger die Einnahme Ihrer Tabletten, Ihrer Globuli, Tropfen oder pflanzlichen Dragees? Gerade bei homöopathischen Arzneimitteln ist neben der Menge auch die Häufigkeit der Anwendung wichtig, denn mit jeder Einnahme wird dem Körper ein kleiner Heilungsanstoß gegeben.
Lassen Sie sich durch ein akustisches Signal ihres Handys, eines Weckers oder sogar einer Weckerarmbanduhr regelmäßig an Ihre Medikamenteneinnahme erinnern. Kleben Sie sich an verschiedene Stellen Ihres Arbeitsplatzes – auf den Schreibtisch, an das Telefon, an die Werkbank, an den Spiegel oder an den Herd – gelbe Merkzettel, auf denen Sie sich selbst an die nächste Einnahme erinnern. Richten Sie in Tablettenspendern (aus der Apotheke) Ihre Tagesdosis an Globuli, Tabletten oder Dragees und legen Sie den Spender griffbereit in Ihre Nähe.

Akupressur

Eine weitere sehr einfache Methode, Beschwerden überall selbst zu behandeln, ist die Akupressur, eine 5.000 Jahre alte chinesische Technik, die Blockierungen im Organismus löst. Durch Druck auf bestimmte Punkte der Hautoberfläche werden natürliche Selbstheilungskräfte aktiviert, einzelne Organe angeregt oder beruhigt und so schmerzlindernde oder heilende Wirkungen erzielt.

Die **TECHNIK** ist einfach: Sie setzen die Fingerkuppe (des Daumens, des Zeige- oder Mittelfingers) dort auf, wo der Akupressurpunkt etwa liegen müsste. In diesem Buch sind die meisten Akupressurpunkte auf Zeichnungen abgebildet, auf denen Sie die Lage der Punkte genau erkennen können. Suchen Sie die entsprechende Stelle in der Zeichnung oder der Beschreibung und an Ihrem Körper, dann treffen Sie auf einen bestimmten Punkt, bei dem Sie selbst spüren, dass es der richtige ist: oft eine kleine Einbuchtung, eine leichte Veränderung der Gewebsfestigkeit oder einen Schmerzpunkt. Achten Sie darauf, wie sich die Hautoberfläche anfühlt. Massieren Sie den Punkt kreisend unter leichtem bis mittlerem Druck, wobei sich das Gewebe unter den Fingern mitbewegen sollte.

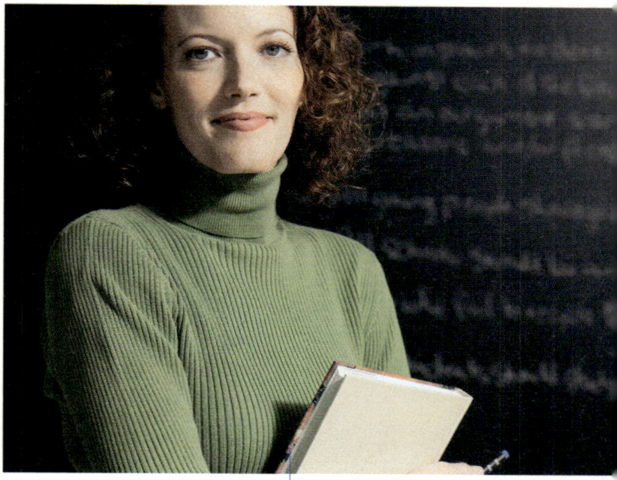

Akupressur am Arbeitsplatz? Ja, wenn Sie einige Minuten ruhig und ungestört sein können.

Zeigt die Akupressur keine Wirkung, haben Sie nicht den richtigen Punkt gefunden. Falls es nicht gleich beim ersten Mal klappt, geben Sie nicht auf, denn mit der Zeit werden Sie für die Punkte eine besondere Wahrnehmung entwickeln. In diesem Buch wird bei verschiedenen Beschwerden auf hilfreiche Akupressurpunkte hingewiesen. Sie können die Akupressur in jedem Bereich Ihres Arbeitsplatzes leicht anwenden. Und sie funktioniert, wenn Sie dazu bereit sind!

Checkliste: Sind Sie bereit für eine Akupressur?

- Haben Sie einen Moment Ruhe in Ihrem Arbeitsalltag?
- Sind Sie ungestört durch Geräusche (PC, Telefon, Faxgerät usw.)?
- Können Sie keine Kollegen oder Kunden plötzlich ablenken?
- Fühlen Sie sich entspannt und nicht unter Zeitdruck?
- Haben Sie warme Hände? (Kalte Finger können eine Schockwirkung auf die Haut haben.)
- Sind Ihre Fingernägel kurz geschnitten?
- Sind Sie frei von äußeren Einflüssen wie Alkohol oder starken Schmerz- oder Beruhigungsmitteln?

Kneipp für den Feierabend

Die therapeutische Anwendung von Wasser in unterschiedlichen Temperaturen ist eine sehr wirkungsvolle Methode der Naturheilkunde. Entwickelt wurde sie von Pfarrer Sebastian Kneipp (1821–1897). Zu seiner Wasserkur gehören Waschungen, Bäder und unterschiedliche Güsse (Knie- oder Schenkelgüsse, Armgüsse, Oberguss, Vollguss, Kopf- oder Gesichtsguss, Rückenguss und Nackenguss). Empfehlenswert sind auch regelmäßige Massagen mit der Trockenbürste sowie Wechselduschen.

Beim Kneippen erweitern sich die Blutgefäße durch die Wärme und je nach Anwendung auch durch die Bewegung. Durch Abkühlungsreize ziehen sich die Gefäße anschließend wieder zusammen. Dieser Wechsel trainiert das Gefäßsystem und stärkt so auch die Abwehrkräfte.

> **KALTE GÜSSE:** Kalte Güsse dienen der Abhärtung, verbessern die Durchblutung und fördern die Vitalität. Achtung: Mit kaltem Wasser dürfen Sie nur dann kneippen, wenn der Körper warm ist!

> **BÄDER:** Zur Kneipp-Therapie zählen auch Bäder mit Zutaten aus der Pflanzenheilkunde. Wie wunderbar entspannend ein Vollbad mit Lavendel, Kamille oder Passionsfrucht sein kann oder wie Zusätze aus Rosmarin und Majoran eine lästige Muskelverspannung zu lindern vermögen, ist hinlänglich bekannt. Die Vorbereitung eines solchen Bades ist denkbar einfach: Meist werden 100 Gramm Kräuter oder Kräutermischung in einem Liter Wasser zehn Minuten aufgekocht und anschließend durch einen Filter direkt ins Badewasser abgeseiht.

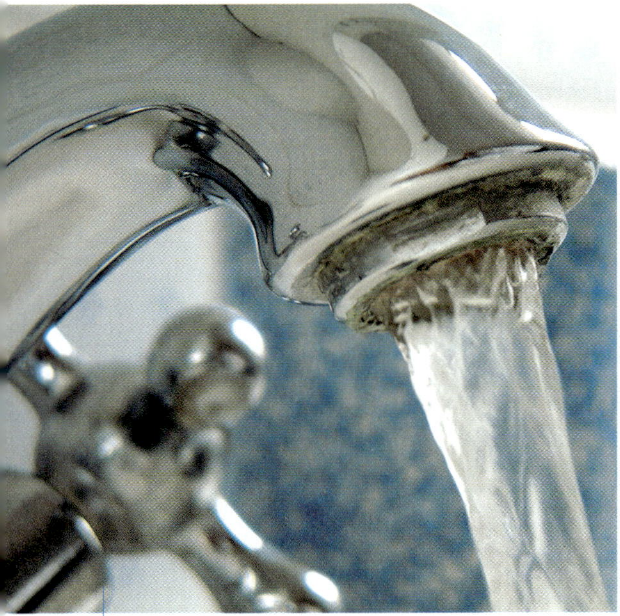

Ein ganz normaler Wasserhahn für die Mini-Kneipp-Anwendung zwischendurch.

Leider können die wenigsten Menschen tagsüber gemütlich baden, doch manche Kneippsche Anwendungen sind durchaus auch tauglich für den Arbeitsplatz. So können schon einfache Güsse oder Armbäder im Waschbecken den müden Kreislauf ganz schön in Fahrt bringen. Welche Anwendung Ihnen jeweils helfen kann, lesen Sie bei den einzelnen Beschwerdebildern.

Ein Wort zu konventionellen Medikamenten

„Zu Risiken und Nebenwirkungen lesen Sie die Packungsbeilage oder fragen Sie Ihren Arzt oder Apotheker." Viele Erkrankungen können Sie auch mit konventionellen Medikamenten therapieren. Zudem gibt es Erkrankungen, wie zum Beispiel einen schweren bakteriellen Infekt oder eine Herzkrankheit, für die Medikamente der konventionellen Medizin nun einmal unerlässlich sind. Damit Sie ein umfassendes Bild von den Behandlungsmöglichkeiten der in diesem Buch beschriebenen Krankheitsbilder bekommen, sind in jedem Kapitel auch konventionelle Arzneimittel benannt.

Die meisten konventionellen Medikamente helfen Ihnen, aber häufig sind vor allem bei längerer Einnahme Nebenwirkungen, also auch unerwünschte Wirkungen, möglich. Die in der Packungsbeilage genannten Nebenwirkungen können zwar, müssen aber nicht auftreten. Schwere oder bleibende Nebenwirkungen sind sehr selten. Außerdem werden von den Pharmafirmen aus Schutz vor Regressansprüchen auch Nebenwirkungen genannt, die äußerst selten vorkommen. Grundsätzlich sollten Sie bei der Einnahme eines Arzneimittels die Packungsbeilage genau durchlesen und im Zweifelsfall Ihren Arzt oder Apotheker fragen.

Dem Arzt vertrauen

Wenn Ihnen Medikamente vom Arzt verschrieben wurden, folgen Sie unbedingt seinen Verordnungen. Niemals sollten Sie aus Furcht vor Nebenwirkungen Ihre Medikamente selbstständig absetzen oder die Dosierung verringern. Sprechen Sie mit Ihrem Arzt darüber, ob und wie Sie vielleicht die konventionellen Medikamente mit Naturheilkunde ergänzen oder ablösen können.

1.3 | Nur fünf Minuten: Von Kräutertees bis Auflagen

Auch wenn Sie den ganzen Tag unterwegs sind, müssen Sie nicht auf die Naturheilkunde verzichten. Viele Naturheilmittel können Sie schon zu Hause vorbereiten und an der Arbeitsstelle oder in einer Pause leicht anwenden. In diesem Kapitel geben wir Ihnen praktische allgemeine Hinweise dazu – spezielle Rezepte finden Sie bei den jeweiligen Beschwerdebildern.

Im Filter oder als Mischung – Kräutertees

Einen fertigen **FILTER-ARZNEITEE** mit kochendem Wasser zu überbrühen, ist sicherlich die bequemste Art der Teezubereitung. Allerdings können Sie die Mischungsverhältnisse solcher fertigen Tees nicht nach Ihrem Geschmack variieren. Lose Tees können Sie sich hingegen individuell zusammenstellen, denn es gibt sie als Einzeldrogen oder als Teemischungen.

Eine **TEEMISCHUNG** kann aus bis zu sieben verschiedenen getrockneten und zerschnittenen Pflanzenteilen bestehen. Bewahren Sie den losen Tee oder die Teemischung in einer luftdichten Teedose oder Tüte an Ihrem Arbeitsplatz auf und überbrühen Sie nach Bedarf ein bis zwei Teelöffel der Kräuter. Sehr einfach gestaltet sich das Teekochen, wenn Sie diese Portion zu Hause in einem leeren Papierteefilter abpacken und den fertigen Teebeutel an Ihre Arbeitsstelle mitnehmen.

Bei der **ZUBEREITUNG** sollten Sie den Tee gelegentlich umrühren und zum Schluss den Teefilter ausdrücken. Husten- und Erkältungstees können Sie mit einem Teelöffel Honig süßen. Gießen Sie den Tee an Ihrem Arbeitsplatz am besten in eine spezielle Teetasse mit Deckel, damit möglichst wenige flüchtige Bestandteile der Kräuter verloren gehen. Es gibt verschiedene Arten der Zubereitung:

- **AUFGUSS:** Die gewünschte Teemenge (ein bis zwei Teelöffel) wird mit einem Viertelliter kochendem Wasser aufgegossen und nach fünf bis zehn Minuten abgeseiht. Früchte mit ätherischen Ölen, wie zum Beispiel Anis, Fenchel oder Kümmel, sollten kurz vor dem Überbrühen gequetscht oder zerstoßen werden.

- **AUFKOCHEN** (Wurzeln, Rinden oder Stängel): Die gewünschte Teemenge (ein bis zwei Teelöffel) wird mit kaltem Wasser übergossen und 10 bis 15 Minuten leicht gekocht. Danach lässt man ihn kurz ziehen und seiht ihn dann ab.
- **KALTAUSZUG:** Die Kräuter oder Pflanzenteile (ein Teelöffel) werden mit kaltem Wasser angesetzt und über Nacht ziehen gelassen. Nach etwa zwölf Stunden wird der Tee abgeseiht und entweder kalt oder etwas angewärmt getrunken.

Anregend oder beruhigend – wohlriechende Kompressen

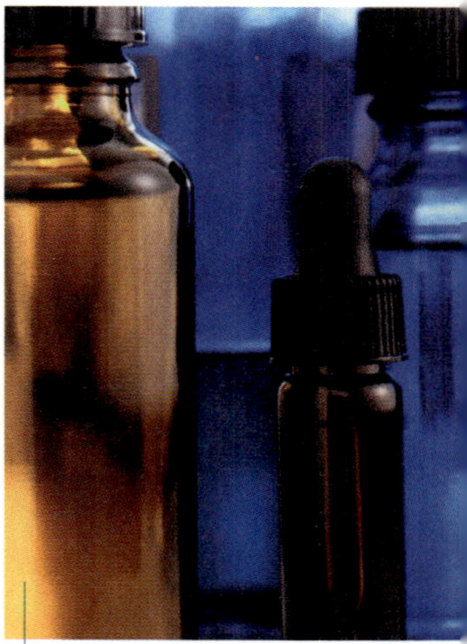

Kompressen können Sie überall anwenden. Sie benötigen nur ein sauberes Tuch und ätherisches Öl.

Die positive Wirkung eines Wickels ist seit alters her bekannt, doch ihn anzuwenden, kann während der Arbeit ein sehr umständliches Unterfangen sein, denn solch ein Wickel braucht seine Zeit sowie einige Hilfsmittel wie Tücher, Decken, Schals und Zusätze. Trotzdem müssen Sie auch an Ihrem Arbeitsplatz, wenn es Sie wieder einmal zwickt und schmerzt, nicht gänzlich auf wohltuende Auflagen verzichten: Kompressen sind einfach herzustellen und überall aufzubewahren. Sie brauchen dafür lediglich ein sauberes Tuch, eventuell ein Basisöl, ein ätherisches Öl oder aber einen kräftigen Kräutertee.

Vermischen Sie ein bis zwei Tropfen des ätherischen Öls mit einem Esslöffel eines Basisöls (Oliven-, Mandel-, Jojoba- oder Sonnenblumenöl). Falten Sie ein kleineres Tuch dreimal, träufeln Sie das Öl darauf und legen es auf die schmerzende oder verspannte Stelle am Körper. Wenn Sie diese Kompresse mit einem Handtuch oder einem anderen Tuch abdecken, steigern Sie die Wirkung des ätherischen Öls.

Noch praktischer ist die Kompresse, die in lauwarmen Kräutertee getunkt wird. Wringen Sie das Tuch anschließend gut aus und legen es auf die Haut. Lassen Sie die Kompressen ruhig eine halbe Stunde oder länger wirken.

Heiß oder kalt – schmerzlindernde Säckchen

WÄRMEANWENDUNGEN fördern die Durchblutung, indem die Gefäße erweitert werden. Gleichzeitig entspannt Wärme die Muskulatur und dämpft dadurch Schmerzen. Wenn es im Bauch zwackt oder die

Schulter schmerzt, hilft daher oft eine einfache warme Auflage. Ein **KIRSCHKERNSÄCKCHEN** ist eine optimale Wärmequelle, denn die Kerne bestehen aus Holz und sind innen hohl. So wird die Wärme gut verteilt. Auch Säckchen, die mit **GETREIDE**, mit **TRAUBENKERNEN** oder – etwas schwerer – mit kleinen **KIESELSTEINEN** gefüllt sind, schmiegen sich an jede Körperpartie an und geben ihre gespeicherte Wärme ab.

Ein bewährtes Hausmittel, das heutzutage eine Renaissance erfährt, ist das **HEUBLUMENSÄCKCHEN**, das sanft und effektiv Beschwerden wie Krämpfe, Verspannungen, Durchblutungsstörungen und Rückenschmerzen lindern kann. Heublumen sind ein Gemisch verschiedener getrockneter Gräser. Achten Sie darauf, dass die Heublumen, die Sie kaufen, nicht älter als ein Jahr sind, denn ältere Heublumenmischungen verlieren ihre Wirkung. Füllen Sie ein kleines Kopfkissen mit Reißverschluss oder ein Säckchen zu zwei Dritteln mit Heublumen und nähen Sie es anschließend gut zu.

Die verschiedenen Säckchen werden auf der Heizung oder über dem Dampf von kochendem Wasser kurz erhitzt und auf die schmerzende Stelle gelegt. Heublumensäckchen müssen nach dem Gebrauch gut trocknen, sonst schimmeln sie.

Durch **KÄLTEREIZE** wird der Sympathikus aktiviert, die Muskelaktivität angespannt und die Durchblutung gesteigert. Kälteanwendungen wirken schmerzlindernd und entzündungshemmend. Benötigen Sie Kälte gegen Schmerzen in den Gelenken oder bei einer Prellung, dann legen Sie das Kirschkern- oder Heublumensäckchen kurzerhand ins Gefrierfach. Schon nach einer halben Stunde haben die Säckchen genügend Kälte aufgenommen, um die schlimmsten Schmerzen abklingen zu lassen. Kalte Auflagen sollten Sie nicht länger als zehn Minuten anwenden.

2 Vorbeugung: Sanfte und alltagstaugliche Lebenshilfen

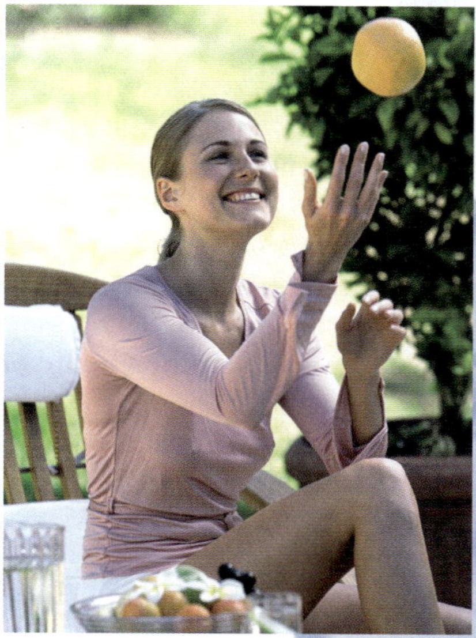

2 | Vorbeugung: Sanfte und alltagstaugliche Lebenshilfen

Manche Menschen glauben, dass es nichts Gesünderes gäbe, als täglich einen Büroschlaf zu halten. Andere schwören auf körperliche Ertüchtigung. Doch trotz Entspannung und Sport quälen sie immer wieder Kopfschmerzen und Verspannungen, oder häufige Erkältungen legen sie tagelang regelrecht lahm.

Wie können Sie sich davor schützen? Was können Sie trotz anstrengender und zeitaufwändiger Berufstätigkeit für Ihre Gesundheit tun? Im folgenden Kapitel finden Sie etliche Tipps, wie auch Sie an Ihrem Arbeitsplatz Ihre Kräfte aktivieren können, um Ihre Abwehrkräfte anzuregen und zu fördern. Finden Sie selbst heraus, was Ihnen am besten hilft, im Herbst nicht mit einem grippalen Infekt schlappzumachen oder sich trotz allgemeiner Frühjahrsmüdigkeit zufrieden und fit zu fühlen.

2.1 | Die körpereigene Abwehr aktivieren

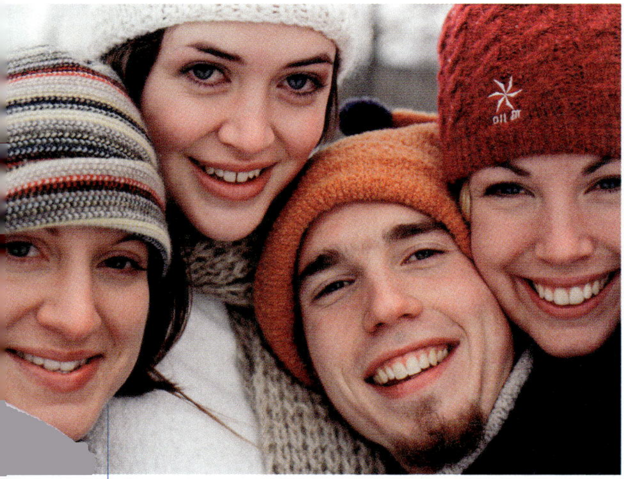

Viel Bewegung an der frischen Luft sorgt für eine gute Abwehr.

Für die Gesundheit und zum Schutz vor Infektionen ist ein funktionstüchtiges Abwehrsystem notwendig, das Krankheitserreger, körperfremde Stoffe oder auch entartete körpereigene Zellen sofort erkennt und bekämpft. Der menschliche Körper verfügt über ein solches sehr ausgeklügeltes Abwehrsystem: das Immunsystem.

Erkennt der Organismus eine in den Körper eingedrungene Substanz als fremd, antwortet das Immunsystem mit der Bildung von spezifischen Antikörpern (Immunglobulinen), die den Fremdkörper unschädlich machen. Häufig merkt sich der Organismus, wie ein Fremdkörper, mit dem er einmal Kontakt hatte, am besten zu bekämpfen ist. Will dieser dann erneut eindringen, kann das Immunsystem schneller reagieren, so dass der Erreger keine Chance mehr hat.

Einfach und effektiv: Händewaschen

In Erkältungszeiten sollten Sie sich oft die Hände waschen, um das Ansteckungsrisiko zu verringern. Viren können mehrere Stunden an Türklinken, Tastaturen, Kopiergeräten oder Telefonhörern und auch auf (ungewaschenen) Händen überleben.

Wird das Immunsystem geschwächt, haben die Krankheitserreger dagegen ein leichtes Spiel. Zum Beispiel schwächen Rauchen und übermäßiger Alkoholkonsum die Abwehrkräfte, ebenso eine ungesunde, vitaminarme Ernährung und Bewegungsmangel. Durch zu viel Stress werden Hormone ausgeschüttet, die die Immunreaktion unterdrücken. Oft bricht nach einer starken beruflichen oder privaten Belastung eine Krankheit erst recht aus. Deshalb müssen Menschen, die viel arbeiten, ihre körpereigene Abwehr besonders gut stärken.

Pflanzen für die Abwehr

Wer sich vor Erkältungen schützen will, sollte Präparate mit den folgenden Wirkstoffen einnehmen, die Sie häufig in Kombinationspräparaten in Ihrer Apotheke erhalten. **ECHINACEA** (Sonnenhut) ist die bekannteste Heilpflanze, die die unspezifische Abwehr steigert. Auch **BAPTISIA** (wilder Indigo), **THUJA** (Lebensbaum) oder **EUPATORIUM** (Wasserhanf) können das Immunsystem dazu anregen, Krankheitserreger besser abzuwehren. (Falls Sie allergisch auf Korbblütler, zum Beispiel Ringelblume, Schafgarbe, Kamillenblüten, reagieren, sollten Sie diese Präparate nicht einnehmen.)

> **WICHTIG:** In der kalten Jahreszeit wird das Immunsystem durch trockene Heizungsluft, nass-kaltes Wetter, Bewegungsmangel und vermehrte Erkältungsviren besonders geschwächt. Unterstützen Sie deshalb Ihr Immunsystem durch die Einnahme von Immunstimulanzien. Eine vorbeugende Einnahme für etwa zwei Monate ist vor allem im Herbst angezeigt, in dem der Körper zur Infektanfälligkeit neigt. Nehmen Sie diese Mittel in einer Zeit, in der Sie beschwerdefrei sind, oder schon bei den al-

lerersten Anzeichen eines grippalen Infektes, nicht erst wenn die Erkältung bereits ausgebrochen ist.

Welches Präparat ist das richtige?

Zu den in diesem Buch vorgestellten Heilpflanzen und Wirkstoffen finden Sie im Anhang Präparatebeispiele (siehe Seite 180). Wenn Sie in dieser Liste kein für Sie passendes Mittel finden, dann fragen Sie in Ihrer Apotheke nach. Die Dosierung entnehmen Sie dem jeweiligen Beipackzettel.

Kneippen für die Abwehr

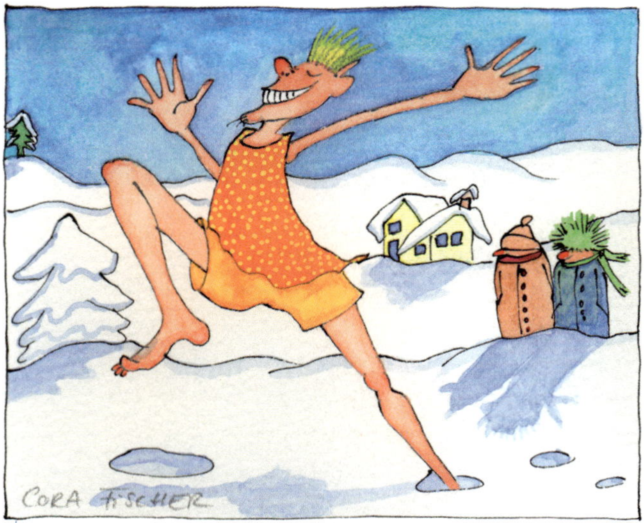

Wenn Sie sich erst einmal überwunden haben, werden Sie sich über die vielen positiven Effekte der Abhärtungsmaßnahmen freuen!

Überwindung kostet sie anfangs schon, die **WARM-KALTE DUSCHE**. Aber sie macht fit! Vor allem im Winter, wenn der Wechsel vom warmen Büro zur kalten Außentemperatur manches Mal extrem ist, dankt Ihr Körper es Ihnen, wenn die Gefäße, trainiert durch die tägliche Wechseldusche, sich schneller zusammenziehen können und der Körper daher wesentlich langsamer auskühlt.

Wärmen Sie sich zunächst mit viel warmem Wasser (etwa 40 Grad) auf und schocken Sie den Körper dann für zehn Sekunden mit einem kalten Guss. Wärmen Sie sich anschließend wieder drei Minuten mit warmem Wasser auf. Wiederholen Sie den Wechsel dreimal und beenden Sie das Duschen immer mit dem kalten Wasserstrahl.

Eine **BÜRSTENMASSAGE** vor der Dusche, am besten mit einem Luffa-Handschuh, heizt die Abwehrkräfte zusätzlich an. Beginnen Sie bei den Zehen und bürsten Sie sich dann in kreisenden Bewegungen in Richtung Ihres Herzens vor.

Auch tagsüber können Sie kneippen: **WECHSELBÄDER** für die Arme im Waschbecken stärken die Abwehr. Lassen Sie zunächst warmes Wasser über Ihre Arme laufen und kühlen Sie sie anschließend mit einem kalten Guss wieder ab. Diesen Vorgang sollten Sie mehrmals wiederholen. Hören Sie immer mit dem kalten Wasser auf.

Für Frühaufsteher: Am Morgen regen Tautreten, Schneegehen oder Wassertreten den Kreislauf und das Immunsystem erfreulich an – probieren Sie es einfach einmal aus!

Schwitzen für die Abwehr

Stärken Sie Ihr Immunsystem durch wöchentliche Besuche in der **SAUNA** oder im **DAMPFBAD**, denn auch sie stärken die Widerstandskraft gegen Infektionen. Kommen Sie dort nicht so richtig zum Schwitzen, dann trinken Sie vorher einen Tee aus reinen Holunder- oder Lindenblüten. Die Wärme verstärkt die Durchblutung und entspannt die Psyche. Hier einige Tipps für Ihren Saunabesuch:

- Saunagänge sollten nicht länger als 15 Minuten pro Gang dauern.
- Gehen Sie vor der kalten Dusche an der frischen Luft auf und ab, dann ist der Temperaturwechsel nicht so heftig.
- Lassen Sie das kalte Wasser immer von den Händen und Füßen zum Herzen hin fließen.
- Wenn Sie unter Bluthochdruck leiden, brauchen Sie nicht auf das Saunabad zu verzichten, aber so starke Hitze- und Kältereize wie einen Sprung ins eiskalte Becken sollten Sie vermeiden. Fragen Sie gegebenenfalls vorher Ihren Arzt.

Essen und Trinken für die Abwehr

Vor allem **VITAMINE** (A, C und E) und **MINERALSTOFFE** (Kupfer, Eisen und Zink) aktivieren die für die Abwehr zuständigen Zellen und helfen, Botenstoffe für Immunprozesse freizusetzen. Nehmen Sie daher viel frisches Obst, reichlich Gemüse, Salate, Vollkorn- und Milchprodukte zu sich. Das geht auch bei der Arbeit (siehe Kapitel 3)! Bei einem akuten Infekt kann die vermehrte Aufnahme von Vitamin C den Ausbruch verhindern oder etwas abschwächen.

Abwehrstärkende Leckereien

- **Brunnenkresse** stärkt enorm die Abwehr – dazu sind täglich nur 20 Gramm notwendig. Wenn Sie das Küchenkraut nicht roh essen mögen, können Sie auch Brunnenkressesaft (Apotheke) mit Mineralwasser oder Buttermilch verdünnt trinken.
- Auch die Glykoside des frischen rohen **Meerrettichs** bringen das Immunsystem voran und beugen Erkältungskrankheiten vor.

Für die Abwehrkräfte ist es wichtig, genug zu trinken: am besten täglich anderthalb bis zwei Liter stilles Mineralwasser, Saftschorlen und Kräutertees. Auch der frisch gepresste Saft der **ROTEN BETE** stärkt das Immunsystem des Körpers und beugt Erkältungskrankheiten vor.

ABWEHRSTÄRKENDE TEES geben Ihnen Kraft und machen Ihre Abwehr fit. Trinken Sie täglich zwei bis drei Tassen Tee – zum Beispiel aus Tausendgüldenkraut, Schafgarbe, Bockshornkleesamen, Brennnesselkraut, Ginsengwurzel, Ehrenpreis oder Kamillenblüten. Sehr schmackhaft sind auch die folgenden Tees, die Sie selbst zusammenstellen oder sich in der Apotheke mischen lassen können:

- 5 Gramm Brombeerblätter
- 5 Gramm Himbeerblätter
- 5 Gramm Erdbeerblätter
- 20 Gramm Hibiskusblüten
- 20 Gramm Hagebuttenfrüchte

oder

- 20 Gramm Buchweizenstroh
- 20 Gramm Weißdornblätter und -blüten
- 20 Gramm Mistelkraut
- 20 Gramm Schachtelhalmkraut
- 20 Gramm Löwenzahnkraut und -wurzel.

Übergießen Sie von der Teemischung einen Esslöffel mit einem Viertelliter (einem großen Becher) kochendem Wasser. Lassen Sie den Tee 10 bis 15 Minuten ziehen und seihen Sie ihn ab.

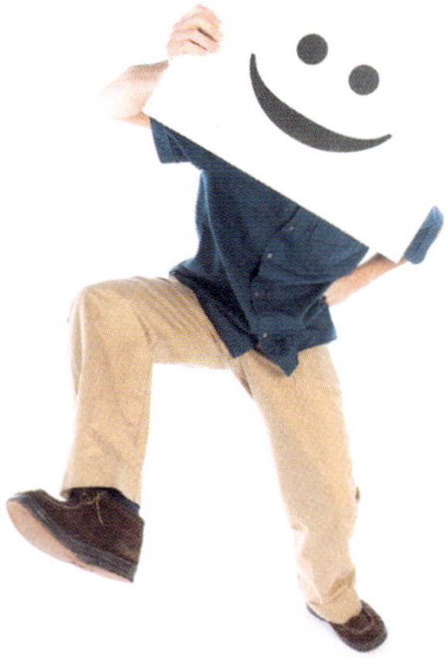

Optimistisch eingestellte Menschen sollen seltener an einer Erkältung erkranken als ihre stets schlecht gelaunten Kollegen. Probieren Sie es aus. Lachen Sie doch öfters mal!

Täglich ein bis zwei Tassen **HAGEBUTTENTEE** oder **HOLUNDERBLÜTENTEE** bekämpfen nicht nur die Frühjahrsmüdigkeit, sondern beugen auch Infektionen vor. Hagebuttenfrüchte enthalten Vitamin C, A, B_1 und B_2 sowie Mineralien. Zerkleinern Sie für den Tee die Hagebutten und übergießen Sie davon zwei Teelöffel oder die gleiche Menge an Holunderblüten mit einem Viertelliter kochendem Wasser. Lassen Sie den Tee etwa zehn Minuten ziehen.

Düfte für die Abwehr

Die Aromen von Eukalyptus, Teebaum und Thymian stärken das Immunsystem. Wenn Ihre Kollegen der Duft nicht stört, dann geben Sie tagsüber einige Tropfen Öl von diesen Aromen in eine Aromalampe oder einfach in eine Schale mit heißem Wasser.

Bewegung nicht vergessen!

Ein ganz einfacher Tipp, um die Abwehrkräfte zu stärken: Unternehmen Sie in den Arbeitspausen öfter einen Spaziergang im Freien. Bewegung an der frischen Luft stärkt Ihr Immunsystem und entspannt.

Die Tücken der Arbeitsatmosphäre | 2.2

Allein der Gedanke an ihren Arbeitsplatz bereitet manchen Menschen Kopfschmerzen. Ist das nur eine innere Abwehr gegen die Arbeit? Kann die Arbeit tatsächlich krank machen, auch wenn der Chef und die Kollegen sehr freundlich sind und das äußere Umfeld ansprechend ist?

Sie kann: Der Computer zum Beispiel ist ein unabdingbarer Bestandteil eines modernen Büros. Nahezu alle täglichen Arbeiten werden am PC getätigt. Ein Klick und die Arbeit ist erledigt. Bequem, einfach und rational, aber auch gesund? Vor der Tastatur sitzen, tippen, die Maus bewegen, tippen, tippen, tippen – nicht nur Ihre Gelenke können durch diesen vielen kurzen Bewegungen geschädigt werden (siehe Seite 159).

Entspannung für den Kundenkontakt

Menschen, die bei der Arbeit häufig lächeln müssen, hilft Gähnen. Einfach den Unterkiefer fallen lassen und dabei einatmen. Das entspannt ungemein die Gesichtsmuskeln.

Wie sitzen Sie an Ihrem Schreibtisch? Gerade wie eine stramme **1** oder vornübergebeugt wie eine lasche **2**? Wenn Sie täglich falsch sitzen, nehmen Ihnen das Ihre Bandscheiben übel. Auch einen langen Arbeitstag auf den Füßen zu stehen, bedeutet Schwerstarbeit für den Körper. Darüber stöhnen besonders Friseure, Verkäufer oder Menschen die in der Gastronomie arbeiten. Ebenso kann das Heben und Tragen von schweren Lasten die Lendenwirbelsäule schädigen. Die Folgen sind starke Rückenbeschwerden, die im schlimmsten Fall sogar zur Arbeitsunfähigkeit führen können.

Computerarbeit und ihre Folgen

Bis zu 150 Stunden und manchmal sogar noch mehr verbringen viele Computernutzer im Monat vor ihrem PC. Je länger und schlechter sie sitzen, desto größer wird das Risiko einer gesundheitlichen Beeinträchtigung. Viele Beschwerden sind auf die einseitige körperliche Beanspruchung am PC zurückzuführen, zum Beispiel

- Kopf- und Augenschmerzen
- Rückenschmerzen
- Handgelenksentzündungen
- Erschöpfung und Konzentrationsstörungen.

Doch es gibt Tipps, wie Sie trotz anstrengender Arbeit vor dem Monitor gesund und beweglich bleiben.

> **GUTES SEHEN AM BILDSCHIRM:** Bildschirmarbeit ist anstrengend für die Augen. Das permanente konzentrierte Blicken auf den Monitor kann Augenflimmern und Kopfschmerzen auslösen. Wenn Sie Probleme damit haben, sollten Sie einen Sehtest machen lassen. Brauchen Sie im

Tipps für PC-Arbeiter

- Sorgen Sie für eine ausreichend große Auflage für den Unterarm.
- Lehnen Sie sich bei der Arbeit mit der Maus nicht zurück, denn so erhöhen Sie den Abstand zur Maus, was größere Belastungen für Handgelenke und Ellenbogen bedeutet.
- Gehen Sie zart mit der Maus um, drücken Sie sie nicht zu fest.
- Arbeiten Sie nicht mit abgespreiztem Arm, schieben Sie Maus und Mousepad nicht zu weit an die Seite.
- Reduzieren Sie Ihre Schreibgeschwindigkeit.
- Legen Sie sich einen Tennisball neben Ihre Maus und kneten Sie ihn ab und zu.
- Trommeln Sie mit den Fingerspitzen auf die Tischplatte und drücken Sie anschließend alle Finger sechs Sekunden lang fest auf den Tisch.
- Strecken Sie die Arme weit nach vorn von sich, drehen Sie die Handflächen zueinander. Ballen Sie nun abwechselnd die Finger zu einer Faust und spreizen sie wieder.

täglichen Leben eine **BRILLE**, dann reicht diese meist auch für die Bildschirmarbeit aus. Doch wenn sich die Augen nicht mehr so gut an die Sehabstände in der Nähe anpassen, kann eine speziell auf die Entfernung Ihrer Augen zum Bildschirm abgestimmte Brille für den Arbeitsplatz notwendig werden.

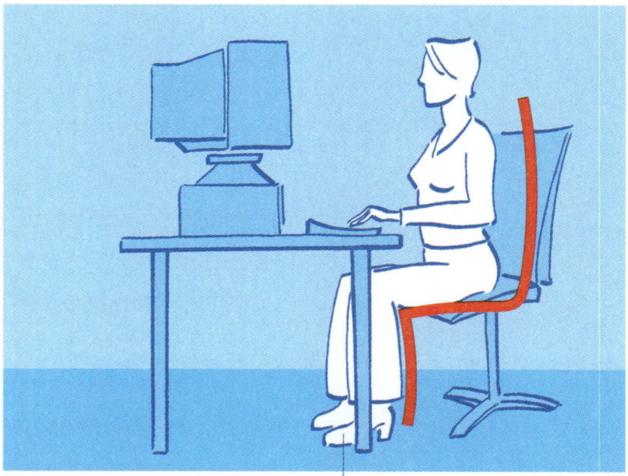

So sitzen Sie richtig am Bildschirmarbeitsplatz.

Für gutes Sehen am Bildschirm ist auch die ergonomische Qualität des **MONITORS** außerordentlich wichtig. Der Monitor sollte 50–70 Zentimeter von den Augen entfernt sein. Um störende Lichtreflexe durch Fenster oder Lampen auf Ihrem Bildschirm zu vermeiden, die die Augen irritieren, sollten Sie den Monitor im 90-Grad-Winkel zum Fenster und zur Beleuchtung aufstellen. Der Abstand Ihrer Augen zur Tastatur sollte etwa gleich sein wie der zu anderen häufig benutzten Arbeitsmitteln (einem Buch, einem Aktenordner oder dem Telefon).

AUGEN-SCHONER: Gönnen Sie Ihren Augen regelmäßig eine Pause. Blicken Sie zwischendurch ruhig einmal aus dem Fenster. Spätestens nach zwei Stunden brauchen die Augen 15 Minuten, um zu regenerieren. Gut tut es auch, die Hände für wenige Minuten auf die Augen zu legen und an etwas Angenehmes zu denken. Zusätzlich entspannend wirkt eine kurze Selbstmassage an den Schläfen und Nasenwurzeln.

Richtig sitzen, stehen, heben

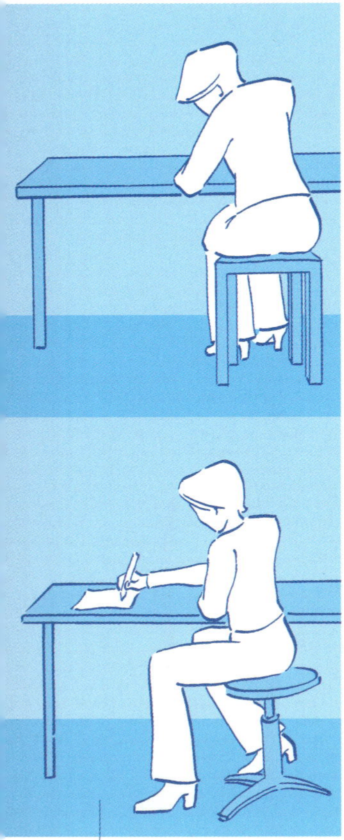

Falsch: Seitlich verdrehte Wirbelsäule. **Richtig:** Gerade Wirbelsäule dank Drehhocker.

Grübeln Sie auch stundenlang mit rundem Rücken am Schreibtisch, stehen Sie den ganzen Tag lang auf viel zu hohen (aber todschicken) Absätzen, oder tragen Sie oft viel zu schwere Lasten? Mit dem Körper Raubbau zu treiben, ist nicht schwer, doch die schmerzhaften Verspannungen, Rücken- oder Fußschmerzen wieder loszuwerden umso mehr. Doch es ist gar nicht so schwierig, diesen Problemen vorzubeugen.

BELASTENDES SITZEN: Sitzen Sie lange nach vorn gebeugt an Ihrem Arbeitsplatz, sind Rückenprobleme irgendwann vorprogrammiert, denn diese Haltung beansprucht übermäßig Ihre Bänder und Bandscheiben. An der Halswirbelsäule werden Nerven und Blutgefäße eingeengt. Dadurch können Kopf- und Nackenschmerzen auftreten.

Viel Bewegung ist für Schreibtischtäter außerordentlich wichtig. Erledigen Sie deshalb Ihre Arbeit zur Abwechselung auch mal im Stehen, dann bewegen Sie sich automatisch auch mehr. Ein Stehpult hilft Ihnen dabei. Greifen Sie nicht gleich auf interne Kommunikationsmittel zurück und mailen oder telefonieren Sie Ihren Kollegen an, sondern gehen Sie persönlich zu ihm. Umso besser für Ihren Körper, wenn Sie dafür einige Treppen hoch- oder hinabsteigen müssen und nicht den Aufzug benutzen. Laufen Sie möglichst viel auch in Ihrem Büro herum.

SITZ-TIPPS: Nutzen Sie Ihren Bürostuhl für eine gute Grundhaltung. Sie haben die richtige Position, wenn Ihre auf der Arbeitsplatte liegenden Unterarme einen rechten Winkel zum Oberarm bilden. Sitzen Sie aufrecht auf der gesamten Stuhlfläche, damit auch die Oberschenkel noch leicht aufliegen und Sie die Rückenlehne spüren. Ein keilförmiges Kissen kann das Becken stützen. Ihre Füße sollten hüftbreit flach nebeneinander auf dem Boden oder auf einer Fußstütze stehen, der Winkel im Kniegelenk sollte mindestens 90 Grad betragen.

Doch auch beim Sitzen kommt es auf Dynamik an: Variieren Sie die Grundposition, indem Sie öfters auf Ihrem Stuhl hin- und herrutschen. So entlasten Sie Ihre Bandscheiben. Lehnen Sie sich weit nach hinten, sitzen Sie auch mal auf der Vorderkante des Stuhls.

Besonders wirkungsvoll ist es, wenn Sie Ihren Bürostuhl von Zeit zu Zeit gegen einen großen Pezziball austauschen. Mit einem Sitzball statt eines Stuhls rollen Sie leicht hin und her, um Ihr Gleichgewicht zu halten. Auf diese Weise sind Sie auch sitzend ständig in Bewegung und Ihre Rücken- und Beckenmuskulatur kann sich gar nicht erst verspannen. Vorsicht: Sitzen Sie nur so lange auf dem Ball, wie Sie sich leicht darauf halten können, sonst wird das Sitzen zu beschwerlich.

DO und DON´T auf dem Bürostuhl

> **DO:** Lassen Sie während der Arbeit an der Tastatur Ihre Unterarme auf dem Schreibtisch liegen. Auch wenn Sie telefonieren, stützen Sie Ihre Unterarme auf die Arbeitsplatte, um die Schultermuskulatur zu entlasten. Wenn Sie Ihre Arme immer anheben, verspannen sich Nacken und Schulter.

> **DON´T:** Klemmen Sie den Telefonhörer nicht ans Ohr, damit Sie mit Ihren freien Händen etwas anderes erledigen können.

> **SITZ-ÜBUNGEN:** Selbst während der Arbeit können Sie auf Ihrem Bürostuhl effektive Übungen ausführen, die Verspannungen vorbeugen:

- Beugen Sie sich in Ihrem Stuhl etwas vor und pressen Sie gleichzeitig die Handflächen von unten her gegen die Tischplatte. Stemmen Sie dabei die Füße fest auf den Boden. Atmen Sie einige Sekunden lang tief ein und aus. Strecken Sie beim Einatmen bewusst den Bauch aus und ziehen Sie ihn beim Ausatmen wieder ein. Danach lösen Sie die Spannung vorsichtig wieder.
- Verschränken Sie Ihre Finger hinter dem Rücken. Drücken Sie die Schultern zurück und ziehen Sie an den Händen, ohne loszulassen. Danach Spannung lösen.
- Heben Sie im Sitzen die Beine etwas an und lassen Sie Ihre Füße kreisen oder strecken Sie die Füße und ziehen Sie sie wieder an.
- Halten Sie sich mit den Händen an der Stuhlkante fest, heben Sie die Beine an und radeln Sie in der Luft.

- Rollen Sie beim Sitzen öfters mit den Füßen von den Fersen auf die Zehen und umgekehrt.

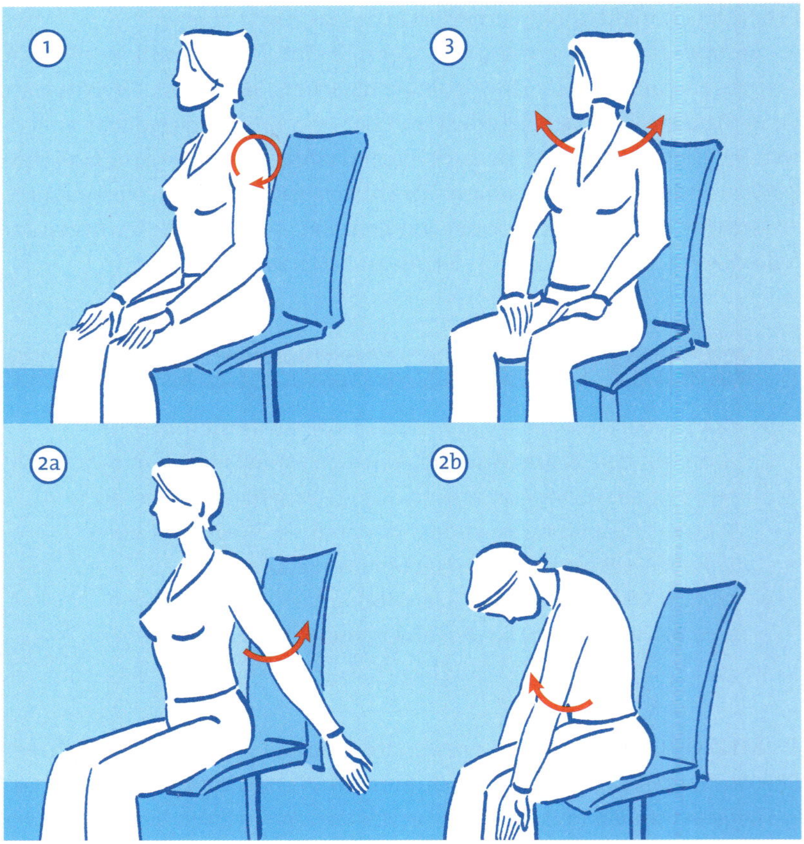

Grundposition: Setzen Sie sich gerade auf den Bürostuhl, die Füße hüftbreit auf dem Boden, die Knie bilden einen rechten Winkel. Die Arme hängen seitlich nach unten.
Übung 1: Schulterkreisen –Kreisen Sie mit den Schultergelenken zuerst vorwärts, dann rückwärts. Beginnen Sie mit kleinen Kreisen und lassen Sie die Bewegung immer größer werden. Die Arme bewegen sich nicht mit.
Übung 2: Lassen Sie die Schultern nach vorne fallen, atmen Sie dabei aus und drehen die Daumen über die Innenseiten nach hinten (Bild). Danach die Schultern weit nach hinten nehmen, einatmen, die Daumen nach außen drehen und die Arme leicht zurücknehmen. Die Dehnungen je fünfmal wiederholen.
Übung 3: Halsdrehung – Lassen Sie den Kopf locker gerade nach unten hängen, das Kinn berührt das Brustbein. Führen Sie den Kopf langsam auf die rechte Seite (Bild) und atmen Sie ein. Kinn und Schulter sind nun parallel. Führen Sie den Kopf nun über die Ausgangsposition (ausatmen) auf die andere Seite (einatmen) und wiederholen Sie die Bewegung 20mal. Pausieren Sie kurz und wiederholen Sie die Übung.

> DAUERNDES STEHEN: Einen hektischen Arbeitstag lang auf den Füßen zu stehen, bedeutet wahre Schwerstarbeit für den Körper. Dieser ständige Kampf gegen die Schwerkraft überfordert schnell den Halteapparat. Der wehrt sich mit Fuß-, Knie- und Rückenschmerzen oder mit Venenleiden.

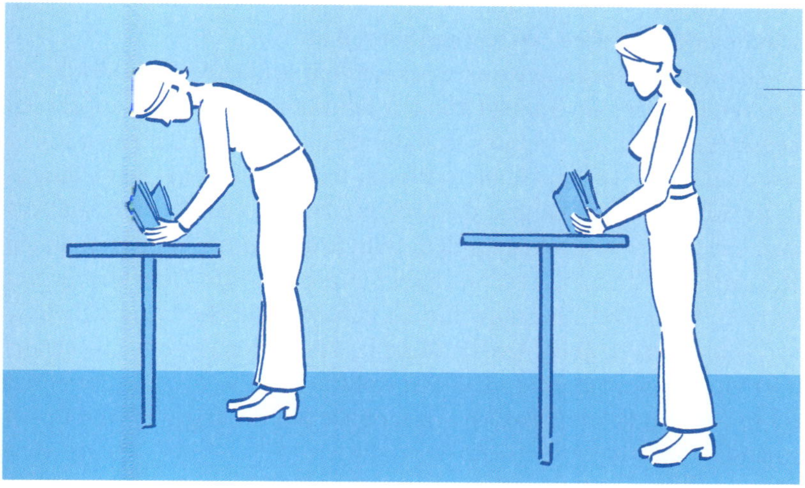

Falsch: Vornübergebeugtes Stehen bewirkt Verspannungen.
Richtig: Ein höherer Arbeitstisch oder Arbeiten mit einer Stehhilfe ermöglichen eine gerade Rückenhaltung.

> STEH-TIPPS: Auch wenn es berufsbedingt sein muss, sollten Sie nie zu lange stehen, vor allem nicht mit gestreckten Beinen: Das belastet die Wirbelsäule, weil Sie dadurch automatisch ein Hohlkreuz machen. Versuchen Sie so oft wie möglich locker und mit leicht gebeugten Knien zu stehen und nutzen Sie Möglichkeiten zum Anlehnen. Verlagern Sie ab und zu das Gewicht von einem Bein auf das andere oder stellen Sie Ihren Fuß abwechselnd auf einer Fußstütze höher. Stehen Sie öfters so, als würden Sie sich lässig an eine Bar lehnen. So stehen Sie entspannt, denn ein Fuß steht leicht erhöht und der Oberkörper ist abgestützt.

Harte Steinböden belasten die Gelenke und Muskeln. In manchen Branchen sind Stehhilfen eine Entlastung, mit denen – halb sitzend, halb stehend – das Körpergewicht etwas abgestützt wird. An Werkbänken oder hinter Tresen können Bodenbeläge mit dämpfenden, elastischen Arbeitsmatten beim vielen Stehen entlasten.

Wichtig sind gute **SCHUHE** mit optimaler Passform. Vermeiden Sie unbedingt hohe Absätze und enge Schuhe, auch wenn die modisch superschick aussehen mögen. Hohe Absätze heben das natürliche Gleichgewicht des stehenden Körpers auf. Am besten sind flache Schuhe mit einem bequemen Fußbett und einem kleinen Absatz ohne Ledersohle.

Kaufen Sie sich Ihre Schuhe am Nachmittag. Ihre Füße schwellen am Tag leicht an und werden druckempfindlicher. Wenn Sie nicht die passenden Schuhe finden, dann fragen Sie Ihren Orthopäder. Vielleicht brauchen Ihre Füße Einlagen, um die vielen Wege besser und gesünder zu überstehen. Wenn Sie viel über Steinböden laufen müssen, sind Sportschuhe mit einer guten Dämpfung vorteilhaft.

Gönnen Sie Ihren gestressten Füßen ein kühlendes **FUSSBAD** mit Kräuterzusätzen. Ein Fußbad können Sie nicht unauffällig an Ihrer Arbeitsstelle, dafür aber abends in Ruhe nehmen. Füllen Sie einen Eimer mit etwa 12 bis 18 Grad kühlem Wasser und stellen beide Beine hinein. Es ist wichtig, dass nicht nur die Füße mit Wasser bedeckt sind, sondern auch die Unterschenkel. Außerdem sollten Sie niemals kalte Füße in ein kühlendes Fußbad stecken, wärmen Sie notfalls Ihre Füße vorher mit warmen Socken an. Als Zusatz für das kühlende Fußbad bietet sich Rosskastanie an, aber auch Arnika, Kamille, Pfefferminze, Salbei, Lavendel oder einfach nur Meersalz sind sehr wohltuend. Alle Zusätze gibt es fertig in der Apotheke zu kaufen – achten Sie auf die angegebenen Dosierungen.

Auch ein kalter **BEINGUSS** oder **KNIEGUSS** kann schmerzende Füße wohltuend entlasten. Er ist einer der beliebtesten und wohl auch bekanntesten Güsse – außerordentlich wichtig vor allem für Menschen, die beruflich viel stehen oder laufen müssen. Der Guss regt nicht nur die Herztätigkeit an, sondern ist auch ein hervorragendes Venentraining. Das Wasser soll bei diesem Guss in einem dicken Strahl ohne Druck auf der Haut abfließen. Beginnen Sie mit dem rechten Bein und führen den Wasserstrahl zunächst mit warmem Wasser außen am Bein hoch und an der Beininnenseite wieder zurück. Gießen Sie genauso den Strahl am linken Bein entlang, bis Ihre beiden Beine gut angewärmt sind. Gießen Sie dann mit kaltem Wasser vom rechten Fuß über die Außenseite des Beines hoch bis zu einer Handbreite über dem Knie, führen Sie dort den kalten Wasserstrahl kurz um das ganze Bein herum und lassen das Wasser vom inneren Bein abwärts bis zu den großen Zehen abfließen. Wiederholen Sie diesen Guss auch am anderen Bein.

Denken Sie bei all diesen Anwendungen aber bitte immer daran: Kalte Güsse und kühlende Bäder werden immer nur dann angewendet, wenn der Körper warm ist, zum Beispiel nach dem Aufwärmen mit einer warmen Dusche.

Drei Grundregeln für Viel-Steher

- Laufen Sie zu Hause viel barfuß.
- Achten Sie auf Ihr Gewicht.
- Treiben Sie in der Freizeit regelmäßig Sport.

> **STEH-ÜBUNGEN:** Schon kleine Übungen helfen, langes Stehen im wahrsten Sinne des Wortes zu über-stehen. Sie lassen sich leicht in den Alltag einbauen:

- Stehen Sie zwischendurch immer mal wieder auf Zehenspitzen und dann wieder auf den Fußsohlen. Oder stellen Sie sich auf die Zehenspitzen und wippen Sie von den Zehen wieder zurück auf die Fersen, immer auf und ab.
- Beugen Sie Ihre Knie zehnmal langsam und strecken Sie sie dann wieder.
- Stellen Sie den rechten Fuß auf die Außenkante und den linken Fuß auf die Innenkante. Wechseln Sie dann die Seiten.
- Strecken Sie ihre Arme vor sich aus und hüpfen Sie gleichzeitig auf und ab.

> **SCHWERSTARBEIT – HEBEN UND TRAGEN:** Falsches Heben und Tragen von schweren Lasten schädigt die Lendenwirbelsäule, denn durch schweres Heben werden die einzelnen Bandscheiben extrem belastet. Die Höchstlast, die ein Mann trägt, sollte 50 Kilogramm nicht überschreiten. Lasten, die Frauen befördern, sollten nicht schwerer als 25 Kilogramm sein.

> **HEBE-TIPPS:** Treten Sie möglichst nahe an das Gewicht heran. Gehen Sie mit geradem Rücken in die Hocke, so dass die Fersen möglichst auf dem Boden bleiben. Spannen Sie Rumpf-, Bauch- und Beinmuskulatur an und greifen Sie das Gewicht. Heben Sie es langsam (nie ruckartig!) mit flachem, geradem Rücken aus den Beinen heraus hoch und halten Sie das Gewicht immer dicht am Körper. So werden die Bandscheiben gleichmäßig und nur gering belastet. Je stärker der Oberkörper nach vorn gebeugt wird, desto größer ist die Belastung für die Rückenmuskeln und die Bandscheiben. Tragen Sie schwere Lasten verteilt auf beiden Händen oder auf dem Rücken.

Falsch: Heben mit gebeugtem Rücken und Tragen mit gekrümmtem Rücken. **Richtig:** Mit gebeugten Beinen beim Heben und verteilten Lasten beim Tragen entlasten Sie Ihren Rücken durch eine gerade Haltung.

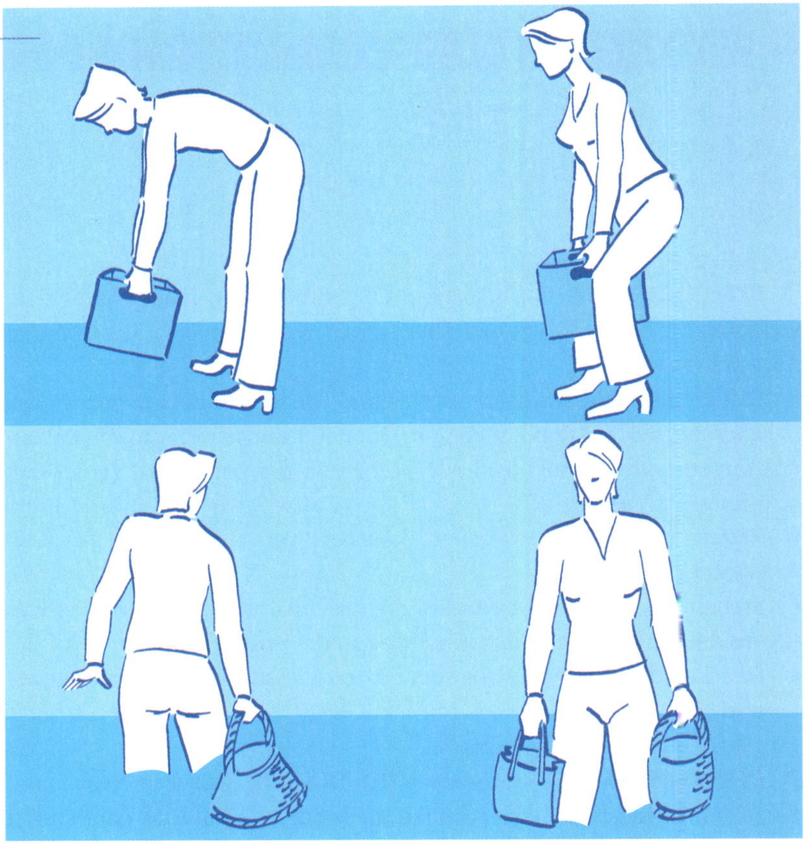

So nah wie möglich am Körper

Gehen Sie beim Bücken in die Knie und heben Sie Ihre Lasten langsam, mit sicherem Griff, flachem Rücken und gerade aufgerichtetem Oberkörper. Heben Sie sie nahe am Körper.

2.3 | Ausgeschlafen und entspannt

Stellen Sie sich vor, Sie haben ein Problem bei der Arbeit und es bleibt Ihnen nur wenig Zeit es zu lösen. Wann haben Sie mehr Erfolg bei Ihrem Chef, mehr Rückhalt bei ihren Kollegen und mehr Durchsetzungskraft zum Erreichen dieser Lösung: wenn Sie sich nervös und hektisch bemühen, Ihr Problem schnell in den Griff zu bekommen, oder wenn Sie ausgeschlafen und entspannt an das gleiche Problem herangehen? Die Antwort erübrigt sich.

Die Frage ist nur, wie man in Stresszeiten zu gutem Schlaf kommt und wann man sich entspannen soll. Im den folgenden Abschnitten lernen Sie dazu viele Hilfen aus der Natur kennen. Hören Sie auf Ihren Körper und geben Sie ihm sanfte Anstöße, zur Ruhe zu kommen.

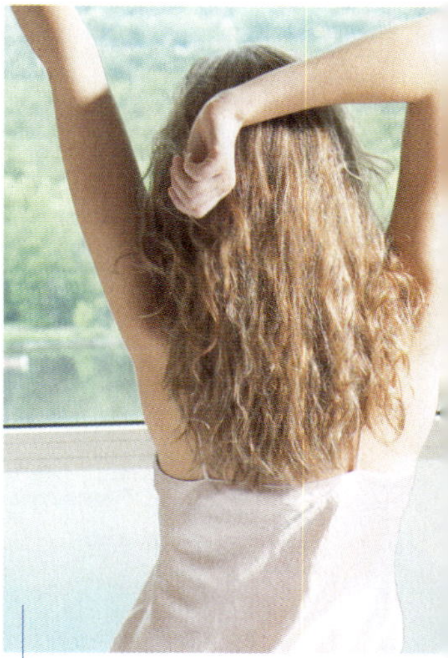

Nach einer erholsamen Nacht fällt der Start in einen erfolgreichen Arbeitstag ganz leicht.

Erholsamer, sanfter Schlaf

Durchschnittlich sieben Stunden und acht Minuten schläft ein erwachsener Deutscher. Er geht etwa um 23 Uhr ins Bett und steht zwischen sechs und halb sieben auf. Nach rund sieben Stunden ist er ausgeruht und steckt voller Elan für den folgenden Arbeitstag. Ausreichender Schlaf ist für ein gesundes und leistungsfähiges Leben wichtig, denn im Schlaf leistet der Körper zahlreiche Aufbau- und Reparaturarbeiten an den Zellen. Das Immunsystem rüstet sich für neue Abwehraufgaben.

Doch was ist, wenn sich der heiß ersehnte Schlaf trotz Schäfchenzählen nicht einstellen will? Wenn sich permanent die Arbeit oder der Ärger mit Kollegen im Kopf weiterdreht? Sorgen, Stress, Angst, Nervosität, Reizüberflutung oder depressive Verstimmungen können erheblich den Schlaf stören. Aber auch berufliche Überforderung, Schicht- oder Nachtarbeit oder ein unsteter Lebenswandel mit zu üppigem, spätem Essen und zu viel Alkohol führen häufig zu Schlafstörungen. Von Insomnie (Schlaflosigkeit) spricht man, wenn jemand mindestens vier Wochen lang in jeweils drei Nächten Ein- oder Durchschlafstörungen hat. Schlaf lässt sich nicht erzwingen, und durch schwere, starke Schlafmittel lässt er sich nicht herbeizaubern. Meist holt sich der Organismus seinen Schlaf nach ein paar durchwachten Nächten von allein. Wer seinen Schlaf nicht selbst stört, kommt also in der Regel irgendwann auf die Schlafmenge, die sein Körper braucht. Noch mehr Schlaf bringt nicht mehr Leistung. Manchmal ist es aber durchaus sinnvoll, den Körper durch sanfte Einschlafhilfen ohne Nebenwirkungen in den Schlaf zu führen.

Zu wenig oder zu viel?

Zu wenig Schlaf macht nicht nur alt, sondern bedeutet auch eine starke Minderung der Lebens- und der Arbeitsqualität. Zu viel Schlaf bringt aber nicht mehr Leistung! Der Organismus holt sich selbst genau die Menge Schlaf, die er braucht.

SO SCHLAFEN SCHICHTARBEITER: Nachtarbeit ist eine Strapaze, weil sie der inneren Uhr (dem Biorhythmus) zuwiderläuft. Die Notwendigkeit am Tag zu schlafen und in der Nacht zu arbeiten ist deshalb für Schichtarbeiter schwierig.

Durch die Schichtarbeit mit Nachtschicht verschiebt sich die gesamte Lebensweise. Die Körperfunktionen sind in der Nacht nicht auf Leistung und am Tag nicht auf Schlaf eingestellt. Der Organismus versucht sich zwar diesem ungewöhnlichen Zeitablauf anzupassen, doch der tägliche Schlaf von Nachtschichtarbeitern ist schlechter als der Schlaf ihrer Kollegen, die nachts schlafen, denn er ist kürzer und weniger tief. Nachtschichtarbeit ist deshalb anstrengend für die Arbeiter, denn ihr chronobiologischer Rhythmus ist nie im richtigen Takt. Schichtarbeit kann deshalb körperliche und psychische Erkrankungen wie Herz-Kreislauf-Störungen, Beschwerden des Verdauungssystems, Nervosität und Schlafstörungen hervorrufen.

Wenn es vom Betriebsablauf her möglich ist, sollten Sie als Schichtarbeiter nur vereinzelte bis maximal drei Nächte in der gleichen Schicht hintereinander wach sein, da Menschen eine bis drei durchwachte Nächte besser bewältigen können. Der Wechsel sollte immer im Sinne der Uhr in der Reihenfolge Frühschicht, Spätschicht, Nachtschicht erfolgen.

SO SCHLAFEN BÜROANGESTELLTE: Früher war es gang und gäbe ein Stündchen nach dem Mittagessen zu ruhen. Und heute? In den USA erfährt das Mittagsschläfchen eine wahre Renaissance, nur heißt es dort Power-Napping. Der Power-Nap darf im Unterschied zum normalen Mittagsschlaf offiziell am Arbeitsplatz gehalten werden, denn er soll die Leistung der Mitarbeiter steigern. Dieses Mittagsschläfchen, das nicht länger als 20 Minuten dauern sollte, erfrischt und erhöht Konzentration und Motivation. In den USA bieten einige Firmen ihren Angestellten sogar Räume zum offiziellen Mittagsnickerchen an. Ein kurzer Power-Nap mit dem Kopf auf dem Schreibtisch erfrischt jedoch auch die hiesigen müden Gehirnzellen. Versuchen Sie es einmal!

SCHLAFMITTEL: Wer trotz bleierner Müdigkeit nachts schlaflos bleibt, am nächsten Tag aber ausgeruht sein muss, dem können pflanzliche Beruhigungsmittel und homöopathische Präparate helfen, denn sie fördern den Schlaf ohne den lästigen Hang-over am nächsten Tag. Sie sind meist frei von Nebenwirkungen, machen nicht abhängig und beruhigen sehr wirkungsvoll.

Stärkere Schlafmittel sollten nur nach Absprache mit einem Arzt eingenommen werden, denn sie können bei längerer Anwendung den natürlichen Schlafrhythmus beeinflussen. Auch können lange chronische Schlafstörungen ein Hinweis für eine schwere Erkrankung sein.

> **HOMÖOPATHIE:** In der Homöopathie haben sich die folgenden Mittel bei Schlaflosigkeit bewährt:

- **HYPOPHYSIS CEREBRI** gegen quälende Träume
- **FERRUM PHOSPHORICUM** bei Durchschlafstörungen und nächtlichem Erwachen
- **NUX VOMICA** bei chronischer Nervosität durch anstrengende geistige Arbeit, begleitet von Durchschlafstörungen
- **VALERIANAHEEL** als Komplexmittel gegen Schlafstörungen, die durch Unruhezustände ausgelöst wurden.
- **NEUREXAN**, ebenfalls ein homöopathisches Komplexmittel, wirkt durch seine Bestandteile Passionsblume, Hafer, Coffea und Zinkvalerat bei leichten bis mittelschweren Schlafstörungen und baut das Stressempfinden ab.

> **PHYTOTHERAPIE:** Viele Pflanzen sind gegen Schlafprobleme gewachsen. Kochen Sie sich abends einen **SCHLAFTEE** aus einem oder mehreren der folgenden Pflanzenextrakte. Die Zubereitung ist auf Seite 16/17 beschrieben. Es ist wichtig, den Tee eine halbe Stunde vor dem Schlafengehen zu trinken, damit sich seine Wirkung gut entfalten kann.

- **BALDRIAN:** Hoch dosiert hat dieser Pflanzenextrakt einen milden schlafanstoßenden Effekt.
- **MELISSE:** Melisse beruhigt und entspannt, ohne die Konzentration zu beeinflussen.
- **HOPFEN:** Nicht das Bier ist gemeint, das müde macht, sondern die Bestandteile des Hopfens, die eine beruhigende Wirkung haben. Vorsicht: Alkohol kann die schlaffördernde Wirkung des Hopfens wieder zunichte machen!
- **PASSIONSBLUMENKRAUT:** Bei Unruhezuständen beruhigen getrocknete Bestandteile der Passiflora incarnata den nervösen Geist.
- **JOHANNISKRAUT:** Diese Pflanze wird vor allem bei depressiven Verstimmungen und dadurch verursachten Schlafstörungen eingenommen.

Ein **EINSCHLAFTEE** macht Schlaflose endlich müde: Mischen Sie 40 Gramm Baldrianwurzel, 40 Gramm Melissenblüten, 10 Gramm Hop-

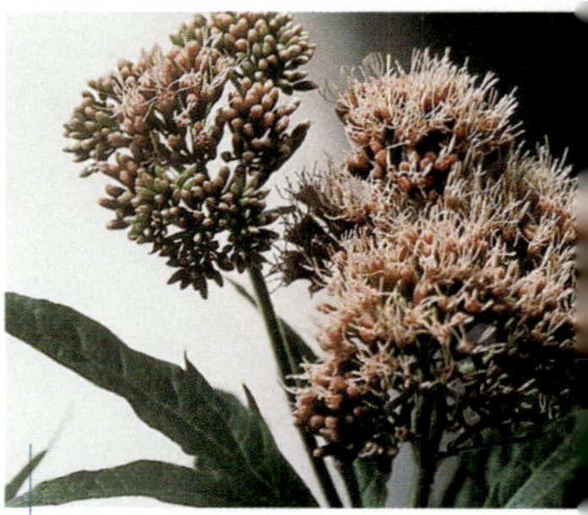

Baldrian – sowohl in der Homöopathie als auch in der Pflanzenheilkunde ein wichtiges „Schlafkraut".

fenzapfen und 10 Gramm Orangenblüten. Übergießen Sie einen Esslöffel der Mischung mit einem Viertelliter kochendem Wasser und seihen Sie ihn nach zehn Minuten ab.

Viele dieser schlaffördernden Heilpflanzen gibt es auch einzeln oder kombiniert in Tabletten, Dragees oder Tropfen. Eine Auswahl an Präparaten finden Sie im Anhang dieses Buches. Richten Sie sich in der Dosierung nach den Packungsbeilagen und lassen Sie sich in Ihrer Apotheke oder von Ihrem Arzt beraten.

Auch für ein **KRÄUTER-SCHLAF-KISSEN** können Sie gut Heilpflanzen verwenden: Diesem Kissen entweichen entspannende ätherische Öle, die Sie nachts einatmen. Zupfen Sie etwa 150 Gramm Schafwolle (oder Watte) auseinander und mischen Sie sie mit der folgenden Kräutermischung:

- 20 Gramm Hopfen
- 20 Gramm Baldrianwurzel
- 50 Gramm Melisse
- 50 Gramm Waldmeister.

Füllen Sie die Kräuter in ein Kopfkissen mit Reißverschluss. Da mit der Zeit die Wirkung der Kräuter nachlässt, sollten spätestens nach sechs Monaten die alten Kräuter gegen frische ausgetauscht werden. Auch ein **LAVENDELKISSEN**, auf gleiche Weise angefertigt, ist ein einfaches, sanftes Mittel gegen Einschlafstörungen.

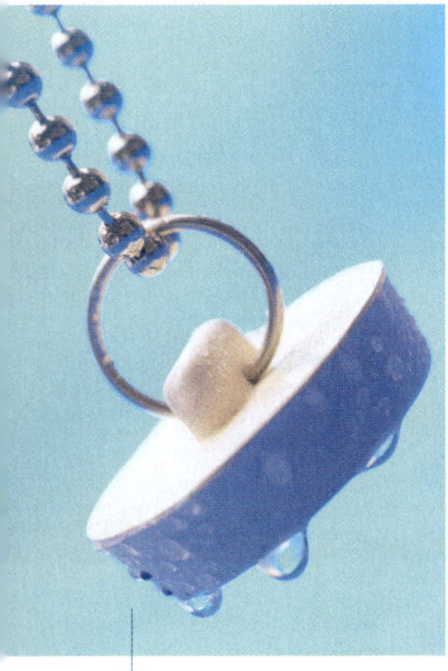

Nach einem warmen Kräuterbad werden Sie ganz wunderbar schlafen …

> **BÄDER UND WICKEL:** Entspannen Sie Ihren Körper mit einem warmen (38 Grad) **EINSCHLAFBAD**. Geben Sie den abgeseihten Sud aus fünf Esslöffeln Lindenblüten, die Sie vorher in einem Liter heißem Wasser abgekocht haben, in die warme Badewanne und baden Sie darin eine halbe Stunde vor dem Schlafengehen. Wohltuend und entspannend sind außerdem Melissen-, Baldrian- oder Hopfenzusätze. Wenn Sie nur wenig Zeit haben, sich einen entspannenden Badezusatz selbst zu kochen, dann fragen Sie in Ihrer Apotheke oder Drogerie nach einem wohltuenden Badezusatz.

Auch ein **ANSTEIGENDES FUSSBAD** kann schlaffördernd wirken. Füllen Sie dazu eine große Schüssel oder kleine Wanne mit etwa 36 Grad warmem Wasser. Stellen Sie ihre Füße so in das Bad, dass Ihre Beine bis zur Wadenhöhe im Wasser stehen. Gießen Sie nach und nach heißes Wasser in die Wanne, bis eine Temperatur von 40 Grad erreicht ist. Brausen Sie danach die Füße kurz kalt ab und trocknen Sie sie gut. Ziehen Sie warme Wollsocken darüber und legen Sie sich ins warme Bett.

Der **ESSIGSTRUMPF** ist ebenfalls ein altes Hausmittel gegen Einschlafstörungen. Geben Sie drei Esslöffel Essig in einen halben Liter warmes Wasser und feuchten Sie damit Kniestrümpfe aus Baumwolle an. Ziehen Sie die nassen Strümpfe für etwa eine Stunde an und wickeln sie die Füße gut mit warmen Tüchern ein.

> **EINSCHLAF-TIPPS:** Schäfchenzählen ist out, denn damit können Sie nun mal Ihren Schlaf nicht erzwingen. Setzen Sie sich auf keinen Fall selbst unter Druck, eine bestimmte Zeit lang schlafen zu müssen. Stellen sie sich stattdessen positive Bilder oder Ereignisse vor, die Ihnen Geborgenheit vermitteln. Dann kommt der Schlaf meist von selbst. Stellen Sie sich Ihre Auswahl aus den folgenden Tipps als persönliches „Einschlafritual" zusammen, das Sie täglich wiederholen.

- Gehen Sie nur zu Bett, wenn Sie wirklich müde sind.
- Halten Sie feste Schlafenszeiten ein.
- Stehen Sie morgens möglichst immer zur gleichen Zeit auf. Das unterstützt den Schlaf-Wach-Rhythmus.
- Achten Sie auf ein kühles, gut gelüftetes (16 bis 18 Grad), dunkles und ruhiges Schlafzimmer.
- Eigentlich eine Selbstverständlichkeit, oft aber doch nicht umgesetzt: Matratze, Kissen und Decke sollten bequem sein.
- Sorgen Sie tagsüber für gesunde Ernährung, ausreichend Bewegung und frische Luft.
- Gehen Sie nicht hungrig ins Bett, nehmen Sie aber auch keine üppige Mahlzeit kurz vor dem Schlafengehen ein. Sowohl Hunger als auch ein überfüllter Magen verschlechtern den Schlaf.
- Auch Genussmittel wie Kaffee, Tee, Cola oder Nikotin am Abend erschweren bekanntlich das Einschlafen. Besser ist ein Glas warme Milch mit Honig vor dem Zu-Bett-Gehen.
- Statt des brutalen Abendkrimis im Fernsehen sollten Sie sich unmittelbar vor dem Schlafengehen von sanfter Einschlafmusik berieseln lassen – oder lesen Sie regelmäßig noch zehn Minuten etwas Angenehmes.
- Können Sie trotzdem nicht einschlafen, dann stehen Sie wieder auf und verlassen das Bett. Versuchen Sie es einfach später noch einmal.

Hier bekommen Sie Hilfe

Bei schweren Schlafstörungen hilft oft nur noch eins: ein Schlaflabor, ein auf die Schlafforschung spezialisiertes schlafmedizinisches Zentrum, in dem die nächtlichen Vorgänge des Schlaflosen genau aufgezeichnet und analysiert werden. Ihr Arzt kann Ihnen weiterhelfen.

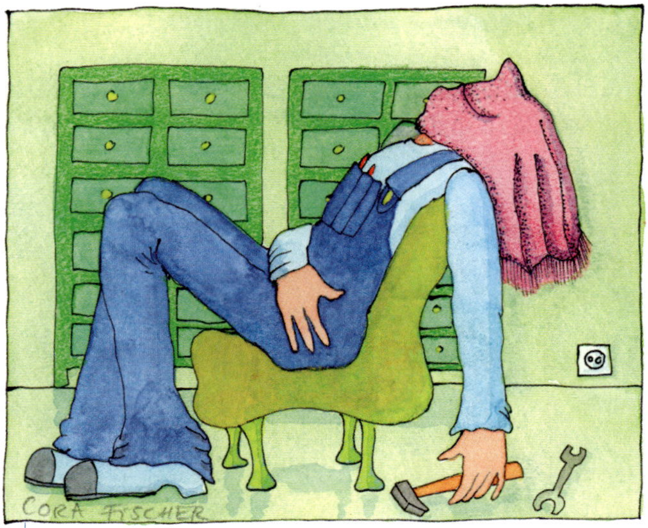

Ebenso einfach wie effektiv: Ein „heißes Handtuch“ wirkt herrlich entspannend.

Die schnelle Entspannung im Alltag

Ob am Schreibtisch, an der Werkbank, hinter der Ladentheke, hinterm Lenkrad oder in der Küche mit dem üblichen Kindergeschrei im Hintergrund – nur selten gönnen Sie sich eine entspannende Pause. Irgendwann geraten Sie in Stress und dann verspannen Sie sich, was sehr schmerzhaft sein kann. Dieser Schmerz führt zu neuer Verspannung. Sie schlafen deshalb vielleicht nachts nicht mehr so gut und arbeiten auch tagsüber nicht voll konzentriert. Aus diesem Teufelskreis gibt es einen einfachen Ausweg: Entspannungsübungen. Mit ihnen schalten Sie ab, lösen sich vom Stress des Alltags und der Arbeit, finden wieder Gelassenheit und innere Ruhe.

ENTSPANNUNGSMETHODEN, die Sie mehr oder weniger leicht erlernen können, bietet die Naturheilkunde viele,wie die Meditation, die die Entspannung auf geistiger Ebene, und Yoga, das auf die maximale Entspannung des Körpers zielt. Tai Chi als ganzheitliches Körpertraining und Qi-Gong als Atem- und Meditationstherapie erhalten nach der traditionellen chinesischen Heilkunst Körper und Geist gesund und dienen in diesem Zusammenhang auch der Entspannung. Die „Fünf Tibeter“ wiederum sind bekannt als die Quelle der Jugend: Fünf relativ einfache Übungen sollen, so die Überlieferung, jugendlich erhalten.

Einfache Entspannung

Viele Airlines bieten zum Entspannen ein heißes Handtuch an. Gönnen Sie sich auch einmal während Ihrer Arbeit eine ruhige Minute, indem Sie sich ein in heißes Wasser getränktes Tuch auf das Gesicht legen und dabei kurz die Seele baumeln lassen. Sie werden sich über den positiven Effekt wundern!

Jeder Mensch sucht sich anders seine optimale Entspannung. Alle Entspannungsmethoden dauern ihre Zeit. Manche Techniken sind – zumindest nach einiger Übung – auch während der Arbeit oder in Pausen durchführbar. Im Folgenden sind einige klassische Beispiele beschrieben.

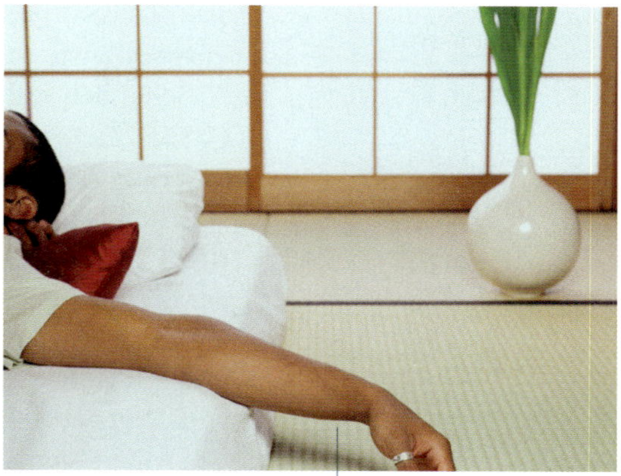

Anspannen – lockerlassen: Die Progressive Muskelrelaxation entspannt spürbar.

> **PROGRESSIVE MUSKELENTSPANNUNG:** Zu den beliebtesten Entspannungsübungen gehört die Progressive Muskelentspannung, die 1934 von Dr. Edmund Jacobson entwickelt wurde. Mit dieser Übung können Sie durch gezieltes Anspannen und Lockern der Spannung in verschiedenen Muskelgruppen in kurzer Zeit tiefe und wohltuende Entspannungszustände erreichen. Die klassische Anspannung nach Jacobson wurde im Folgenden etwas modifiziert, damit sie auch in verschiedenen Arbeitsbereichen jederzeit leicht anwendbar ist.

Sie sollten anfangs täglich 15 bis 20 Minuten üben. Zum Schluss reichen fünf Minuten Progressive Muskelentspannung alle vier Tage, um Ihren Körper in seiner optimalen Entspannungsbereitschaft zu halten. Die Übungen können Sie im Liegen, aber auch sehr gut im Sitzen am Arbeitsplatz und mit etwas Erfahrung in fast jeder stressigen Situation wie vor einem anstrengenden Meeting anwenden.

Progressive Muskelentspannung

- **Vorteil:** Die Progressive Muskelentspannung ist leicht erlernbar. Die Entspannung ist deutlich zu spüren. Die Technik kann überall, auch an der Arbeitsstelle, ausgeübt werden.
- **Nachteil:** Die Übungen sind etwas zeitaufwändig. Tiefe Entspannung ist nur mit Erfahrung möglich.

Setzen Sie sich auf einen bequemen Stuhl und stellen Sie Ihre Füße fest auf den Boden. Ihre Knie sollten etwa schulterbreit auseinander stehen. Lehnen Sie den Rücken nicht an. Legen Sie Ihre Hände locker auf die Oberschenkel. Wenn Sie wollen, können Sie Ihre Augen schließen.

Anschließend wird eine Muskelgruppe nach der anderen angespannt und wieder entspannt. Die Reihenfolge können Sie selbst wählen, je nachdem wie es in Ihren jeweiligem Arbeitsbereich am besten passt. Den Abschluss bildet jedoch immer die Ganzkörperentspannung. Und nun: Anspannen wie unten beschrieben – Spannung halten (sieben Sekunden, dabei spüren, wie sich die Muskeln anfühlen) – dann plötzlich lösen (15 bis 30 Sekunden verharren und der Entspannung nachfühlen).

- **FÜSSE:** Ziehen Sie die Zehen beider Füße zur Fußsohle (als wollten Sie etwas festhalten). Ziehen Sie dann Ihre Zehen mit aller Kraft zum Fußrücken.
- **UNTERSCHENKEL:** Strecken Sie die Beine aus, Ihre Fersen bleiben am Boden. Ziehen Sie die Füße in Richtung Schienbein. Drücken Sie die Fersen gegen die Beine Ihres Stuhles.
- **OBERSCHENKEL:** Heben Sie die gestreckten Beine so hoch Sie können. Drehen Sie Ihre Füße dabei leicht nach außen.
- **GESÄSS:** Legen Sie Ihre Hände rechts und links unter Ihre Pobacken. Verlagern Sie das Gewicht etwas nach vorne und ziehen Sie beide Ellenbogen hinter Ihrem Rücken leicht zusammen.
- **RÜCKEN:** Spannen Sie den Rücken mit aller Kraft zum Buckel.
- **BRUSTRAUM:** Schieben Sie Ihr Brustbein nach vorne, atmen Sie tief in den Brustraum ein.
- **SCHULTERN:** Die Schultern können in drei Richtungen gespannt werden: Ziehen Sie die Schultern nach vorn, vor die Brust. Spannen Sie Ihre Schulterblätter so weit wie möglich nach hinten. Ziehen Sie die Schultern so weit wie möglich nach oben zu den Ohren.
- **OBERARME:** Ballen Sie Ihre Hände zu Fäusten und ziehen Sie die die Fäuste zu den Schultern.
- **UNTERARME:** Ballen Sie Ihre Hände zu Fäusten und ziehen Sie sie gegen die Innenseite der Unterarme.
- **HÄNDE:** Spreizen Sie die Finger mit aller Kraft auseinander.
- **GESICHT:** Ziehen Sie Grimassen mit Mund, Stirn und Wangen. Blasen Sie die Wangen auf, reißen Sie Ihren Mund weit auf, ziehen Sie ihre Nase kraus, ziehen Sie Ihre Stirn in Falten.
- **AUGEN:** Kneifen Sie die Augen fest zusammen, öffnen Sie sie wieder und blicken Sie intensiv auf einen entfernten Gegenstand.
- **GANZKÖRPERSPANNUNG:** Schließen Sie ihre Augen. Spannen Sie Beine, Rücken, Schultern, Arme und Gesicht an. Lösen Sie die Spannung ruckartig.
- Spüren Sie der Entspannung nach ...

> **AUTOGENES TRAINING:** Die wohl bekannteste Entspannungstechnik, das Autogene Training, ist eine Methode der Selbstbeeinflussung. Indem man sich Formeln vorsagt und ihre Bedeutung vorstellt, gerät der Körper in einen Zustand der Ruhe, der Schwere und der Entspannung.

Autogenes Training

> **Vorteil:** Mit etwas Übung können Sie sich mit Autogenem Training jederzeit und an allen Orten, also auch an Ihrer Arbeitsstelle, kurzfristig entspannen.

> **Nachteil:** Autogenes Training muss unter fachkundiger Anweisung erlernt werden! Eine Einführung in das Autogene Training dauert etwa zehn Stunden. Ohne Anleitung eines Therapeuten können Sie sich nur die ersten Schritte aneignen.

In sechs autosuggestiven Übungen erreichen die verschiedenen Regionen des Körpers einen tiefen Entspannungszustand. Die ersten beiden Übungen gehören zur Grundstufe, die folgenden sind für Fortgeschrittene geeignet:

- Schwere („Arme und Beine sind ganz schwer“)
- Wärme („Arme und Beine sind ganz warm“)
- Atem („Atmung ruhig und regelmäßig“; „Es atmet mich“)
- Herz („Puls ruhig und regelmäßig“)
- Sonnengeflecht („Sonnengeflecht strömt Wärme aus“)
- Stirnkühle („Stirn kühl“).

> **EINE REISE DURCH DEN KÖRPER:** Mit dieser Übung können Sie eine wunderbare Entspannung erleben. Indem Sie Ihre Konzentration intensiv auf Lage, Gewicht und Spannungszustand einzelner Körperbereiche richten, wird die Durchblutung angeregt und muskuläre Verspannungen werden abgebaut.

Setzen Sie sich auf Ihren Stuhl, legen Sie Ihre Arme auf die Stuhllehne und schließen Sie die Augen. Konzentrieren Sie sich und spüren Sie in Ihren Körper hinein. Sitzt Ihr Kopf gerade und schwer auf dem Nacken? Fühlen Sie, wo die Schultern auf dem Rücken aufliegen und wo Ihr Gesäß den Stuhl berührt? Fühlen Sie Ihre Arme entspannt und schwer auf der Lehne liegen? Spüren Sie die Atmung tief in Ihrer Brust? Fühlen Sie, wie

Reise durch den Körper

- **Vorteil:** Die Reise durch den Körper ist auch ohne fachliche Anweisung einfach erlernbar.
- **Nachteil:** Die Übung ist anfangs leichter im Liegen durchzuführen, weshalb sie die ersten Male auf einem Stuhl am Arbeitsplatz weniger entspannend wirken mag. Mit etwas Übung funktioniert sie später auch überall im Sitzen.

sich der Bauch hebt und der Atem langsam hineinströmt? Welche Position nimmt Ihre Wirbelsäule ein, ist sie gerade oder rund? Fühlen Sie Ihre Beine? Spüren Sie Ihre Füße? Wandern Sie zum Schluss noch einmal durch den ganzen Körper, fangen Sie bei den Füßen an und gehen Sie in Ihren Gedanken bis zum Kopf. Strecken Sie sich nun ausgiebig, öffnen Sie Ihre Augen und genießen Sie die Entspannung.

> **ATEMTECHNIKEN:** Wenn Sie mal wieder so verspannt sind, dass Schultern und Rücken schmerzen, obwohl Sie sich mit regelmäßigem Sport in Ihrer Freizeit und gymnastischen Übungen am Arbeitsplatz fit halten, dann kann das am falschen Atmen liegen. Viele Menschen atmen zu hastig, zu schnell und dadurch nur flach ein, wodurch der Atem nur den Brustraum erreicht und nicht hinunter zum Zwerchfell dringt. Tiefe, langsame Atemzüge verbessern die Sauerstoffversorgung der Organe und des Körpers. Atemübungen sorgen dafür, dass gestresste Menschen wieder gleichmäßig und ruhig zu atmen lernen, so dass dem Organismus mehr Sauerstoff zur Verfügung steht. Gleichzeitig kommt es zu einer spürbaren Entspannung.

Angenehm ist zum Beispiel diese einfache **ÜBUNG**: Setzen Sie sich mit geradem Rücken entspannt auf einen Stuhl und schließen Sie die Augen. Holen Sie tief durch die Nase Luft und lassen Sie sie langsam in den Körper strömen, zuerst in den Bauch, danach in den Brustkorb. Denken Sie: „Hineinströmen“ und spüren Sie, wohin Ihr Atem fließt. Beim Einatmen werden sie spüren, wie sich die Brust automatisch dehnt. Atmen Sie danach bewusst langsam wieder aus und denken Sie: „Hinausströmen“. Lassen Sie beim Ausatmen die Schultern nach vorne fallen. Richten Sie Ihre Aufmerksamkeit in den Rücken. Machen Sie nach dem Ausatmen eine kurze Atempause.

Atemtechniken

- **Vorteil:** Gleichmäßiges Atmen hilft ungemein beim Entspannen. Atemübungen können selbst erlernt werden.
- **Nachteil:** Wenn Sie Atemübungen falsch ausführen, kann Ihnen schwindelig werden.

Work-Life-Balance finden

Kosten Sie alltägliche Probleme oft viel zu viel Kraft? Wächst Ihnen die Arbeit schnell über den Kopf? Schlafen Sie nicht mehr gut, können sich nicht konzentrieren und auch nicht so richtig freuen? Arbeiten Sie viel zu viel? Was Ihnen fehlt, ist ein Ausgleich zwischen Berufs- und Privatleben. Work-Life-Balance, so heißt die Zauberformel, mit der Sie Job und Privatleben besser vereinbaren können. Das klingt so einfach und lässt sich doch nicht in irgendeine Schublade mit Verhaltensmaßnahmen stecken.

Wie Sie das schaffen? Zunächst ist es wichtig, dass Sie kürzer treten, weniger arbeiten, sich häufiger entspannen. Das ist leichter gesagt als getan, denn dafür müssen Sie Zeit aus Ihrem täglichen Arbeitsablauf gewinnen – aber nicht durch noch hektischeres Arbeiten.

Seien Sie ehrlich: Lange Arbeitszeiten sind eigentlich kein Indikator dafür, dass auch effizient gearbeitet wird. Was Sie nach acht Stunden nicht geschafft haben, das schaffen Sie meist nach zehn bis zwölf Stunden auch nicht. Organisieren Sie sich und Ihre Arbeit neu. Versuchen Sie sich kürzere Ziele zu stecken, die Sie mit weniger Druck erreichen können. Delegieren Sie Aufgaben weiter, wenn Sie können. Gönnen Sie sich endlich auch Zeit für Ihre eigenen Wünsche und Bedürfnisse. Informieren Sie Ihre Familie und Freunde, die Ihnen bei der Umsetzung vielleicht helfen können.

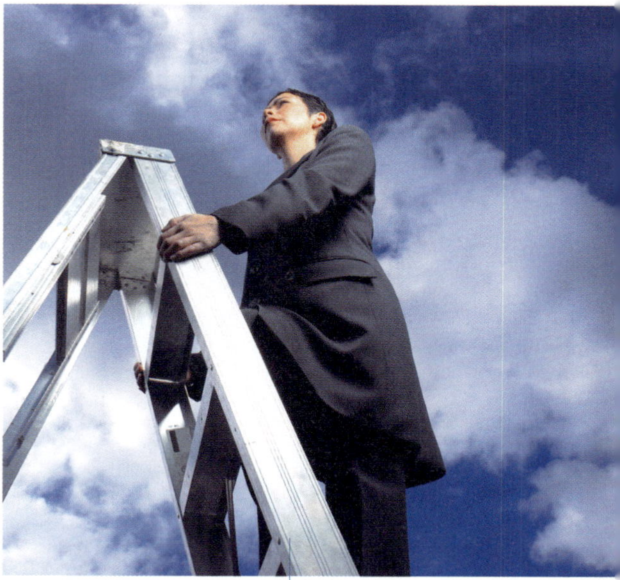

Überprüfen Sie regelmäßig Ihre Prioritäten, Ziele, Werte und Wünsche.

Checkliste: Gelingt Ihnen der Balanceakt zwischen Arbeit und Freizeit?

- Können Sie schlecht „*Nein*“ sagen?
- Verzetteln Sie sich rasch oder bürden sich zu viele Tätigkeiten auf?
- Setzen Sie sich zu selten Prioritäten zwischen wichtigen und unwichtigen Erledigungen?
- Haben Sie kaum feste Ziele, die Sie in bestimmten Zeiträumen erreichen wollen und können?
- Führen Sie nur einen Terminplan für Ihre Arbeit, aber keinen für Ihre Freizeit?
- Kalkulieren Sie in Ihrem Terminplan zu wenige Ruhe- und Entspannungspausen ein?
- Spüren Sie keine Lebenslust und keine Energie mehr?
- Schenken Sie Ihrer Familie deutlich weniger Aufmerksamkeit als Ihren Kollegen?
- Suchen Sie nur selten Gesellschaft zu guten Freunden, pflegen Sie kaum noch Kontakt zu ihnen?
- Erfüllen Sie sich selten Wünsche wie einen freien Tag oder einen schönen Urlaub?

Wenn Sie mehr als zwei Fragen mit „ja“ beantwortet haben, sollten Sie Ihr Verhältnis zwischen Ihrer Arbeit und Ihrer Freizeit gründlich neu überdenken.

3 Ernährung

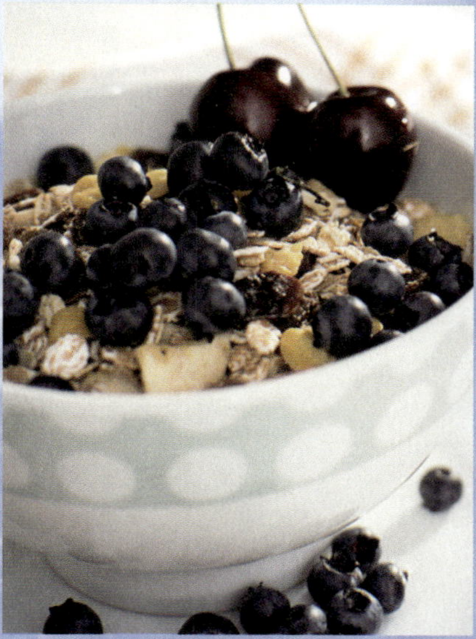

3 | Ernährung

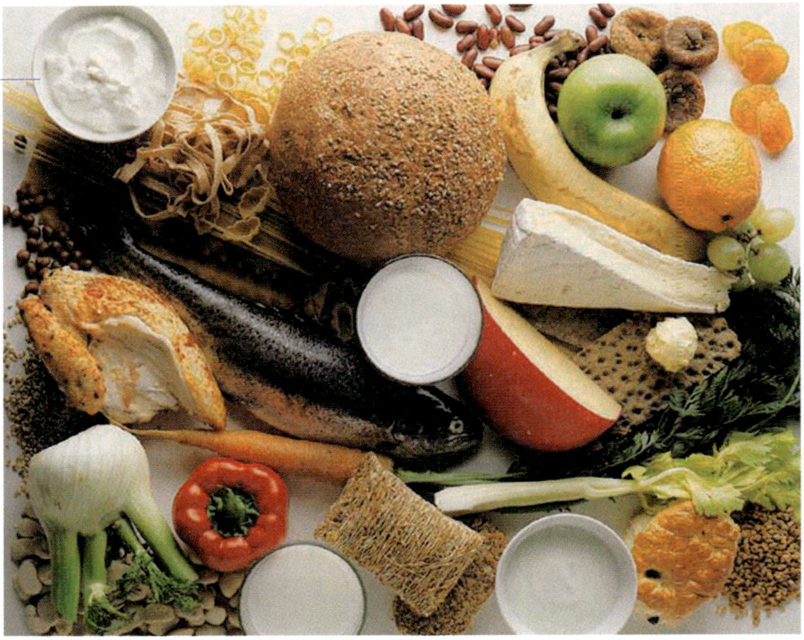

Um täglich die Leistung bringen zu können, die von Ihnen im Beruf und in der Familie erwartet wird, ist auch eine gesunde und ausgewogene Ernährung wichtig.

Den ganzen Tag lang muss das Räderwerk unseres Körpers und unseres Geistes reibungslos funktionieren. Doch wer schmiert es? Die Butter auf der Frühstücksstulle? Der Schweinebraten in der Kantine? Die Bierchen nach Feierabend? Genug der Kalorienbomben, denn die machen dick, nicht fit. Das Gegenteil ist der Fall: Fett macht träge. Der Ernährungsbericht 2004 der DGE (Deutsche Gesellschaft für Ernährung e. V.) moniert: **ZU FETT UND ZU VIEL**, das sind die Hauptfehler bei den deutschen Essgewohnheiten.

Viele Menschen verzehren mehr Kalorien, als sie in ihrem meist bewegungsarmen Alltag verbrauchen, wenn sie zum Beispiel an ihren Computerarbeitsplätzen nur sitzen oder bei der Produktion an Maschinen vorwiegend stehen. In Deutschland haben über 65 Prozent der Männer und etwa 55 Prozent der Frauen Übergewicht (BMI > 25, siehe Seite 53).

Gesundes Essen am Arbeitsplatz | 3.1

Essen müssen Sie, auch wenn der tägliche Stress Sie wieder einmal einzuholen droht. Je gesünder Sie essen, desto leistungsfähiger sind Sie an Ihrem Arbeitsplatz und in der Freizeit. Ein abwechslungsreiches Essen können Sie mit einfachen Zutaten zusammenstellen und von zu Hause mitnehmen.

Da Fastfood dick und müde macht, sollten Sie mittags und abends tunlichst keinen Imbissstand aufsuchen, sondern ein bisschen Fantasie walten lassen. Wie wäre es zum Beispiel einmal mit der Salatbar im Kaufhaus nebenan, einem mitgebrachten Obstsalat oder einer frisch zubereiteten Gemüsepfanne vom „Bring-Chinesen"? Haben Sie keine Alternative zur schnellen Mahlzeit an der Imbissbude, dann sollten Sie die fehlenden Vitamine, Mineral- und Ballaststoffe zwischendurch oder abends zu sich nehmen.

Zu einem **FRÜHSTÜCK** vor einem harten Arbeitstag gehören lange sättigende Lebensmittel wie Vollkornbrot oder Müsli, vitaminhaltige Lebensmittel wie Obst und Milchprodukte wie Käse, Quark oder Joghurt. Wenn Sie morgens früh noch nichts zu sich nehmen wollen oder können, dann frühstücken Sie zwei bis drei Stunden später.

Wenn die Konzentration nachlässt, helfen Karotten oder Äpfel als **ZWISCHENMAHLZEIT**. Naschen Sie über den Tag verteilt auch Selleriestangen, Vollkorngebäck, frisches Obst, fettarme Milchprodukte wie ungesüßten Joghurt oder dünn belegte Brote.

Zum **MITTAGESSEN** bringen Sie sich belegte Vollkornbrote von zu Hause mit. Streichen Sie Abwechslung auf Ihre Brote und probieren Sie statt Käse oder Wurst einen fit machenden Belag aus Quark, Salat oder klein geschnittenem Gemüse wie Paprika, Möhren, Tomaten oder Gurken. Vergessen Sie nicht Obst, Bananen, Äpfel oder Melonen einzupacken. Auch Magermilchjoghurt, den Sie mit Obststückchen oder Trockenfrüchten anreichern, macht satt.

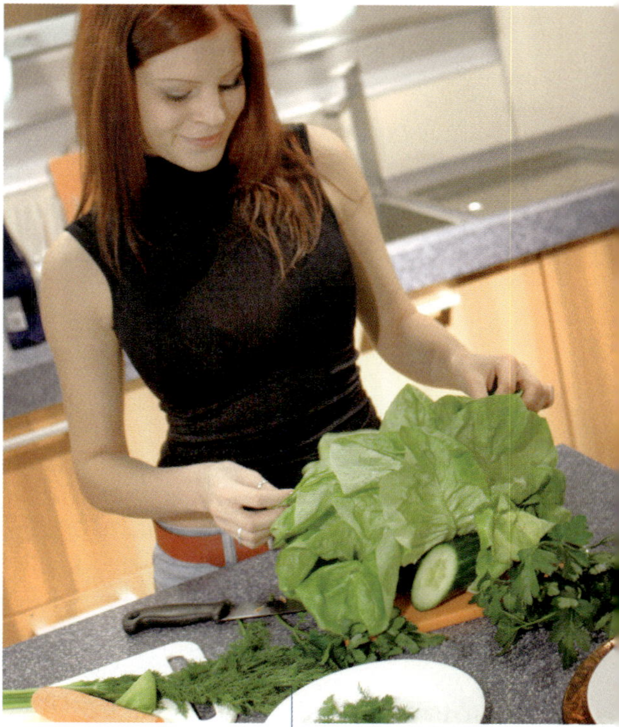

Salate bleiben lange knackig und frisch, wenn Sie sie in einer Plastikdose mit zur Arbeit nehmen und erst kurz vor dem Verzehr mit der Soße vermischen.

Tipps für gesunde Ernährung*

- Ernähren Sie sich vielseitig und abwechslungsreich. Ihre tägliche Kalorienmenge sollte zu 55 bis 60 Prozent aus Kohlenhydraten (Getreideprodukte, Obst, Gemüse) kommen, zu 15 bis 20 Prozent aus Eiweiß (Eier, Fisch, mageres Fleisch, Geflügel, Milch- und Käseprodukte) und zu 20 bis 30 Prozent aus Fett, wobei zu beachten ist, dass Fett im Vergleich am kalorienreichsten ist.
- **Getreideprodukte:** Essen Sie mehrmals täglich Vollkornbrot, Nudeln, Reis und Getreideflocken sowie Kartoffeln.
- **Gemüse und Obst:** Essen Sie täglich gegartes Gemüse und frisches Obst. Als Alternative zu Obst trinken Sie frischen Saft.
- **Eiweiß:** Trinken Sie täglich fettarme Milch. Essen Sie Milchprodukte und mindestens einmal in der Woche Fisch. Fleisch und Eier sollten sie höchstens zweimal die Woche essen. Bevorzugen Sie fettarme Produkte.
- **Fett:** Reduzieren Sie sichtbares und verstecktes Fett, denn es macht nur dick und erhöht das Risiko von Herz- und Gefäßerkrankungen. Bevorzugen Sie pflanzliches Fett und naturbelassene, kalt gepresste Öle. Achten Sie auf fettarme Zubereitungsarten wie Dünsten, Dämpfen, Kochen oder Braten in der Folie.
- **Zucker und Salz:** Reduzieren Sie Ihren Zuckerverbrauch, auch in Getränken. Würzen Sie abwechslungsreich mit frischen Kräutern und Gewürzen statt mit Salz.
- **Trinken:** Trinken Sie täglich eineinhalb bis zwei Liter Flüssigkeit. Bei schwerer körperlicher Arbeit brauchen Sie mehr Flüssigkeit. Wenn Sie nicht genug trinken, nehmen Ihre Leistungsfähigkeit und Ihre Abwehrkräfte ab. Trinken Sie hauptsächlich natürliches Mineralwasser, ungesüßte Kräuter- und Früchtetees sowie ungezuckerte Obst- und Gemüsesäfte. Kaffee und Tee darf nach neuesten Erkenntnissen übrigens genauso in die Flüssigkeitsbilanz mit einbezogen werden wie das Glas Wein am Abend.

* angelehnt an eine Empfehlung der DGE

Sich fit essen in Kantinen | 3.2

Jahr für Jahr werden in etwa 12.000 deutschen Kantinen mehr als 1,5 Milliarden Hauptmahlzeiten zubereitet, zentnerweise Gemüse gekocht und Tonnen von Fleisch gebraten. Mit einer Kantine assoziieren Sie vielleicht auch das hastig verspeiste panierte Schnitzel, möglichst mit fetten Pommes frites, heruntergespült mit einer süßen Cola. Ihr Körper dankt Ihnen diese Mahlzeit mit wachsendem Unwohlsein. Doch es gibt einige ganz einfache Ratschläge, wie Sie das vermeiden:

- Häufen Sie sich nicht zu viel auf Ihren Teller. Essen Sie Ihren Teller nicht leer, wenn Sie vorher satt sind.
- Essen Sie langsam und bewusst, denn dadurch wird die Nahrung besser verdaut und das Sättigungsgefühl hält länger an.
- Essen Sie nicht jeden Tag Fleisch. Legen Sie sich viel Gemüse und frische Salate auf Ihren Teller. Sie brauchen täglich Vitamine, Mineralstoffe und Spurenelemente um Ihren Stoffwechsel zu mobilisieren und Ihre Abwehrkräfte zu stärken.
- Da Salat allein nicht satt macht, sollten Sie reichlich Vollkornbrot dazu essen. Ernähren Sie sich auch von Kohlenhydraten aus Nudeln, Kartoffeln und Reis. Lassen Sie fettreiche Soßen weg. Wählen Sie mindestens einmal pro Woche Seefisch.
- Sprechen Sie mit Ihren Kollegen beim Essen möglichst nicht über geschäftliche Probleme und Sorgen.

Fett im Mittagessen macht müde, denn es braucht von allen Nährstoffen die längste Verdauungszeit. In einem vollständigen Mittagessen während der Arbeitszeit sollten für einen normalgewichtigen Menschen nicht mehr als 600 bis 800 Kalorien stecken. Doch wie soll man das so schnell errechnen? Einige Kantinen machen es den Mitarbeitern leicht, sie kennzeichnen den Kalorien- und Fettgehalt ihrer Speisen.

Viele andere Kantinen haben sich umgestellt und bieten mindestens zweimal wöchentlich frischen Fisch, täglich Rohkost, eine fantasievolle Salatbar und regelmäßig vegetarische Gerichte und Spezialitäten aus dem Wok an – Mahlzeiten, die nur wenig Fett enthalten. Außerdem gibt es häufig spezielle Mahlzeiten für Kalorienbewusste, und die Mitarbeiter können sich die einzelnen Speisen eines Gerichts selbst zusammenstellen. In solchen Kantinen können alle Mitarbeiter ohne Schwierigkeiten gesund essen und fit bleiben.

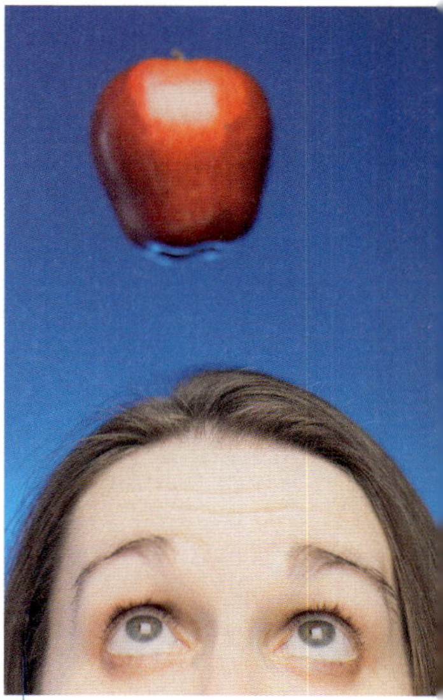

Gesund und leicht sollte an einem langen Arbeitstag das Mittagessen in der Kantine sein. Denken Sie auch daran, abwechslungsreich und mit Maßen zu essen.

Sollten Sie unzufrieden sein mit den angebotenen Speisen Ihrer Kantine oder bietet Ihnen der Speiseplan zu wenig Abwechslung oder kalorienarmes Essen, dann sprechen Sie mit dem Koch oder dem Kantinenchef; in manchen Firmen gibt es auch spezielle Ansprechpartner wie den Betriebsrat für Verbesserungsvorschläge.

Der tägliche Vitaminbedarf

Stress und Belastungen entziehen dem Körper Vitamine. Doch gerade diese Substanzen braucht Ihr Organismus für einen gut funktionierenden Stoffwechsel. Die Angst vor Vitaminmangel wächst in den letzten Jahren genauso wie das Geschäft mit den Vitaminen. In jedem Supermarkt sind sie erhältlich: Vitaminpräparate, die jugendlich erhalten sollen, unempfindlich gegen Stress machen, die Konzentrationsfähigkeit erhöhen und auch noch vor Bakterien und Viren schützen sollen. Kein Wunder, dass viele Menschen so gerne zu einer Extraportion Vitamine aus der Schachtel greifen. Doch der tägliche Vitaminbedarf ist von Mensch zu Mensch unterschiedlich und hängt von verschiedenen Faktoren ab, zum Beispiel von der allgemeinen Verfassung, den täglichen Anforderungen im Beruf, aber auch vom Alter, dem Geschlecht oder dem Gesundheitszustand.

Die Befürworter einer Vitaminsubstitution sagen, dass Menschen über die natürliche Ernährung nicht genügend Vitamine zu sich nehmen, denn Gemüse und Obst seien meist importiert, oft wochenlang zwischengelagert und konserviert. Was übrig bleibe, sei bedenklich, denn kaum ein Vitamin in der Nahrung würde unter diesen Umständen erhalten bleiben.

„An apple a day keeps the doctor away“

Gesunde Ernährung reicht aus: Mit einer ausgewogenen Ernährung können Sie normalerweise Ihren täglichen Vitaminbedarf decken. Wenn Sie fünf Portionen Gemüse und Obst täglich – möglichst frisch, kurz gegart oder auch als Saft – zu sich nehmen, werden Sie ausreichend mit Vitaminen versorgt.

Für die Gegner von Nahrungsergänzungsmitteln war die Ernährung nie so reich an Nährstoffen wie heutzutage. Man könne in jeder Saison alle Arten von Gemüse und Obst kaufen, argumentieren sie. Deshalb nehme der Verbraucher auch das ganze Jahr über genügend Nährstoffe aus der Nahrung auf.

Übergewicht | 3.3

Immer diese Atemlosigkeit. Wenn Ihr Rücken und Ihre Beine doch nicht immer schmerzen würden! Und wenn Sie mittags nicht so müde wären. Ach, wenn Sie doch wenigstens wieder so richtig gerne in den Spiegel schauen könnten ...

Sind Sie übergewichtig, oder spricht der Arzt mit Ihnen sogar über Fettleibigkeit? Übergewicht ist eine über das Normalmaß hinausgehende Vermehrung des Körperfetts, die zur Erhöhung des Körpergewichts führt. Ob Sie übergewichtig sind, können Sie selbst errechnen, und zwar mit dem **BODY MASS INDEX** (BMI). Der BMI trennt die Unter- von den Normal- und den Übergewichtigen.

Welchen BMI haben Sie errechnet? Haben Sie einen BMI von 20–24,9, können Sie aufatmen: Sie sind nur der weit verbreiteten „Ich-bin-zu-dick-Lüge“ verfallen. Sie zählen zu den Normalgewichtigen.

Mit einem BMI von 25 bis 29,9 gelten Sie als mäßig übergewichtig. Sie sollten Ihre Ernährung einmal genauer unter die Lupe nehmen. Stark übergewichtig sind Sie, wenn Ihr BMI bei über 30 liegt. In diesem Fall spricht man sogar von Fettleibigkeit (Adipositas). Sie sollten dann unbedingt aktiv werden, um Ihr Gewicht zu reduzieren – gegebenenfalls mit ärztlicher Hilfe.

WICHTIG: Der Body Mass Index ist ein erster Richtwert, eine Spannbreite, in der sich das Gewicht nach Möglichkeit bewegen sollte. Mit zunehmendem Alter ist eine leichte Zunahme des BMI normal. Die entsprechenden Richtwerte können Sie der nebenstehenden Tabelle entnehmen.

Body Mass Index (BMI)

$$\text{BMI} = \frac{\text{Gewicht in Kilogramm}}{\text{Größe (Meter)} \times \text{Größe (Meter)}}$$

BMI-Richtwerte

Alter	Normaler BMI
19 – 24	19 – 24
25 – 34	20 – 25
35 – 44	21 – 26
45 – 54	22 – 27
55 – 64	23 – 28
> 65	24 – 29

Raus aus dem Speck

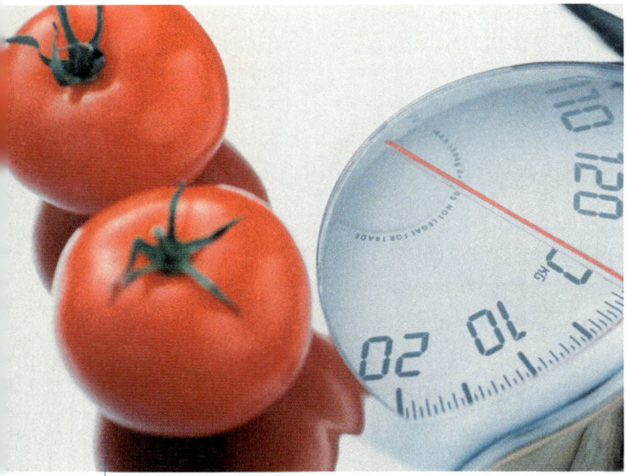

Trauen Sie keiner „Wunderdiät" – das ganze Geheimnis für ein gesundes Körpergewicht ist vernünftige Ernährung plus Bewegung.

Was sollen Sie aber gegen die überflüssigen Pfunde unternehmen? Vielleicht eine Diät, vielleicht die Atkins-, Brigitte-, FDH-, Saft-, Schroth-, Hollywood-, Low-Fat-, Max-Planck-, Mischkost-, Mono-, Turbo-, Kohlsuppen-, Pritkin-, Fit-for-life- oder Formula-Diät? Es gibt bald mehr Diäten als verzweifelte Versuche von Übergewichtigen, auf ein Normalmaß zu schrumpfen.

Natürlich sind nicht all diese Diäten schlecht. Wer aber schon einmal erfolgreich nach einer Diät den Gürtel enger schnallen durfte und anschließend wieder in seine alten Ernährungsgewohnheiten und -sünden zurückfiel, der weiß, wie schnell die verlorenen Pfunde wieder da sind. Der Jo-Jo-Effekt lässt grüßen. „Für immer schlank mit der sensationellen neuen Diät", diese verlockende Abmagerungskur gibt es nicht. Deshalb soll in diesem Buch nicht auch noch eine weitere Diät vorgestellt werden.

Abnehm-Tipps

Wichtiger ist, dass Sie Ihre **ERNÄHRUNGSGEWOHNHEITEN** in kleinen Schritten, dafür aber langfristig und mit viel körperlicher Bewegung umstellen. Die beste Diät ist eine Ernährung, bei der Sie die Kalorienzufuhr kürzen, aber auf Ausgewogenheit achten. Die Bewegung sorgt dabei gleichzeitig für eine Stoffwechselaktivierung.

So klappt´s auf Dauer

- **Ernährungsumstellung:** auf fettarme, ballaststoff- und kohlenhydratreiche Mischkost
- **Bewegung:** dreimal 30 bis 45 Minuten Sport in der Woche
- **Verhaltensänderung:** Schluss mit schnellem Fastfood oder Essen aus reiner Langeweile

> **GESUND KNABBERN:** Vergessen Sie ungesunde Chips oder Pralinés zwischendurch, am Telefon oder vor dem Computer. Knabbern ist angesagt: Schneiden Sie sich einen Apfel, eine Karotte oder andere Gemüsestreifen zurecht oder knabbern Sie an einer getrockneten Aprikose.

> **PER FINGERDRUCK:** Wenn die Fettpölsterchen doch nur auf Fingerdruck wegschmelzen würden! Doch Druck kann wirklich helfen – verzagen Sie also nicht, sondern geben der Akupressur eine Chance, denn mit dem Druck kann das natürliche Hungergefühl gesteuert werden, und Ihr Hunger lässt ein wenig nach.

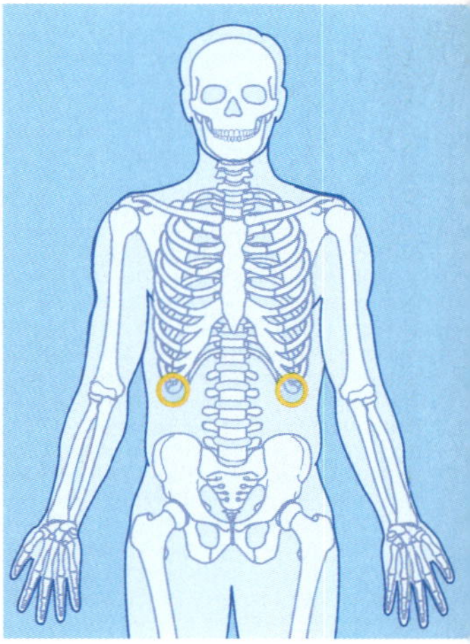

Ein Akupressurpunkt zum Beispiel liegt genau in der Mitte zwischen dem Bauchnabel und dem unteren Ende des Brustbeins. Reiben Sie ihn zehn Sekunden lang.

Vier Fingerbreiten oberhalb des Bauchnabels finden Sie einen weiteren Punkt, den Sie für eine Minute mal stärker und mal schwächer drücken. Auch zwei Fingerbreiten unterhalb des Bauchnabels liegt ein Akupressurpunkt, den Sie zehn Sekunden lang kräftig drücken.

Oder Sie drücken kräftig und pulsierend die Spitzen der untersten Rippen für zehn Sekunden.

> **DEN HUNGER AUSBREMSEN:** „Gut gegessen ist halb verdaut". Wieder einmal hilft der Volksmund mit einem weisen Spruch, denn wer jeden Bissen zehn- bis fünfzehnmal kaut, ist schneller satt und spart dadurch Kalorien. Es gibt natürlich noch weitere Tricks: Kauen Sie für kurze Zeit ein trockenes **SALBEIBLATT** oder essen Sie eine **GRAPEFRUIT**. Es hemmt den Appetit, wenn die Mundschleimhäute die Bitterstoffe aufnehmen. Oder genießen Sie über den Tag verteilt eine in Stückchen geschnittene **ANANAS**. Das in ihr enthaltene Enzym Bromelin bremst den Hunger. Auch eine Handvoll frischer Kresse reguliert das Gefühl des Sattseins, denn **KRESSE** enthält das Spurenelement Chrom, das den Fettstoffwechsel steuert.

Gegen Heißhungerattacken helfen auch **BITTERSTOFFDROGEN** wie Benediktenkraut, Wermut oder gelber Enzian. Sie können aus jedem einzelnen dieser Kräuter oder aus einer Mischung einen vorzüglichen Tee vorbereiten. Füllen Sie zwei Teelöffel Kräuter in einen leeren Papierfilter und überbrühen Sie den Beutel tagsüber jedes Mal, wenn das Hungergefühl Sie überkommt, mit einer großen Tasse kochendem Wasser. Lassen Sie den Tee zehn Minuten ziehen und trinken Sie ihn in kleinen Schlucken gegen den großen Hunger.

GUT VORBEREITET: Wenn Sie befürchten, dass das Mittagsmahl oder das Geschäftsessen, an dem Sie teilnehmen müssen, Kalorienbomben enthält, dann nehmen Sie vorsorglich eine halbe Stunde vor der Mahlzeit ein bis zwei Esslöffel pflanzliche Quellstoffe wie Flohsamen oder Leinsamen mit einem halben Liter Flüssigkeit ein. Damit werden Sie schneller satt, so dass es Ihnen wesentlich leichter fällt weniger zu bestellen beziehungsweise zu essen.

RICHTIG TRINKEN: Trinken Sie, wenn Sie ein Hungergefühl überwältigt, etwa zu jeder vollen Stunde ein Glas Wasser, eventuell mit ein paar Tropfen Zitronensaft. Das sättigt ohne Kalorien. Oder trinken Sie 15 Minuten vor jeder Mahlzeit ein Glas Wasser mit zwei Teelöffeln Apfelessig, das regt die Verdauung an und bringt den Stoffwechsel auf Touren. Eine weitere Variante: Trinken Sie dreimal täglich eine Tasse Mate-Tee, dieser Tee bremst den Hunger.

3.4 | Untergewicht

Untergewicht?

Eine erwachsene Frau gilt als untergewichtig, wenn ihr BMI unter 19 liegt, ein erwachsener Mann bei einem BMI unter 20. Das trifft laut einer Erhebung des Statistischen Bundesamtes auf knapp zwei Millionen Menschen in Deutschland zu, darunter sehr viele Jugendliche.

Wenn Sie sich wohl fühlen und leistungsfähig sind, ist leichtes Untergewicht gesundheitlich nicht bedenklich. Es wirkt sich erst negativ aus, wenn das Fettgewebe, die stoffwechselaktiven Zellen oder die Muskulatur auf weniger als ein Drittel der Norm zurückgegangen sind. Dann wird der Körper anfälliger für Infektions- und Herz-Kreislauf-Krankheiten.

„Iss doch mehr“, das klingt so einfach und ist doch manchmal schwierig in die Tat umzusetzen, denn oft ist die schlechtere Verwertung der Nährstoffe bei einem untergewichtigen Menschen einfach angeboren. Solche schlechten „Futterverwerter“ essen nicht zu wenig und sind trotzdem untergewichtig. Vorsicht geboten ist unter folgenden Umständen:

- wenn Sie sich sehr oft mit Ihrer Nahrung beschäftigen
- wenn sich Ihre Gedanken ständig ums Essen drehen
- wenn Sie sich täglich wiegen, nie zufrieden sind mit Ihrem Gewicht
- wenn Sie sich trotz niedrigem BMI zu dick fühlen.

Treffen diese Aussagen auf Sie zu, dann leiden Sie möglicherweise an einer Essstörung. Nehmen Sie an Gewicht ab, obwohl Ihr Appetit der Gleiche ist, kann das körperliche Ursachen haben wie eine Hyperthyreose (Schilddrüsenüberfunktion), denn auch Schilddrüsenhormone beeinflussen die Stoffwechselvorgänge des Körpers. Wenden Sie sich in solchen Fällen an Ihren Arzt.

Der Trick mit dem Zunehmen ist gar nicht so schwierig: Sie müssen nur möglichst energiereich essen, ohne zu früh satt zu werden. Das schaffen Sie, wenn Sie Ihr Essen mit pflanzlichen Ölen, Kernen (Sonnenblumenkerne), Sahne, Butter oder Crème fraîche anreichern.

Damit Ihr Stoffwechsel nicht aus dem Gleichgewicht gerät, sollten Sie alle Nährstoffe in einem ausgewogenen Verhältnis zu sich nehmen, also abwechslungsreich essen. Ihre Ernährung sollte in ausreichender Menge Vitamine und Mineralstoffe enthalten. Außerdem sollten Sie genügend Gemüse und Obst – Bananen und Avocados sind zum Beispiel besonders gehaltvoll – sowie Vollkornprodukte zu sich nehmen. Auch Fisch, Ei, Milch und Milchprodukte (Sahne oder Rahmkäse) sollten häufiger auf dem Speiseplan stehen.

Naschen Sie zwischendurch Nüsse, Trockenfrüchte, Studentenfutter, Käsewürfel, Vollkornkekse oder Müsliriegel. Auch ein Eis oder Schokolade sind mal erlaubt. Trinken Sie genügend! Wählen Sie dafür nährstoffhaltige Getränke wie Milch, Milchmixgetränke, Kakao, Obst- oder Gemüsesäfte. Eineinhalb bis zwei Liter Flüssigkeit sind ein tägliches Muss.

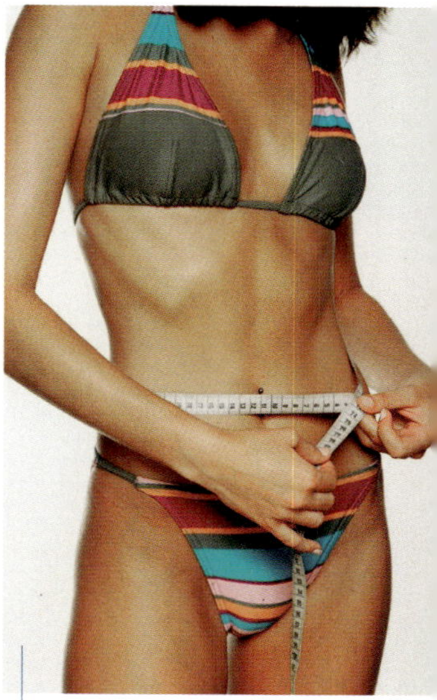

Trotz niedrigem BMI immer unzufrieden mit dem Gewicht? Das kann eventuell auf eine Essstörung hinweisen.

Appetitanregende Kräutertees

Eine Tasse Kräutertee vor dem Essen verbessert den Appetit und macht schlappe Esser wieder munter:

- **Engelwurzkraut:** Übergießen Sie einen Teelöffel Engelwurzkraut mit einem halben Liter heißem Wasser und lassen Sie den Tee fünf Minuten ziehen.
- **Tausendgüldenkraut:** Setzen Sie einen Teelöffel getrocknetes Tausendgüldenkraut in einer Tasse kaltem Wasser an und lassen den Tee über Nacht ziehen, bevor Sie ihn abseihen. Erwärmen Sie ihn bei Bedarf.

3.5 | Geistige Fitmacher

Mit der richtigen Ernährung können Sie Ihre Konzentration am Arbeitsplatz erhöhen. Klüger werden Sie zwar durch Essen nicht, denn intellektuelle Fähigkeiten sind nun mal genetisch festgelegt, aber geistig fitter. Was Sie täglich dazu brauchen, ist ganz einfach:

Ihr Gehirn braucht **GLUKOSE**, um daraus Energie zu gewinnen, sonst schaltet es auf Sparflamme und die geistige Leistungskraft sinkt. Glukose können Sie mit komplexen Kohlenhydraten (Mehrfachzucker aus Pflanzen) zu sich nehmen, sie werden im Darm langsam abgebaut und dem Blut als Blutzucker zugeführt, so dass die Gehirnzellen kontinuierlich versorgt werden. Komplexe Kohlehydrate befinden sich in Obst, Gemüse, Kartoffeln und Vollkornprodukten.

Nehmen Sie für ein gutes Gedächtnis mit der Nahrung auch genügend **CHOLIN** zu sich. Dieses B-Vitamin ist der Ausgangsstoff des Neurotransmitters Acetylcholin. Ein ausgeglichener Acetylcholinspiegel hilft dem Gedächtnis auf die Sprünge. Cholin ist zum Beispiel enthalten in Vollkornprodukten, Weizenkeimen, Nüssen, Ei, Käse, Fisch, Milch und Brokkoli.

Haben Sie viel Arbeit und Stress, braucht Ihr Organismus auch vermehrt **MAGNESIUM**. Dieses Mineral steckt in Nüssen, Sonnenblumenkernen, Hülsenfrüchten, Vollkornprodukten und grünem Gemüse wie Spinat und Brokkoli.

Stress entzieht dem Körper auch **VITAMINE**, und ein Vitaminmangel macht müde. Vitamin C gilt als wunderbarer Muntermacher, zum Beispiel in einem frisch gepressten Orangensaft am Morgen. Vitamin C ist in Zitrusfrüchten, Paprika, Petersilie oder Tomaten vorhanden.

4 | Wenn die Psyche nicht mehr will

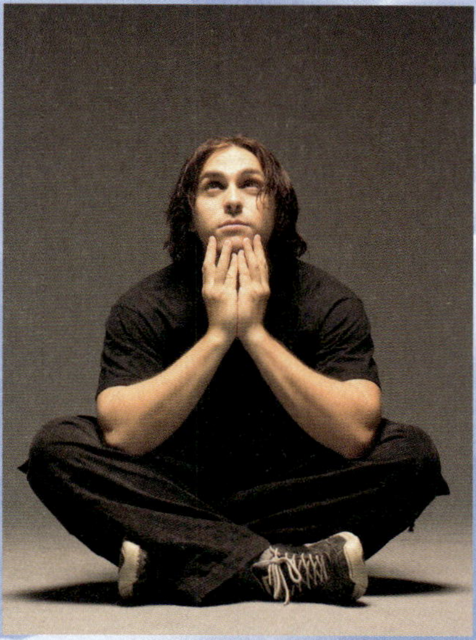

4 | Wenn die Psyche nicht mehr will

Die letzten Monate waren hart. Sie sind nervös und deprimiert, Sie können nicht mehr schlafen, es klingelt in Ihren Ohren, es fehlt Ihnen jede Motivation zu arbeiten. Sie fühlen sich komplett ausgebrannt. Dabei galten Sie in Ihrem Job als absolut top, hat Ihnen Ihr Beruf Spaß gemacht, haben Sie sich in Ihren Erfolgen wohlig sonnen können. Klar, dass mit der Zeit einige Überstunden zusammengekommen sind. Stress gehört nun einmal dazu. Doch plötzlich geht gar nichts mehr! Einige von vielen möglichen Ursachen für solche psychischen Probleme sind Krisen, Stress, Überbelastung am Arbeitsplatz und depressive Verstimmungen. Was aber tun, wenn die Psyche nicht mehr will?

Wenn Sie dem immer stärker werdenden Leistungsdruck an Ihrem Arbeitsplatz nicht mehr standhalten, wenn Sie eine depressive Verstimmung verspüren, die Sie nicht von selbst überwinden können, oder wenn Sie sich komplett ausgebrannt und arbeitsunfähig fühlen, sollten Sie sich unbedingt an Ihren Arzt wenden.

Konzentrationsstörungen wegdrücken

Depressive Verstimmungen, Erschöpfung und Nervosität können Konzentrationsstörungen verursachen: Das bedeutet auch Vergesslichkeit, Leichtsinnsfehler und Müdigkeit. Probieren Sie, ob Sie sich per Fingerdruck selbst helfen können – nicht auf der Tastatur, sondern auf Ihrer Haut –, und zwar auf den Innenseiten Ihrer Fingerspitzen. Drücken Sie mit dem Daumen einige Sekunden gegen den Zeigefinger, dann gegen den Mittelfinger, den Ringfinger und den kleinen Finger der anderen Hand. Wiederholen Sie diese Übung mehrmals am Tag an beiden Händen.

4.1 | Erschöpft und deprimiert?

In unserem leistungsorientierten Arbeitsumfeld ist es schwer zuzugeben, dass man an einer depressiven Verstimmung leidet. Aus der Freude an der Arbeit wird Frust und Erschöpfung. Es kann sogar passieren, dass Sie sich wie ausgebrannt fühlen: Sie leiden dann unter einem Burn-out-Syndrom, einem Zusammenspiel von körperlicher, emotionaler und geistiger Erschöpfung. Das kann bis zum psychischen und physischen Zusammenbruch führen.

Ein Burn-out-Syndrom beginnt oft mit gesteigerter Aktivität oder chronischer Müdigkeit. Die nächste Phase ist dadurch gekennzeichnet, dass die Arbeit zunehmend als negativ empfunden wird. Das Engagement lässt nach, man ist reizbar, aggressiv und selbstmitleidig. Die Leistung nimmt ab. Hinzu kommt Gleichgültigkeit gegenüber Kollegen und Vorgesetzten.

In einer weiteren Phase setzen körperliche Symptome wie Schlafstörungen, Herzklopfen und/oder Muskelverspannungen ein. Tabak- und Alkoholkonsum steigen rapide an. Die letzte Phase ist schließlich geprägt von Hoffnungslosigkeit, existenzieller Verzweiflung und sogar von Selbstmordgedanken. Je weiter das Burn-out-Syndrom vorangeschritten ist, desto schwieriger und langwieriger ist es einen Ausweg zu finden.

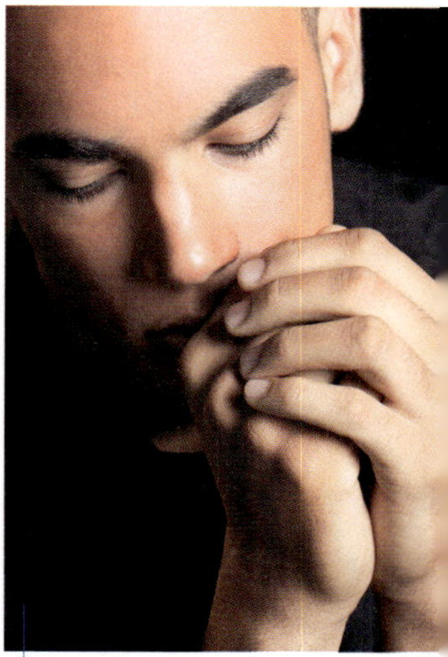

Deprimiert und erschöpft? Es gibt Auswege!

Dem „Ausbrennen“ vorbeugen

- Gehen Sie täglich spazieren und treiben Sie Sport, denn Bewegung hält nicht nur den Körper, sondern auch das Gehirn fit und baut zudem Stress ab.
- Lernen Sie, Konflikte am Arbeitplatz aktiv auszutragen und Ihre eigenen Rechte wahrzunehmen.
- Erkennen und akzeptieren Sie Ihre eigenen Gefühle und Bedürfnisse und betrachten Sie Ihre Arbeit auch einmal aus der Distanz.
- Entspannungsmethoden (siehe Seite 40) beruhigen Sie im Alltag, die Rezepte für einen guten Schlaf (siehe Seite 35) sorgen nachts für eine gute Erholung.
- Blockaden werden durch Akupunktur oder Akupressur gelöst.
- Eine vollwertige, ausgewogene Ernährung (siehe Seite 47) ist eine wichtige Grundlage um den Anforderungen des Alltags gewachsen zu sein.
- **Wichtig:** Wenden Sie sich an einen Therapeuten, wenn Sie keinen Ausweg finden.

Natürliche Stimmungsaufheller

Bei leichteren depressiven Verstimmungen und dem Burn-out können Sie mit einfachen naturheilkundlichen Mitteln versuchen sich selbst aus dem schwarzen Loch herauszuhelfen. Gelingt dies nicht, bleibt bei einer schweren dauerhaften Depression oft der Ausweg einer Psycho-, Verhaltens- oder medikamentösen Therapie – zögern Sie nicht, diese Hilfe anzunehmen, wenn Sie alleine nicht weiterkommen.

> **PHYTOTHERAPIE:** Eine der ältesten bekannten Arzneipflanzen, das **JOHANNISKRAUT** (Hypericum perforatum), hellt die Stimmung auf und hilft gegen depressive Verstimmungen, Angst, nervöse Unruhe und Erschöpfungszustände. Wichtig ist die richtige Dosierung, denn als therapeutisch wirksam gelten Dosen erst ab 500 bis 800 Milligramm Extrakt. Nach neuesten Untersuchungen von Wissenschaftlern der Berliner Charité hilft pflanzliches Johanniskraut sogar bei schweren Depressionen mindestens genauso gut wie herkömmliche Medikamente. Behandeln Sie schwere Depressionen jedoch niemals in Eigenregie, ärztliche Hilfe ist hier immer notwendig!

Stellen Sie doch einmal Ihr eigenes **JOHANNISKRAUTÖL** her. Täglich ein Esslöffel davon belebt Ihre Stimmung ungemein: Mischen Sie dafür 25 Gramm zerriebene Johanniskrautblüten mit einem halben Liter Olivenöl. Geben Sie diese Mischung in eine offene Flasche oder Karaffe, die Sie gelegentlich schütteln. Verschließen Sie die Flasche nach fünf Tagen und bewahren Sie sie an einem hellen Ort auf. Warten Sie etwa sechs Wochen, bis sich die Mischung rot verfärbt hat. Seihen Sie das Öl dann ab und lagern Sie es kühl (bei etwa 16 Grad) in einer dunklen Flasche. Dieses Öl hält bei richtiger Lagerung bis zu einem Jahr.

VORSICHT: Wenn Sie Johanniskraut eingenommen haben, sollten Sie nicht in die pralle Sonne, unter die Höhensonne oder ins Solarium gehen, denn es kann zu erhöhter Lichtempfindlichkeit und dadurch zu Hautreizungen führen. Johanniskraut darf auch nicht von Patienten eingenommen werden, die Blutverdünnungsmittel benötigen. Auch kann Johanniskraut die Wirkung von Herzmedikamenten, Aids-Medikamenten und Arzneimitteln, die das Immunsystem unterdrücken, abschwächen. Befragen Sie wegen eventueller Wechselwirkungen vor der Einnahme von Johanniskraut Ihren Arzt oder Apotheker.

Beruhigend und zugleich belebend wirkt der **„BOB-TEE" FÜR BURN-OUT-BETROFFENE**. Mischen Sie dafür

- 40 Gramm Weißdornblüten
- 15 Gramm Johanniskraut
- 15 Gramm Mistelkraut
- 15 Gramm Herzgespannkraut
- 10 Gramm Melissenblätter.

Überbrühen Sie zwei Teelöffel der Mischung mit einem Viertelliter Wasser, lassen den Tee zehn Minuten ziehen und seihen ihn dann ab.

Auch die Samen von **ANIS**, **FENCHEL** und **KÜMMEL** erhellen die Stimmung an tristen, düsteren Tagen. Mischen Sie die Gewürze zu gleichen Teilen. Übergießen Sie einen Esslöffel davon mit einer Tasse kochendem Wasser, lassen Sie das Getränk etwa zehn Minuten ziehen, seihen es durch, süßen es mit etwas Honig und trinken es lauwarm.

> **AKUPRESSUR:** Der sanfte Fingerdruck auf bestimmte Akupressurpunkte kann bei einer leichten depressiven Verstimmung das Gemüt vielleicht etwas erhellen. Einer dieser Punkte liegt in der Mitte zwischen den Augenbrauen. Drücken Sie ihn zwei Minuten lang und halten Sie dabei die Gesichtsmuskeln entspannt. Wenn Sie vom unteren Rand der Kniescheibe zwei Fingerbreiten nach unten und anschließend eine Fin-

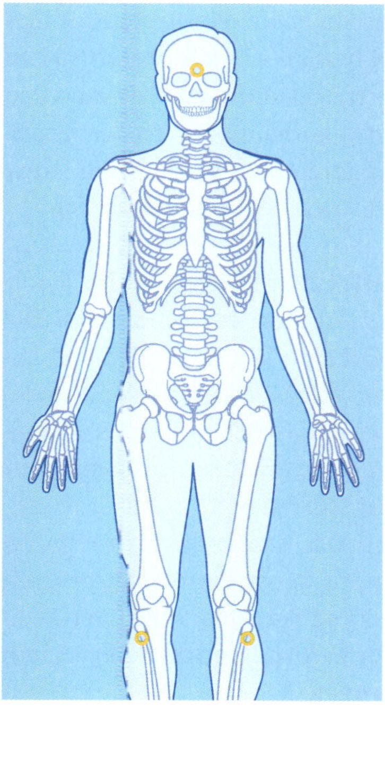

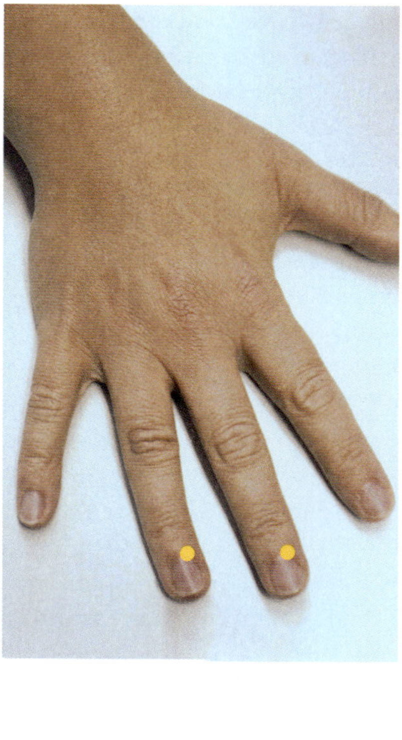

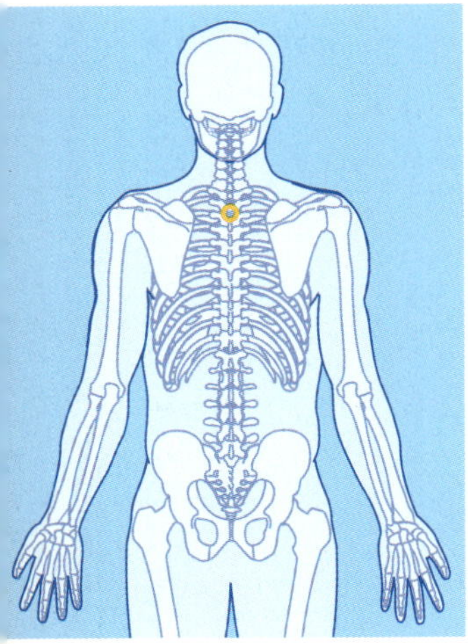

gerbreite nach außen tasten, finden Sie den Punkt am Rande des Schienbeinkopfes. Drücken Sie ihn mit mittlerer Kraft. Weitere Punkte finden Sie neben der unteren Rundung des Mittelfingernagels oder des Ringfingernagels in Richtung Zeigefinger. Erspüren Sie diese Punkte und drücken Sie sie etwa zehn Sekunden lang.

Ist Ihre Erschöpfung groß, dann gibt es einen kleinen, einfachen Trick um wieder neue Energien freizusetzen. Reiben Sie eine halbe Minute lang Ihre beide Ohrläppchen kreisförmig im Uhrzeigersinn. Oder suchen Sie den Akupressurpunkt bei gebeugtem Nacken unter dem besonders hervorstehenden Wirbelknochen. Ertasten Sie den darunter liegenden dritten Wirbelknochen, unter dessen Vertiefung der Akupressurpunkt liegt. Drücken Sie ihn etwa eine Minute lang.

> **HOMÖOPATHIE:** Ist Ihre Erschöpfung oder depressive Verstimmung durch ein Übermaß an Stress und Arbeit entstanden, kann Ihnen ein bekanntes homöopathisches „Managermittel" helfen: **NUX VOMICA**.

HAPLOPAPPUS hilft, wenn niedriger Blutdruck der Verursacher Ihrer Beschwerden ist. **AMBRA** ist das richtige Mittel bei Depressionen durch Rückschläge, Schlafmangel und Sorgen.

An **KOMPLEXMITTELN** hat sich bei depressiven Verstimmungen, die mit Schweißausbrüchen, Kopf- und Herzschmerzen, Bluthochdruck und Schlafstörungen einhergehen, Ypsiloheel bewährt. Es kombiniert sieben homöopathische Einzelmittel. Auch Nervoheel hilft mit Bestandteilen wie Acidum phosphoricum, Strychnos ignatii und Kalium bromatum bei Ursachen wie Stress und körperlicher sowie seelischer Belastung.

Vom Lachen und vom Weinen

Lachen Sie wieder einmal, denn **Lachen ist gesund**. Es entspannt, senkt den Blutdruck und sorgt für eine ruhigere, heitere Stimmung. Wer oft lacht, trainiert auch seine Bauch- und Gesichtsmuskeln.
Auch **Weinen ist gesund**, denn „durch Weinen fließt die Traurigkeit aus der Seele heraus", wusste schon Thomas von Aquin. Tränen lindern seelischen Stress. Mit dem Weinen kann ein Mensch endlich seine Traurigkeit zulassen.

> **KONVENTIONELLE MEDIKAMENTE:** Unter Umständen wird Ihr Arzt bei schwereren Depressionen zu stärkeren Mitteln greifen und Antidepressiva verschreiben. Das sind Medikamente, die ein Ungleichgewicht bestimmter chemischer Substanzen im Gehirn, so genannter Neurotransmitter, korrigieren.

Da Antidepressiva chemische Vorgänge im Gehirn beeinflussen, muss die Einnahme auch nach einer Besserung der Symptome über mehrere Monate fortgesetzt werden, um einem Rückfall vorzubeugen.

Licht und Farbe

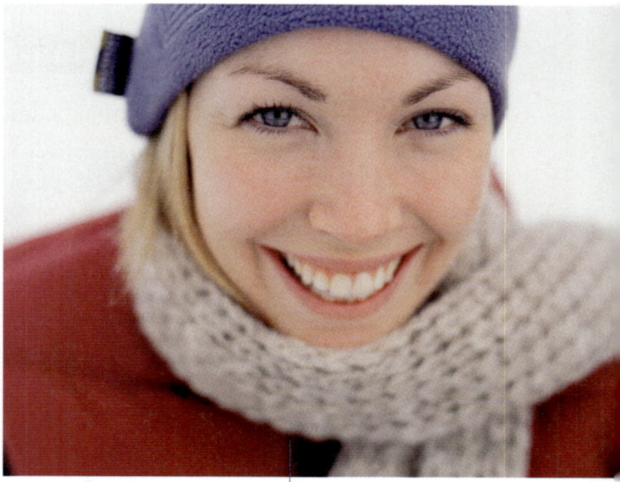

Auch im Winter wichtig: täglich mindestens 20 Minuten raus ans Tageslicht!

Depressive Verstimmungen können auch durch zu wenig Licht ausgelöst werden. Menschen, die viel in geschlossenen (vielleicht sogar leicht abgedunkelten) Räumen arbeiten oder in fensterlosen Einkaufszentren ihre Arbeitstage verbringen, leiden häufig genauso unter fehlendem Sonnenschein wie Menschen, die vom mangelnden Licht im Herbst deprimiert werden (saisonal abhängige Depression). Gehen Sie deshalb auch im Winter täglich mindestes 20 Minuten nach draußen ans **TAGESLICHT** oder fahren Sie, wenn es die Urlaubsplanung erlaubt, an einen sonnigen, freundlichen Ort.

Auch eine **LICHTTHERAPIE** ergänzt das fehlende Tageslicht bei saisonal bedingten depressiven Verstimmungen. Dabei setzen Sie sich täglich vor eine spezielle, starke, künstliche Lichtquelle. Das ist nach Absprache mit dem Arzt auch mit Infrarot- oder UV-Licht möglich.

Die **FARBE** Rot gilt in der Farbtherapie als stimmungsaufhellend. Warme Orangetöne aktivieren den Geist. Besorgen Sie sich Bilder, Fotos, Tapeten oder Stoffe in warmen Rot- und Orangetönen und dekorieren Sie damit Ihren Arbeitsplatz.

Nervös, ängstlich, unruhig? | 4.2

Fühlen Sie sich auch öfters nervös oder „aufgedreht“ und haben Sie das Gefühl, dass Ihre Stimmung mit Ihnen macht, was sie will? Und wären manches Mal froh über beruhigende Anstöße? Mit zunehmendem Druck und Überforderung im Berufsleben wachsen auch Nervosität, Angst oder Aggressionen an, gleichzeitig nehmen Wohlbefinden und Leistungsfähigkeit ab.

Neben vielen anderen Ursachen ist im Arbeitsleben **MOBBING** besonders häufig der Grund den Menschen in ein seelisches Ungleichgewicht zu treiben, so dass jeder Spaß an der Arbeit verloren geht. Doch wie soll er Ruhe bewahren und nicht aus der Haut fahren, wenn der Chef und die Kollegen ihn immer wieder als Zielscheibe für ihre Späße sehen und ihn permanent mobben?

Mobbing-Checkliste – werden Sie aktiv!

Mobbing bedeutet für das Opfer Stress mit all seinen Symptomen bis zur Suizidgefahr. Zum Mobbing gehören systematische Attacken der Kollegen oder des Chefs: Die Palette reicht von verbalen Beschimpfungen und Ausgrenzung über Aufträge mit sinnlosem Inhalt, Lächerlichmachen vor den Kollegen bis hin zu sexuellen Anspielungen. Hier eine Checkliste, wie Sie als Mobbing-Opfer aktiv werden können:

- Ziehen Sie sich nicht in sich zurück, denn Rückzug aus Ihren Konflikten ändert nichts an Ihrer Situation.
- Sprechen Sie die Personen, die Sie attackieren, offen auf das Mobbing an.
- Reden Sie mit einem Arbeitskollegen Ihres Vertrauens, mit dem Betriebsrat, einem Freund oder Ihrem Arzt darüber.
- Suchen Sie sich einen Fachanwalt für Arbeitsrecht.
- Informieren Sie sich über Mobbing in Zeitschriften und Büchern.
- Tauschen Sie sich in Selbsthilfegruppen mit anderen Mobbing-Opfern aus.

Natürliche Beruhigungstipps

Die Naturheilkunde hält sehr viele Mittel bereit, die beruhigend und entspannend wirken. Suchen Sie sich die Methoden heraus, die Ihnen besonders zusagen, und genießen Sie deren angenehme Wirkung.

> **PHYTOTHERAPIE:** Entspannend und beruhigend wirken Beruhigungstees, von denen Sie täglich zwei bis drei Tassen trinken sollten – eine Zusammenstellung finden Sie in der Tabelle rechts.

Nicht nur Tees, auch andere Präparate mit **HOPFEN**, **BALDRIAN** oder **PASSIONSBLUMENKRAUT** sind zu empfehlen, wenn Sie nervös oder erschöpft sind. Im Anhang finden Sie Beispiele für Präparate mit diesen Wirkstoffen. Auch in der Apotheke berät man Sie gern. Wenn Sie ein Schlafkissen mit **HOPFENBLÜTEN** füllen und den Kopf nachts darauf betten, hat das Einatmen des Dufts eine ungemein dämpfende Wirkung. Weitere Tipps für einen guten Schlaf finden Sie ab Seite 34.

Bewährte Beruhigungstees

Heilpflanze	Dosierung	Zubereitung
Johanniskrautblüten	2 TL	mit 250 ml kochendem Wasser übergießen, 5 Minuten ziehen lassen
Baldrianwurzel	2 TL	mit 250 ml kaltem Wasser ansetzen, 10–12 Stunden ziehen lassen, anschließend gut umrühren
Melissenblätter	3 TL	mit 250 ml kochendem Wasser überbrühen, 10 Minuten ziehen lassen
Passionsblumenkraut getrocknet und zerkleinert	1 TL	mit 150 ml kochendem Wasser überbrühen, 10 Minuten ziehen lassen
Hopfenzapfen	2 TL	mit 150 ml heißem Wasser übergießen, 15 Minuten ziehen lassen
Teemischung • 30 g Baldrianwurzel • 20 g Hopfenzapfen • 20 g Lavendelblüten • 20 g Melissenblätter • 5 g Anisfrüchte • 5 g Kamillenblüten	2 TL	mit 150 ml kochendem Wasser überbrühen, 10 Minuten ziehen lassen

Wenn alles auf Sie zurast, der Stress sich ausbreitet, die knappe Zeit Sie einengt, dann helfen Ihnen einige Tropfen selbst hergestellter **STRESSTROPFEN**, sich wieder zu beruhigen und das Leben ins Gleichgewicht zu bringen. Die Tropfen werden in einem 100-Milliliter-Tropffläschchen gemischt und leicht geschüttelt. Nehmen Sie fünf Tropfen dieser Mischung:

- 30 Gramm Melissentinktur
- 30 Gramm Weißdorntinktur
- 20 Gramm Herzgespanntinktur
- 20 Gramm Johanniskrauttinktur.

Vielleicht nicht immer arbeitsplatztauglich, aber doch wenigstens in der Freizeit sehr beruhigend sind **AROMATISCHE ÖLE**. Geben Sie fünf bis acht Tropfen eines Öls (infrage kommen Baldrian, Basilikum, Bergamotte, Lavendel, Lorbeerblätter, Rosenholz, Sandelholz oder Neroli) in die Verdunstungsschale einer Duftlampe, die mit Wasser gefüllt ist. Atmen Sie die aufsteigenden Düfte ein.

Riechfläschchen fallen weniger auf und stören keinen Kollegen im Raum. Füllen Sie ein dunkles Glasfläschchen (20 Milliliter) mit einem Basisöl (Jojoba-, Mandel- oder Sonnenblumenöl). Mischen Sie dazu je drei Tropfen Pfefferminzöl, Baldrianöl sowie einen Tropfen Lemongrasöl und schütteln Sie die Flasche gut durch. Halten Sie sich das Riechfläschchen unter die Nase, wenn Sie sich beruhigen wollen.

Sind Sie sehr nervös und angespannt, dann träufeln Sie sich zwei Tropfen Pfefferminzöl in ein Stofftaschentuch und riechen daran. Das beruhigt Sie in Stresssituationen.

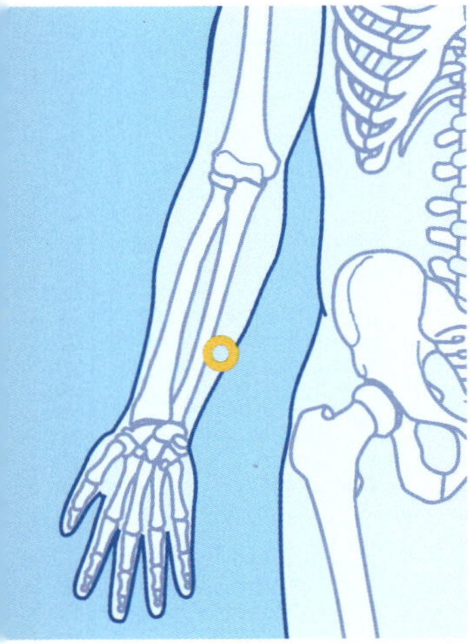

> **AKUPRESSUR:** Auch die Akupressur kann helfen die Ruhe wiederzufinden. Setzen Sie sich entspannt auf Ihren Stuhl und konzentrieren Sie sich. Drücken Sie eine Minute lang an jedem Arm den in der Abbildung dargestellten Punkt: drei Fingerbreit über der Trennlinie zwischen Hand und Handgelenk, an der Seite des kleinen Fingers neben der Elle.

> **HOMÖOPATHIE: ACIDUM SULFURICUM** hilft bei innerem Zittern, das mit Aufregungen zusammenhängt. **CHAMOMILLA** wirkt harmonisierend auf das Seelenleben, **IGNATIA** bei Verstimmungszuständen, Nervosität, Unruhe („Kloß im Hals“), aber auch bei Kummer, Depressionen und Schlafstörungen. **PULSATILLA** hilft bei Stimmungsschwankungen.

> **BÄDER:** Vollbäder nach Feierabend sind tröstlich für Menschen, die nervös und erschöpft sind. Bäder beruhigen das vegetative Nervensystem, das sich oft tagsüber im Dauerstress befindet. Baden Sie nicht länger als 20 Minuten. Durch Zusätze wie Baldrian, Kamille, Lavendel oder Passionsfrucht wird die Wirkung des Bades gesteigert. Oder mischen Sie in Ihr Badewasser je fünf Milliliter Lavendelöl und Melissenöl, mit etwas Sahne, Milch oder Honig als Emulgator, und entspannen Sie sich.

Peinliches Schwitzen

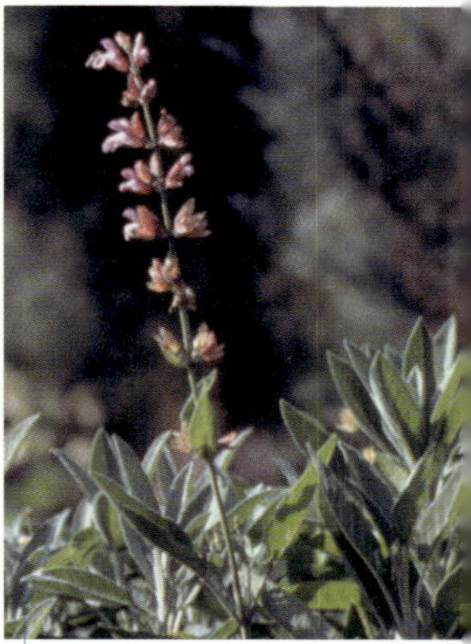

Salbei hilft als Getränk genauso gut wie als Waschung.

Geraten Sie, wenn Sie unruhig und nervös sind, auch so leicht ins Schwitzen? Aufgeregte, gestresste Menschen erleben es oft, dass ihre Kleidung am Körper klebt, der kalte Schweiß in den Handflächen, im Gesicht, unter den Achseln oder den Rücken herunterrinnt.

Frischer **SALBEI** hemmt den Schweiß und wirkt gegen Körpergeruch. Waschen Sie sich mehrmals täglich mit einem Salbeiaufguss (vier Esslöffel auf einen Liter kochendes Wasser). Trinken Sie gegen den Schweiß mehrmals täglich Salbeitee oder einen Tee aus **TAUSENDGULDENKRAUT**, den Sie nach dem Standardrezept auf Seite 16/17 zubereiten.

Gegen Ihren Achselschweiß wirkt das folgende Rezept: Mischen Sie jeweils 50 Gramm **EICHENBLÄTTER** und **ZINNKRAUT**. Überbrühen Sie drei Esslöffel dieser Mischung mit einem Liter kochendem Wasser und lassen den Sud zehn Minuten ziehen. Waschen Sie sich mehrmals täglich damit die Achselhöhlen.

Gegen Schweißfüße helfen Fußbäder mit 45 Gramm **ZINNKRAUT** und 40 Gramm **NUSSBLÄTTERN**. Geben Sie vier Esslöffel dieser Mischung in fünf Liter kochendes Wasser, lassen Sie den Sud ziehen und seihen Sie die Flüssigkeit erst nach zehn Minuten wieder ab. Waschen Sie abends Ihre müden, schwitzenden Füße in diesem Fußbad.

Tinnitus und Ohrgeräusche | 4.3

Zu viel Arbeit und negativer Stress oder permanente Lautstärke strapazieren nicht nur Ihre Nerven, sie können auch gehörig auf die Ohren gehen. Auch das Ausgebranntsein – das Burn-out-Syndrom – kann sich ausgerechnet im Ohr bemerkbar machen: zum Beispiel in Form eines Tinnitus: Es pfeift, klingelt, rauscht, brummt, donnert oder sägt unaufhörlich in Ihrem Kopf. Kurz gesagt: Es nervt im Ohr! Beim Tinnitus hören Sie einen Ton oder ein Geräusch, das andere Menschen nicht wahrnehmen können. Seine Lautstärke ist unterschiedlich: Manche Menschen hören es nur in ruhiger Umgebung, andere werden ständig von einem lauten Geräusch geplagt, das sogar leise andere Geräusche überdecken kann.

Ohrgeräusche treten meist nur sporadisch auf, ohne sonderlich zu stören. Doch sie können auch permanent da sein und damit die Lebensqualität so sehr beeinträchtigen, dass sie zu Konzentrationsstörungen oder sogar Depressionen führen. Ein Tinnitus gilt als Funktionsstörung des Hörsystems und kann unter anderem auch durch Stress, Dauerlärm oder durch einen Knall (zum Beispiel beim Explodieren eines Airbags) verursacht werden.

Schweregrade des Tinnitus

Die Deutsche Gesellschaft für HNO-Heilkunde unterteilt den Tinnitus in Schweregrade. Im Grad I und II gilt der Tinnitus als kompensiert, der Patient bemerkt das Ohrgeräusch, kann jedoch damit umgehen. Der so genannte dekompensierte Tinnitus (Schweregrad III und IV) hat hingegen Auswirkungen auf alle Lebensbereiche und bedeutet einen hohen Leidensdruck.

Den „Mann im Ohr" besänftigen

Gehen Sie mit einem Tinnitus gleich zum Arzt – je eher er behandelt wird, desto besser sind die Heilungschancen.

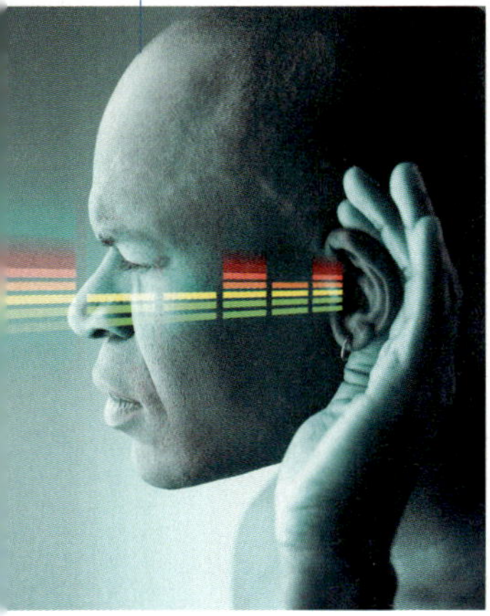

Je eher ein Tinnitus behandelt wird, desto größer sind die Heilungschancen. Akute Hörstörungen werden vom Arzt meist mit Infusionslösungen behandelt, die die Durchblutung und Sauerstoffversorgung des Innenohrs verbessern.

Bei chronischem Tinnitus gibt es verschiedene Verfahren, die die ständigen Geräusche erträglicher machen können. Auf Dauer ist es jedoch das Wichtigste zu lernen, mit dem Ohrgeräusch zu leben und umzugehen. Eine psychosomatische Behandlung oder eine Wahrnehmungslenkung kann helfen die Geräusche zu „überhören" und sich auf andere Dinge zu konzentrieren. Hier einige grundlegende Tipps für Tinnitus-Geplagte:

- Vermeiden Sie Stress und extremen Lärm.
- Versuchen Sie Probleme loszulassen. Setzen Sie die Atemtherapie und Autogenes Training ein. Damit erreichen Sie einen entspannten Zustand, der sich positiv auf das Hörsystem auswirkt.
- Suchen Sie in Selbsthilfegruppen Kontakt zu anderen Betroffenen.
- Schaffen Sie sich, wenn Sie in einem lauten Umfeld arbeiten, öfters Ruhepausen in einer geräuscharmen Umgebung.

- Versuchen Sie sich tagsüber durch leise, berieselnde Musik oder ein angenehmes Geräusch wie das Plätschern eines Zimmerspringbrunnens vom Tinnitus abzulenken.

> **AKUPRESSUR:** Mit einem Fingerdruck können Sie vielleicht die lästigen Ohrgeräusche etwas eindämmen, zum Beispiel mit dem Punkt am inneren Ende der Augenbrauen auf dem knöchernen Bogen. Drücken Sie etwa eine halbe Minute lang beide Punkte gleichzeitig. Oder drücken Sie den Punkt direkt unter Ihrer Nase. Ein weiter Akupressurpunkt liegt neben dem unteren Ende des Kleinfingernagels. Drücken Sie ihn mit dem Daumen der anderen Hand, und wechseln Sie regelmäßig die Seiten.

> **HOMÖOPATHIE:** Homöopathika können ebenfalls helfen, zum Beispiel **NUX VOMICA** oder **SEPIA**, wenn es vor dem Tinnitus Stress und Ärger oder Überforderung gegeben hat.

Das **KOMPLEXMITTEL** Vertigoheel ist eine Zusammenstellung aus homöopathischen Substanzen (Anamirta cocculus, Conium, Ambra grisea und Petroleum rectificatum) und verbessert die Durchblutung in den Kapillargefäßen auch des Innenohrs. Ursprünglich gegen Schwindel eingesetzt, kann Vertigoheel auf diese Weise auch gegen Tinnitus helfen.

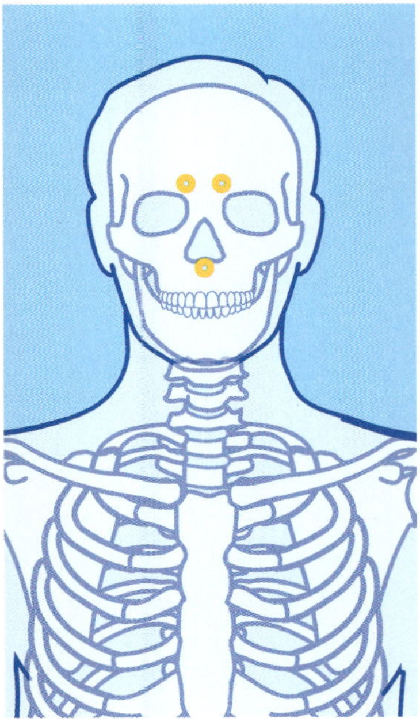

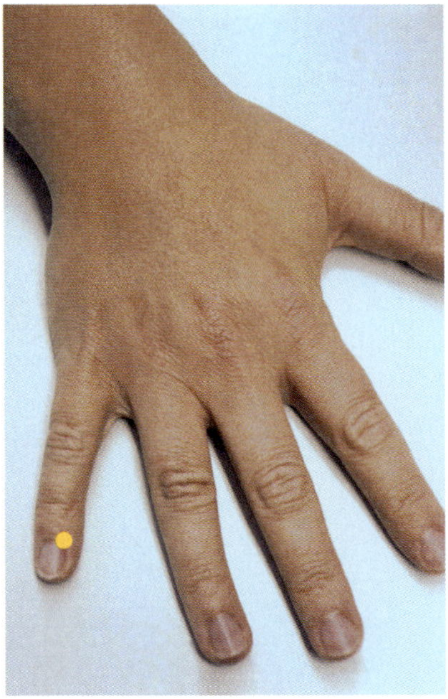

NATÜRLICHE „TINNITUS-HELFER": Die Regenerationsfähigkeit der kleinen Haarzellen kann auch durch **MAGNESIUM** verbessert werden. **GINKGO BILOBA**, ein rein pflanzliches Arzneimittel aus dem Gingko-Baum, enthält Substanzen, die die Blutversorgung des Innenohrs verbessern und damit die Tinnitus-Symptome lindern können. Beispiele für spezielle Präparate finden Sie im Anhang.

Lärm macht krank

Wussten Sie, dass Lärm eine der häufigsten Ursachen für anerkannte Berufskrankheiten ist? Starker Dauerlärm schadet dem Ohr und darf nicht unterschätzt werden. Besonders gefährlich sind Impulsbeschallungen (lauter Knall oder Schlag).

Der Mensch hat zwar ein feines Gehör, aber meist warnt ihn nichts davor, dass sein Gehör überbeansprucht wird. Einen Gehörschaden spürt er nicht, der kommt schleichend. Für Menschen, die bei der Arbeit durch Lautstärke belastet sind, gibt es Schutzmaßnahmen. Verzichten Mitarbeiter leichtfertig auf solchen Hörschutz, kann es zu irreversiblen Hörschäden kommen!

5 Zu viel ist zu viel: Die Sucht und ihre Folgen

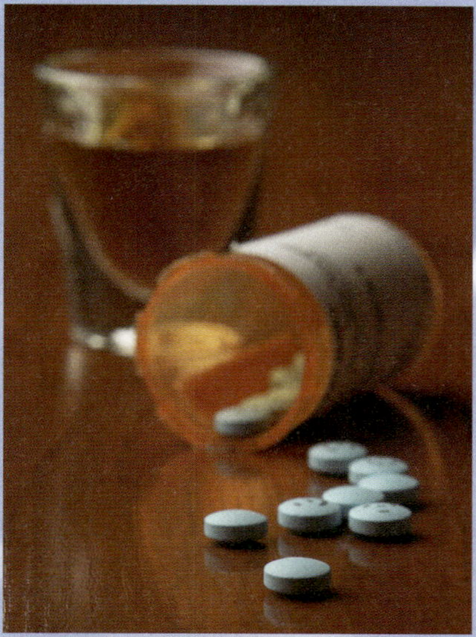

5 | Zu viel ist zu viel: Die Sucht und ihre Folgen

Der Arbeitstag von Frau A.: Arbeitsdruck, laufend Termine per E-Mail verlangt jemand eine dringende Antwort, das Handy und das Telefon klingeln gleichzeitig, ein Meeting wird schnell noch angesetzt. Jetzt noch eine Zigarette und eine Tablette (die beruhigt) oder einen kleinen Whisky (der baut auf) – und dann aber ab die Post! Herrlich, dieser Stress, oder?

Anders bei Herrn B.: Er steht sich jetzt schon seit Stunden die Beine in den Bauch, kein Kunde will kommen, eine Zigarette nach der anderen hat er geraucht – na ja: gegen die Langeweile – und jetzt trinkt er erst einmal ein Bierchen und vielleicht noch ein Schnäpschen hinterher, vielleicht auch zwei, das hebt die Stimmung bis zum Feierabend.

Vom einmaligen Missbrauch über die Gewöhnung bis zur Abhängigkeit ist der Weg nicht weit. Zu welcher Sucht es tatsächlich kommt, hängt auch vom sozialen Umfeld ab. In dem einen Arbeitsbereich gehört der Alkohol zum Alltag, in dem anderen wird immer noch viel geraucht. Die einen Kollegen greifen zu Beruhigungs- oder Schlaftabletten, wenn sie ihre Arbeit nicht anders schaffen, die anderen greifen zu Mehrarbeit, wenn sie ihr Leben nicht anders bewältigen.

Die Definition von „Sucht“

Unter Sucht versteht man ein bestimmtes Verhaltensmuster, das mit einem unwiderstehlichen, wachsenden Verlangen nach einem bestimmten Gefühls- und Erlebniszustand beschrieben wird.

Blaues Kreuz

Im folgenden Kapitel werden kurz verschiedene Formen von Sucht thematisiert, die im Arbeitsleben besonders häufig vorkommen. Ein allgemeiner Ratgeber über Naturheilkunde kann naturgemäß diese Probleme nicht erschöpfend behandeln, und selbstverständlich gibt es keine „einfachen und sanften Rezepte“ um von einer wirklichen Sucht loszukommen. Doch das Thema kann zum wichtigen Problem im Arbeitsalltag werden – beachten Sie unsere Tipps und suchen Sie sich professionelle Hilfe!

Alkoholsucht | 5.1

Es merkt ja doch keiner. Und der Chef wird damit auch erträglicher. Ein Gläschen in Ehren kann einem doch der junge Kollege, dieser Streber, auch nicht verwehren ... So oder ähnlich klingen Erklärungen von Menschen, die auch tagsüber Alkohol brauchen, um ihren Pegel auf Normalmaß zu halten. Oft bedenken sie aber nicht, dass schon kleinere Mengen die körperliche und geistige Leistungsfähigkeit beeinträchtigen. Ein etwa 70 Kilogramm schwerer Mann hat nach einem Liter Bier oder einem halben Liter Wein einen Blutalkoholspiegel von rund 0,5 Promille. Bei dieser Konzentration ist die Kritikfähigkeit meist schon herabgesetzt.

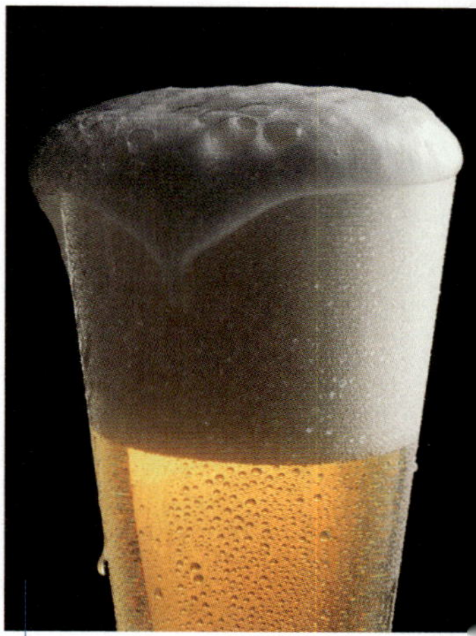

Nach dem Genuss von einem Liter Bier hat ein 70 Kilo schwerer Mann schon rund 0,5 Promille.

Rund ein Viertel aller Arbeitsunfälle sind auf Alkoholkonsum zurückzuführen. Ein Mitarbeiter, der regelmäßig während seiner Arbeitszeit Alkohol konsumiert, bedeutet ein Sicherheitsrisiko für sich und andere. Außerdem sind bei Alkoholkranken sehr häufig Fehlzeiten festzustellen. In ihrem Verhalten sind sie auffällig, launisch und oft unzuverlässig.

Wenn Sie bei einem Ihrer Kollegen oder Mitarbeiter außer diesen Merkmalen auch noch zitternde Hände, Schweißausbrüche, Unruhe oder andere Entzugserscheinungen bemerken, ist es höchste Zeit, dass er einen Arzt aufsucht, denn die körperlichen Folgen von übermäßigem Alkoholkonsum sind tückisch: Sie reichen von Leberzirrhose über Krebs (an Kehlkopf, Speiseröhre, Bauchspeicheldrüse, Magen oder Leber) bis hin zu Herzrhythmusstörungen und Bluthochdruck.

Hilfe anbieten

Helfen Sie dem betroffenen Mitarbeiter Zugang zu einer Selbsthilfegruppe wie den Anonymen Alkoholikern zu finden. Weitere Informationen erhalten Sie zum Beispiel unter **www.anonyme-alkoholiker.de**.

NICHT WEGSCHAUEN! Alkoholismus ist keine Willensschwäche, sondern eine Krankheit! Der Alkoholkranke muss sofort und vollständig mit dem Trinken aufhören und gegebenenfalls eine Therapie machen. Er braucht auch Ihre Hilfe. Sprechen Sie mit ihm, schicken Sie ihn zum Betriebsarzt, motivieren Sie ihn vor allem dazu, sich seinem Hausarzt anzuvertrauen.

5.2 | Nikotinsucht

Es ist obskur und einzigartig. Da warnt eine Verpackung deutlich vor ihrem eigenen Inhalt: „Rauchen kann tödlich sein“, und trotzdem greifen so viele Menschen danach. Dabei sprechen alle Randbedingungen dagegen! Zigaretten werden immer teurer und die armen Raucher mutieren zu einer verpönten Minderheit, denen ein „unbeschwerter Genuss“ durch steigende Verbote immer schwerer gemacht wird.

In Deutschland sind jährlich etwa 110.000 Todesfälle auf das **AKTIVE ZIGARETTENRAUCHEN** zurückzuführen. Wer überlebt, raucht mit der Gefahr von chronisch obstruktiven Atemwegserkrankungen, erhöhter Infektanfälligkeit, Bluthochdruck, Herzinfarkt und Schlaganfall, Impotenz, zahlreichen Krebsarten (allen voran der Lungenkrebs) und schwersten Durchblutungsstörungen. Trotz schwieriger Randbedingungen haben aber immer noch viele Raucher Probleme, auf Zigaretten für immer zu verzichten.

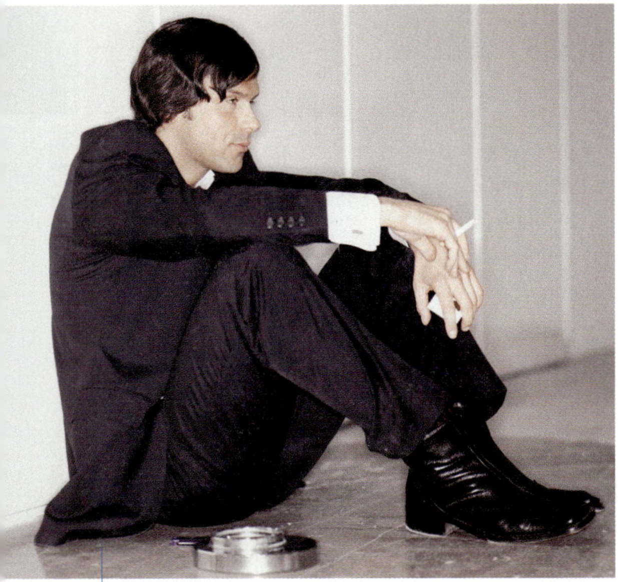

Raucher auf den Flur? Jeder Mensch hat den gesetzlichen Anspruch auf einen rauchfreien Arbeitsplatz.

Tabak ist nicht nur für den Raucher ein Gesundheitsrisiko, sondern auch für die nicht rauchenden Kollegen, die als **PASSIVRAUCHER** zum Mitrauchen gezwungen sind. Darf in Ihrem Betrieb geraucht werden? Hüllen Sie sich in Ihren Besprechungen oder Versammlungen freiwillig in den blauen Dunst anderer? In der Arbeitsstättenverordnung (ArbStättV) sind die Arbeitgeber ausdrücklich verpflichtet (§ 5, vormals § 3a: Nichtraucherschutz), die nicht rauchenden Beschäftigten vor den Gesundheitsgefahren des Passivrauchens zu schützen.

Manche Raucher schaffen die **RAUCHENTWÖHNUNG** von einer Minute auf die nächste, andere können das Rauchen nur durch eine Reduktion der Nikotinmenge mit einer **NIKOTINERSATZTHERAPIE** lassen. Dafür gibt es Nikotinkaugummis und Nasenspray, das Sie je nach Bedarf anwenden, oder Nikotinpflaster, das den Stoff kontinuierlich zuführt. Andere Raucher schaffen den Weg aus der Sucht in **VERHALTENSTHERAPEUTISCHEN SITZUNGEN** oder mittels **HYPNOSE**. Auch mit Hilfe der **AKUPUNKTUR** kann die Lust aufs Rauchen erheblich geschmälert werden.

HEILPFLANZEN können die Rauchentwöhnung leicht unterstützen. Bei nervösen Beschwerden wird dafür Johanniskraut, Baldrian, Hopfen oder Melisse eingesetzt (vgl. Seite 66).

Anti-Rauch-Tipps

- Planen Sie konsequent Ihren Ausstieg.
- Werfen Sie Zigaretten, Aschenbecher und Feuerzeuge weg.
- Meiden Sie, wenn möglich, alle Situationen, in denen Sie früher geraucht haben.
- Suchen Sie sich (kalorienarme) Alternativen zum Rauchen, zum Beispiel Karotten oder Kaugummis.
- Sparen Sie Ihr Zigarettengeld und belohnen Sie sich mit einem Geschenk.

Arzneimittelsucht | 5.3

Eine Aufputschpille am Morgen, eine Schlaftablette in der Nacht, und die Arbeitsleistung ist gerettet. Wirklich? Emotionale oder körperliche Probleme im Arbeitsalltag werden immer häufiger mit Medikamenten unterdrückt. Die Dunkelziffer ist hoch beim Arzneimittelmissbrauch. Diese Sucht wird jedoch meist am Arbeitsplatz nicht vermutet, denn sie ist nicht so auffällig wie eine Alkoholsucht. Auch werden ihre Gefahren für die Arbeitssicherheit unterschätzt.

Hinzu kommt, dass es bei gleichzeitiger Einnahme von Psychopharmaka, Schlafmitteln oder Schmerzmitteln zusammen mit Alkohol zu veränderten Wirkungen der Arzneimittel kommen kann und schon bei kleinen Alkoholmengen zu Vergiftungen. Oft werden auch verschiedene Medikamente kombiniert, die ihre Wirkung gegenseitig verstärken oder verändern können. Viele Arzneimittel führen zu Beeinträchtigungen. Dazu gehören:

- **ENTSPANNUNGS-, BERUHIGUNGS- UND SCHLAFMITTEL:** vermindern die Aufmerksamkeit, Konzentration und Reaktion
- **SCHMERZMITTEL:** können benommen machen und ebenfalls das Reaktionsvermögen einschränken

- **AUFPUTSCHMITTEL UND APPETITZÜGLER:** haben ein sehr hohes Suchtpotenzial, verdrängen Müdigkeit und Erschöpfung und steigern zunächst die Konzentrations- und Leistungsfähigkeit. Nach einer gewissen Zeit machen sie unruhig und erregt und bei Nachlassen der Wirkung plötzlich müde.

Allein schon bei längerer Einnahme bestimmter Arzneimittel besteht die Gefahr von Abhängigkeit. Häufig führt der regelmäßige Missbrauch von geringen Dosen, zum Beispiel von Schlaftabletten, zu der so genannten **„LOW-DOSE-ABHÄNGIGKEIT“**.

Professionelle Hilfe tut Not

Menschen, die häufig zur Bewältigung Ihrer Probleme zu Medikamenten greifen, sollten sich an einen Psychotherapeuten und an eine Selbsthilfegruppe wenden. Adressen finden Sie im Anhang dieses Buches.

5.4 | Arbeitssucht

Definieren Sie sich ausschließlich über Ihre Arbeit? Können Sie schlecht einschlafen oder sich in Ihrer Freizeit nicht entspannen, weil Sie ununterbrochen an Ihre Arbeit denken? Nein, Arbeit ist nichts Schlechtes! Wer viel arbeitet, ist in unserer Gesellschaft gut angesehen. Arbeitssucht ist gesellschaftsfähig! Der Workaholic gilt als fleißiger, selten aber auch als kranker Mensch. Doch genau das ist er. Er verbringt neben der normalen Arbeitszeit auch noch einen Großteil seiner Freizeit mit Arbeit. Nicht mehr die Familie und Freunde sind wichtig, sondern es zählen nur noch Erfolg und Leistung. Irgendwann wird die Arbeit des Workaholics zum einzigen Lebensinhalt. Aus dem Spaß an der Arbeit wird für den Süchtigen bitterer Ernst.

Ein Workaholic (Arbeitssüchtiger) zeichnet sich durch ein zwanghaft suchtartiges Verhältnis zu seiner Arbeit aus. Er strebt ständig nach Leistung und Erfolg. Alle anderen Lebensbereiche wie Familie und Freizeit werden dem untergeordnet und der gesamte außerberufliche Umweltbezug geht zunehmend verloren.

Die **FOLGEN DER ARBEITSSUCHT** sind vielfältig: Erschöpfung, Burn-out, Depressionen, sinkende Leistungsfähigkeit, Black-outs (auch im Straßenverkehr), oft auch Drogenmissbrauch (Nikotin, Alkohol, Beruhigungs- oder Aufputschmittel), Verlust der sozialen Kontakte, Einsamkeit und Isolation.

PROFESSIONELLE HILFE findet der Süchtige bei Therapeuten, in Suchtberatungen oder in Selbsthilfegruppen (siehe Anhang). Für den Workaholic ist es ein schwieriger Prozess, ein ausgewogenes Verhältnis zu seiner Arbeit zu finden, endlich wieder mit und für Menschen zu leben, nicht nur für die Arbeit. Es wird für ihn wichtig sein zu lernen, dass er auch mit weniger Leistung im Arbeitsleben ein ebenso wertvoller Mensch ist.

www.onlinesucht.de | 5.5

Eine relativ neue Leidenschaft, die ebenso wie altbekannte Suchtprobleme Leiden schafft, ist die Sucht nach der anonymen Welt des Internets. Besonders nicht sehr kontaktfreudige PC-User gelten als gefährdet. Der Computer wird ihr Fenster zur Welt: Ein Klick, und sie sind in allen Themen, die sie sich wünschen; ein weiterer Klick, und sie unterhalten sich mit den interessantesten Chattern über alles, was das Herz begehrt.

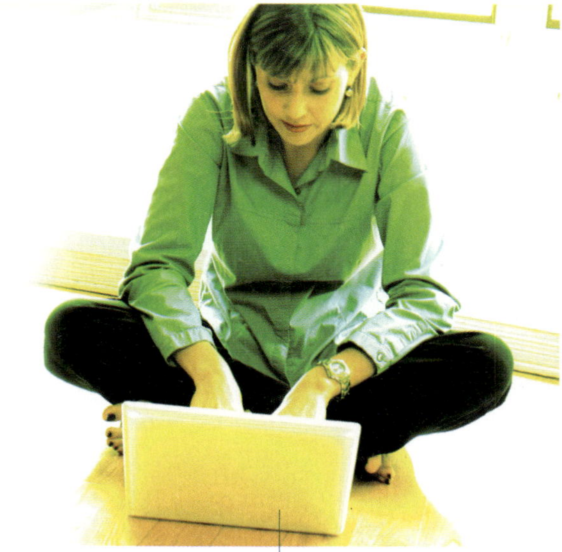

Lassen Sie das Internet nicht zum Ersatz für reale Kontakte werden!

Diese exzessive Nutzung des Netzes kann dem heftigen User schwere psychische Probleme bereiten. Das Surfen in der spannenden Welt des Internets hat eine euphorisch betäubende Wirkung, der Bezug zur realen Welt geht zunehmend verloren. Doch nach dem Ausloggen kehren die realen Probleme wieder zurück. Viele der Onlinesüchtigen gehen Konflikten in der realen Welt immer mehr aus dem Weg. Sie können sich mit Problemen nicht mehr auseinandersetzen. Oft finden sie sich in der Isolation wieder. Was bleibt, ist wieder nur die Flucht ins Internet.

Wie alle anderen Süchte auch, wird die Onlinesucht vom User gerne verleugnet. Prüfen Sie selbst: Welche Punkte treffen auch auf Sie zu?

Checkliste: Aufpassen, wenn ...

- Sie länger im Internet sind, als es beruflich nötig ist.
- Sie auch immer mehr Freizeit im Netz verbringen.
- Sie häufig nach neuen E-Mails schauen.
- Sie sich immer öfter im Internet als in Zeitungen oder Büchern informieren.
- Sie sich Ihre Freunde lieber virtuell in Chatrooms als im realen Leben suchen.

HILFE sollte sich der Onlinesüchtige nicht ausgerechnet online suchen und womöglich im Internet mit Gleichgesinnten in einer virtuellen Selbsthilfegruppe über seine Probleme sprechen. Mittlerweile bieten viele Städte und soziale Einrichtungen Anlaufstellen für Onlinesüchtige an, wo man sich seiner Sucht auch in der Wirklichkeit stellen kann und muss.

6 Natürliche Hilfen bei ganz alltäglichen Beschwerden

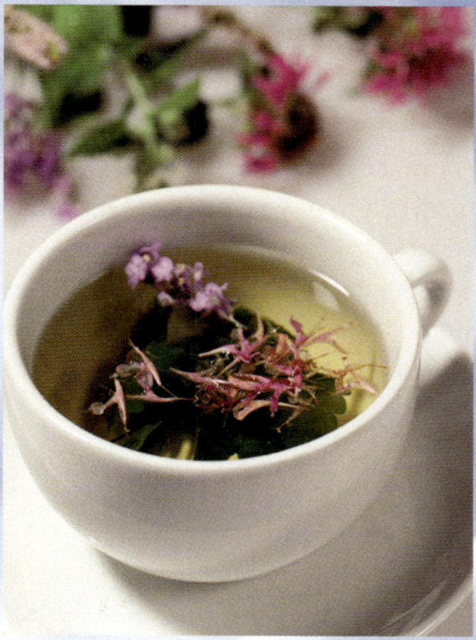

6 | Natürliche Hilfen bei ganz alltäglichen Beschwerden

Kopf- oder Bauchschmerzen, geschwollene Beine, Verstopfung, eine schmerzende Krampfader oder Hexenschuss – immer mehr Krankheiten gelten heute als geringe Befindlichkeitsstörung, was so viel heißt wie: kein Grund für eine Krankschreibung. Bei hoher Arbeitslosigkeit und steigendem Konkurrenzdruck in den Betrieben will kaum ein Arbeitnehmer Schwäche zeigen. Unter solch schwierigen Bedingungen ist es beruhigend zu wissen, dass gegen fast alle leichteren Beschwerden genügend Kräuter gewachsen sind, die alltägliche Krankheiten heilen oder im schlimmeren Fall doch wenigstens begleitend zu der ärztlichen Therapie lindern.

6.1 | Rund um den Kopf

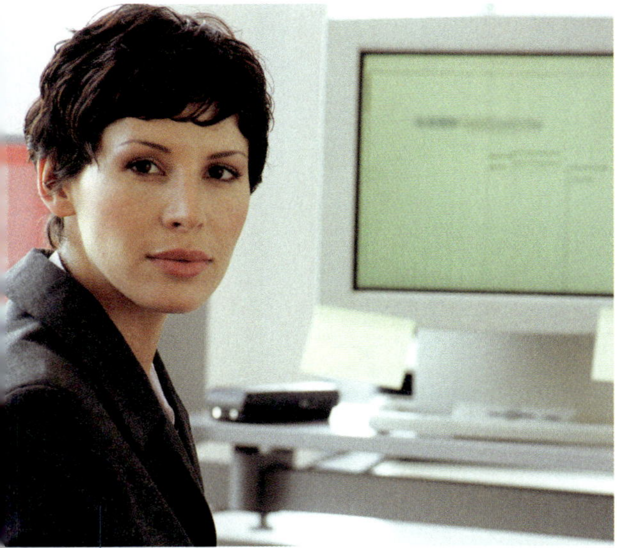

Bildschirmarbeit, Stress, die Klimaanlage – Kopfschmerzen können vielfältige Gründe haben.

Wenn Ihnen mal wieder alles über den Kopf wächst und der Kragen zu platzen droht – die Arbeit, die Kinder, der Chef, die Sorgen –, dann wird aus dem Alltagsdruck schnell ein bohrender Kopfschmerz. 2,4 Millionen Deutsche leiden regelmäßig darunter. Bei 90 Prozent aller Kopfschmerzen handelt es sich um Spannungskopfschmerzen oder um Migräne. Seltener kommen der so genannte Cluster-Kopfschmerz und der Schmerzmittel-Kopfschmerz vor. Die Ursachen für die Beschwerden können sehr vielfältig sein.

Mit solchen Schmerzen ist nicht nur das Allgemeinbefinden stark eingeschränkt, die Arbeit macht auch keinen Spaß mehr und die Leistungsfähigkeit lässt nach. Aber Kopfschmerzen sind selten ein Grund für einen Arztbesuch oder für einen Fehltag. Wenn der Kopfschmerz wieder einmal jede Konzentration vertreibt oder die Augen vom langen Arbeiten vor dem Bildschirm brennen, gibt es natürliche Hilfen, die Ihnen sicherlich Erleichterung bringen.

Spannungskopfschmerz

Wie ein um den Kopf gebundenes Stahlband oder wie ein Schraubstock kann sich dieser bohrende Schmerz anfühlen. Andere spüren ihn, als laste ein Gewicht auf ihrer Schädeldecke. Der typische Spannungskopfschmerz breitet sich vom Nacken her in den Stirnbereich aus. Kaum ein Schmerz hat so viele unterschiedliche Ursachen wie der Spannungskopfschmerz. Auslöser können zum Beispiel Wetterveränderungen (vor allem bei Hochdruckwetter) sein, aber genauso auch Verspannungen, Erkältungen, zu wenig Schlaf, Stress, lange Autofahrten oder schlecht belüftete Arbeitszimmer. Bei länger anhaltenden oder immer wieder auftretenden Kopfschmerzen sollten Sie den **ARZT** aufsuchen, denn es könnte auch eine organische Ursache dahinter stecken (zum Beispiel hoher Blutdruck, Durchblutungsstörungen im Gehirn, Augenerkrankungen).

Doch was können Sie tun, wenn es Sie **WÄHREND DER ARBEIT** erwischt? Durchforsten Sie zunächst einmal penibel Ihre Arbeitsumgebung: Ist Ihr Arbeitszimmer ausreichend gelüftet? Ist Ihr Stuhl bequem, und sitzen Sie richtig (siehe Seite 25)? Wenn Sie schon eine Entspannungstechnik gelernt haben, nehmen Sie sich ein paar Minuten Zeit dafür. Das hilft Ihnen auf negative Anspannung zu reagieren (siehe Seite 40).

> **MASSAGEN:** Massieren Sie mit leichtem Druck von Zeigefinger und Daumen in kreisenden Bewegungen mindestens fünf Minuten lang Schläfen, Stirn und Hinterkopf. Oder massieren Sie drei bis fünf Tropfen **PFEFFERMINZÖL** oder **LAVENDELÖL** auf beide Schläfen. Die ätherischen Öle wirken krampflösend und beruhigend. Nacken und Schultern können Sie mit **FRANZBRANNTWEIN** einreiben, er löst die Verkrampfung, entspannt und fördert die Durchblutung.

Ein Tipp auf die Schnelle

Trinken Sie eine Tasse schwarzen Kaffee oder einen Espresso mit dem frisch gepressten Saft einer Zitrone.

> **KOMPRESSEN:** Befeuchten Sie ein Tuch mit frisch gekochtem Pfefferminztee oder noch warmem Kamillentee und legen Sie es sich für zehn Minuten auf die Stirn oder in den Nacken. Schließen Sie die Augen und entspannen Sie sich. Alternativ können Sie es

auch mit **ZITRONENSCHALEN** versuchen, die Sie sich für zehn Minuten auf die Schläfen legen.

> **KÄLTE:** Durch Kälte verengen sich die Blutgefäße, die Muskeln spannen sich kurz an, um sich dann wieder zu entspannen. Die Durchblutung wird gesteigert. Kälteanwendungen wirken schmerzlindernd und entzündungshemmend.

Reiben Sie sich mit einem Eiswürfel über Stirn, Gesicht, Nacken und den Hals. Wenn es Ihnen angenehmer ist, stecken Sie die Eiswürfel in einen Gefrierbeutel (oder in einen Nylonstrumpf), wickeln Sie ein Tuch herum und kühlen Sie damit die Stirn und/oder das Gesicht. Die gleiche Wirkung haben Gelkompressen (Apotheke), die im Kühlschrank aufbewahrt werden können.

> **KRÄUTERKISSEN:** Lindern Sie die Spannungen im Kopf: Mischen Sie getrocknete Kamillenblüten, Salbei und Süßholz zu gleichen Teilen und geben Sie etwas getrockneten Ingwer dazu. Füllen Sie die Kräuter in ein kleines Kissen. Halten Sie sich das Kissen tagsüber an die Schläfen. Nachts können Sie es sich neben Ihr Kopfkissen legen.

Belladonna hilft bei plötzlichen, pochenden und pulsierenden Kopfschmerzen.

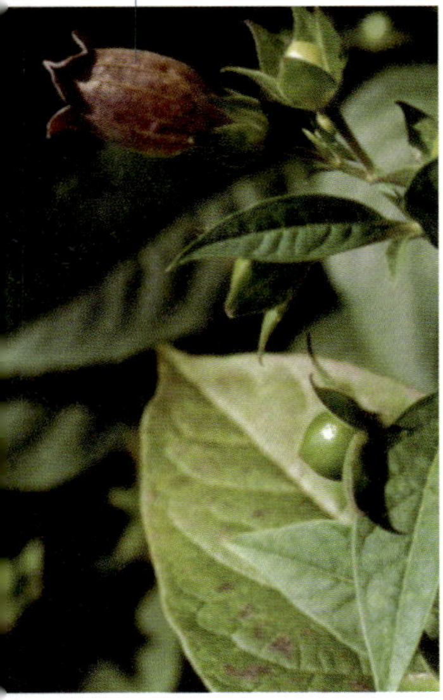

> **KOPFSCHMERZTEES:** Ein Melissentee oder ein Tee aus Baldrian, Hopfen und Johanniskraut wirkt beruhigend und krampflösend. Die Rinde der Silberweide enthält eine Vorstufe von Acetylsalicylsäure, die auch in Schmerzmitteln wie Aspirin enthalten ist. Die folgende Teemischung kann deshalb auch den Kopfschmerz etwas mindern:

- 30 Gramm Weidenrinde
- 30 Gramm Weidenblätter
- 20 Gramm Melissenblätter.

Überbrühen Sie zwei Teelöffel dieser Kräutermischung mit einem Viertelliter kochendem Wasser und seihen den Tee nach fünf Minuten wieder ab.

> **HOMÖOPATHIE:** Auch bei Kopfschmerzen ist wieder **NUX VOMICA** angezeigt, besonders wenn die Schmerzen durch Stress oder ein Übermaß an Alkohol, Nikotin oder Kaffee verursacht wurden. Bei Spannungskopfschmerzen nach geistiger Anstrengung hilft **CALCIUM PHOSPHORICUM**. **GELSEMIUM** wirkt bei migräneartigem Kopfschmerz, Benommenheit und Schläfrigkeit. **BELLADONNA** ist bei plötzlichen, pulsierenden, pochenden Schmerzen das richtige Mittel. Ebenfalls sehr hilf-

reich bei konstitutionellen Kopfschmerzen ist das **KOMPLEXMITTEL** Spigelon.

> **KONVENTIONELLE SCHMERZMITTEL** sollten Sie vorsichtig dosieren. Drei Wirkstoffe sind in der Selbstmedikation von rezeptfreien Schmerzmitteln bei Kopfschmerzen erhältlich: Acetylsalicylsäure, Paracetamol sowie Ibuprofen. Wählen Sie ein Schmerzmittel mit nur einem Wirkstoff und nehmen Sie es nicht länger als drei Tage ein. Lassen Sie sich in der Apotheke oder vom Arzt beraten.

Keine Dauerlösung

Schmerzmittel sollen akute Schmerzzustände überbrücken und Ihnen helfen möglichst schnell wieder fit zu sein. Schmerzmittel sind jedoch keine Dauerlösung!

Diese Mittel können Sie mit **ANWENDUNGEN ZU HAUSE** sehr effektiv ergänzen. Wasseranwendungen wie **KNEIPPSCHE GÜSSE** helfen gegen Spannungskopfschmerzen. Gut für die Durchblutung ist ein tägliches Gefäßtraining. Laufen Sie morgens vor der Arbeit barfuß durch nasses Gras. Duschen Sie morgens und abends fünfmal hintereinander eine Minute warm, dann eine Minute kalt. Richten Sie den Wasserstrahl dabei auch direkt auf den Nacken. Wichtig ist, dass Sie bei Wechselduschen immer kalt enden (siehe Seite 14).

Abends wirkt ein **WARMES BAD** mit Lavendelzusatz entspannend, beruhigend und erfrischend. Mit einem Baldrianzusatz löst es auch Krämpfe.

Migräne

Über zehn Millionen Menschen in Deutschland leiden unter Migräne: anfallartigen, oft pulsierenden, sehr starken Kopfschmerzen, die sich wiederholen und meist halbseitig auftreten und mit Übelkeit, Erbrechen, Licht- und Lärmempfindlichkeit verbunden sind. Oft geht dem Anfall eine so genannte Aura voraus. An konzentriertes Arbeiten ist während solcher Attacken kaum mehr zu denken.

Dann ist es nur noch wohltuend, sich in einen abgedunkelten Raum zu legen und die Augen zu schließen – ein verzweifelter Wunsch all derer, die eine Migräneattacke am helllichten Tag im Büro oder einer anderen Arbeitsstelle kalt erwischt hat.

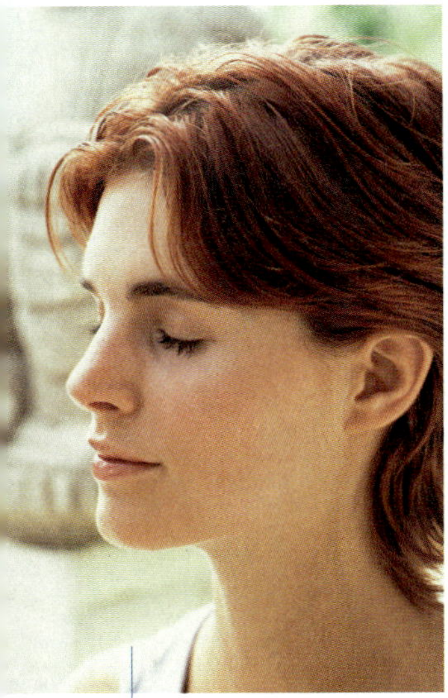

Entspannungstechniken helfen auch bei Migräneattacken.

Es ist bislang nicht geklärt, welche **URSACHEN** für einen Migräneanfall verantwortlich sind. Vielleicht ist es eine Reaktion auf Lärm, grelles Licht, Hormone, Alkohol, Stress oder bestimmte Nahrungsmittel. Ratschläge, dass Sie nur den Auslöser, den Trigger, vermeiden müssen, um Ihrem Migräneanfall auszuweichen, klingen oftmals allzu banal. Um herauszufinden, was tatsächlich Ihre Migräne verursacht, ist in der Realität meist eine mühsame Spurensuche notwendig.

Hilfreich bei dieser Suche ist ein **KOPFSCHMERZTAGEBUCH**. Notieren Sie darin, wann Ihre Migräneanfälle auftreten und beschreiben Sie möglichst genau die Begleitumstände. Vorlagen finden Sie zum Beispiel im Internet unter **WWW.NEURO24.DE/KSMTAGEB.HTM**. Vielleicht können Sie so den Auslöser herausfinden.

Auch bei Migräneattacken lindern Entspannungstechniken (siehe Seite 40), eine gesunde Ernährung (siehe Seite 47) und ein geregelter Schlaf-Wach-Rhythmus (siehe Seite 35) die Anfallsstärke. Es lohnt sich also, den Alltag gegebenenfalls in dieser Hinsicht umzustellen.

> **PHYTOTHERAPIE:** Ebenso können Heilkräuter wohltuend die Therapie begleiten. Trinken Sie mehrmals täglich Tees mit beruhigender Wirkung: **MELISSE**, **BALDRIAN**, **HOPFEN** und **JOHANNISKRAUT** (siehe Seite 37). Manchmal lindert **BITTERKLEE** Migräneattacken. Dafür brühen Sie einen Teelöffel der klein geschnittenen Bitterkleeblätter mit einer Tasse kochendem Wasser auf und lassen den Tee zehn Minuten ziehen.

Auch die **SCHWARZE JOHANNISBEERE** lindert die Beschwerden. Trinken Sie öfters am Tag Johannisbeersaft oder -tee, für den Sie zwei Teelöffel zerkleinerte Blätter mit einem Viertelliter kochendem Wasser überbrühen. Der Tee muss zehn Minuten lang ziehen.

Das in der **PESTWURZ** (Petasites hybridus) enthaltende Petasin wirkt vorbeugend, vegetativ ausgleichend und schmerzlindernd. Präparate mit dieser alten Heilpflanze reduzieren Migräneattacken (siehe Anhang). Vorsicht: Der natürliche Pestwurz enthält giftige Pyrrolizidinalkaloide und sollte daher nicht als Tee zubereitet werden.

> **AKUPRESSUR:** Eine sehr sanfte und nebenwirkungsfreie Möglichkeit, eine Migräne zu behandeln, ist die Akupressur. Drücken Sie zum

Beispiel sanft etwa zwei Minuten lang den Punkt in der Delle zwischen den beiden hervorstehenden Wirbelknochen im Nacken (siehe Seite 64).

Auf der Schädeldecke genau in der Mitte einer gedachten Linie über dem Kopf zwischen dem höchsten Punkt Ihrer Ohrmuscheln liegt ein weiterer Akupressurpunkt. Drücken Sie ihn zwei Minuten lang. Schmerzlindernd können auch die Punkte entlang der Augenbrauen sein. Drücken Sie mehrmals täglich auf beiden Seiten von innen nach außen kurz auf jeden Punkt der Augenbrauen.

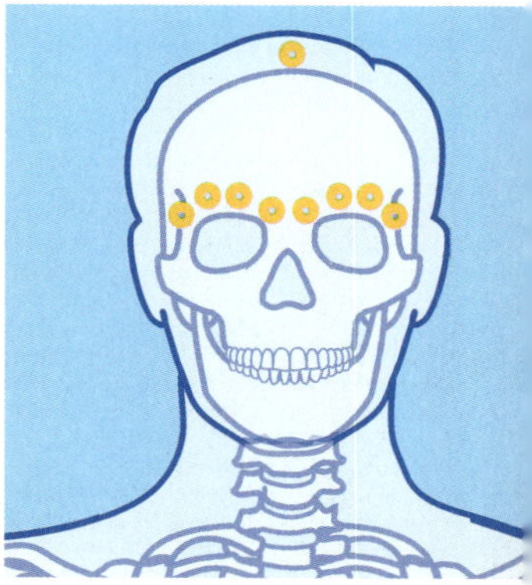

> **HOMÖOPATHIE:** Eine weitere nebenwirkungsarme Behandlung bei Migräne ist die Einnahme homöopathischer **KOMPLEXMITTEL**. Das Komplexmittel Cephaloplant wirkt mit vier homöopathischen Bestandteilen bei Migräne. Nehmen Sie die Tropfen auch in migränefreien Zeiten nach den Angaben in der Packungsbeilage. Bewährt hat sich bei Migräne und neuralgischen Kopfschmerzen auch Gelsemium-Homaccord mit drei homöopathischen Einzelmitteln.

> **KONVENTIONELLE MEDIKAMENTE:** Bei schweren Migräneattacken, die auf die vorgestellten nebenwirkungsarmen Methoden oder auf einfache Schmerzmittel nicht ansprechen, wird der Arzt eine akute Schmerzbehandlung vornehmen.

Bindehautentzündung

Wenn Ihre Augen nach einem langen Arbeitstag überanstrengt und gerötet sind, haben Sie vermutlich eine Bindehautentzündung (Konjunktivitis), eine häufige Erkrankung eines oder beider Augen. Die Bindehaut kleidet den Raum zwischen Lidern, Augapfel und Augenhöhle aus. Sie ist neben den Lidern ein weiterer Schutz gegen das Eindringen von Fremdkörpern in die Augen.

Ist die Bindehaut entzündet, schwillt sie an, das Auge wird rot, lichtempfindlich und beginnt zu jucken. Später tritt eitriger Schleim aus. Bakterien oder Viren können eine Bindehautentzündung verursachen, aber auch äußerliche Reize (Zugluft, Staub, Rauch, Sonne, Wind) oder körperliche Überlastung und Überarbeitung. Klingt die Bindehautentzündung nicht nach wenigen Stunden von selbst ab, sollten Sie zum Arzt gehen. Was Sie in leichten Fällen dagegen unternehmen können, lesen Sie auf den nächsten Seiten.

Tipps bei Bindehautentzündung

- Tragen Sie beim Arbeiten in staubiger Luft immer eine Schutzbrille und bei Arbeiten an der Sonne eine Sonnenbrille.
- Meiden Sie Zugluft oder stark verrauchte Räume.
- Meiden Sie fremde gebrauchte Handtücher, Waschlappen und Seife.
- Berühren Sie Ihr entzündetes Auge nicht mit den Fingern sonst übertragen Sie womöglich die Infektion auf das zweite Auge.

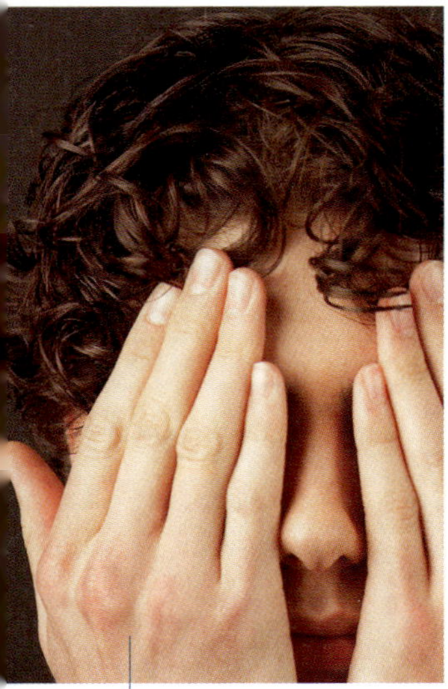

Eine einfache Sache, um Augenproblemen vorzubeugen: Entspannen Sie Ihre Augen zwischendurch regelmäßig.

KOMPRESSEN: Entfernen Sie zunächst mit einem feuchten Wattebausch vorsichtig die Flüssigkeitsabsonderungen und Verkrustungen des entzündeten Auges. Einfach und praktisch an jeder Arbeitsstelle sind frische **GURKENSCHEIBEN**. Sie machen nicht nur schön, sondern wirken auch wohltuend bei gereizten und übermüdeten Augen. Legen Sie sich die Gurkenscheiben einige Minuten auf die geschlossenen Lider. Auch rohe **KARTOFFELSCHEIBEN** beruhigen Ihre entzündeten Augen.

Oder Sie tauchen für die Kompresse ein sauberes, frisch gewaschenes Tuch oder einen Wattebausch in einen Kräutersud. Legen Sie sich die feuchte Kompresse auf die geschlossenen Augen. Lassen Sie sie 15 Minuten einwirken. Den Kräutersud für die Kompresse können Sie sich morgens vorbereiten und in einer Thermoskanne mit zur Arbeit nehmen. Verschiedene Kräuter wirken heilend und sehr wohltuend bei der Bindehautentzündung. Sie sind in der Tabelle rechts aufgelistet.

BÄDER: Ein Augenbad beruhigt wie die Kompresse die Augen. Mischen Sie dafür jeweils 20 Gramm Eichenblätter, Nussblätter, Rautenblätter und Holunderblüten. Werfen Sie einen Esslöffel der Blätter in einen Viertelliter kochendes Wasser, lassen Sie die Mischung für zehn Minuten auf kleiner Flamme sieden und seihen Sie den Sud ab. Füllen Sie ihn anschließend lauwarm in eine Augenbadewanne (aus der Apotheke) oder eine sehr flache Schüssel, die Sie so dicht an die Augen halten können, dass die Flüssigkeit Ihre Augenlider berührt. Öffnen Sie vorsichtig Ihre Augenlider in dem Bad. Oder baden Sie Ihre Augen in einem Augenbad aus Augentrost, das Sie wie den Sud für eine Augenkompresse (Tabelle) zubereiten.

Wohltuende Augenkompressen

Heilpflanze	Dosierung	Zubereitung
Augentrost	2 TL	mit 150 ml kochendem Wasser überbrühen, 10 Minuten ziehen lassen
Salbei	1 EL	mit 250 ml kochendem Wasser überbrühen, 15 Minuten ziehen lassen
Holunderblüten	50 g	mit 1 l kochendem Wasser überbrühen, 15 Minuten ziehen lassen
Fenchelsamen zerdrückt	2 TL	mit 150 ml kochendem Wasser überbrühen, 10 Minuten ziehen lassen
Eichenrinde geschnitten	2 TL	mit 250 ml kaltem Wasser übergießen, aufkochen und den Ansatz 1 Stunde lang leicht köcheln lassen; die Abkochung mit der gleichen Menge an abgekochtem Wasser verdünnen

> **HOMÖOPATHIE: EUPHRASIA OFFICINALIS** – im Deutschen nicht umsonst „Augentrost" genannt – hilft bei geschwollenen und geröteten Lidrändern, wenn die Augen empfindlich sind, tränen und nach längerem angestrengten Sehen auf den Bildschirm. **APIS MELLIFICA** hingegen ist angezeigt bei plötzlich geschwollenen Schleimhäuten und geschwollenen Augenlidern und wenn die Augenlider heftig brennen oder jucken.

Mit der Kombination von sieben homöopathischen Einzelmitteln (unter anderem Apis mellifica, Rhus toxicodendron und Staphisagria) hilft das **KOMPLEXMITTEL** Oculoheel bei Bindehautentzündungen.

6.2 | Atemwegsprobleme

Ein heftiges Niesen des Kollegen, und schon sind Scharen von unsichtbaren Schnupfenviren quer über den Schreibtisch hinweg durch Ihre Nase in Ihren Körper eingedrungen, haben sich auf den Schleimhäuten festgesetzt und bringen jetzt Ihre Zellen dazu, neue Schnupfenviren zu produzieren, die weitere Zellen angreifen. Jetzt beginnt in Ihren Schleimhäuten der Kampf der Immunzellen gegen die Erreger. Normalerweise wird Ihr Immunsystem in dieser Abwehrschlacht recht gut mit Krankheitserregern fertig. Es sei denn, Ihre köpereigene Abwehr ist geschwächt.

Gerade Berufstätige, die viel Kontakt zu anderen Menschen haben, sind allerorts Erkältungskrankheiten ausgesetzt. Schaffner, Bankangestellte oder Kellner bieten sich mit ihrem Körper den Viren und Bakterien geradezu wie ein Silbertablett an.

Auch bei viel beschäftigten Managern haben Erreger ein leichtes Spiel, denn Stress und zu wenig Schlaf schwächen das Immunsystem. Hinzu kommt oft die schnelle, ungesunde Fast-Food-Ernährung ohne Vitamine. Und kalte Füße in schicken Schuhen unterstützen auch noch jede Erkältung, denn dadurch wird der Körper schlechter durchblutet und kann sich gegen die Angriffe nicht so gut zur Wehr setzen.

Wenn Sie aber allein im Büro sitzen, nicht allzu viel Stress haben und täglich gesund essen, wieso sind Sie trotzdem immer erkältet? Haben Sie vergessen, genügend Flüssigkeit zu trinken? Arbeiten Sie vielleicht in einer viel zu trockenen Luft in Ihrem Büro? Trockene Schleimhäute können keine Erreger abhalten. Hat die Erkältung gewonnen, dann hilft nur eins: Auf in den Kampf gegen die Erreger!

Grippe oder Erkältung

Die **GRIPPE** (Influenza) ist nicht mit dem eher harmlosen grippalen Infekt zu vergleichen, denn sie kann tödlich enden. Diese schwere Atemwegsinfektion wird durch die gefürchteten Influenzaviren verursacht. Jedes Jahr lösen Viren eine Grippewelle aus, die dann nach etwa zwei Monaten wieder abebbt. Die Influenza beginnt sehr plötzlich mit hohem Fieber, Frösteln, Halsbeschwerden, Kopf- und Gliederschmerzen, Heiserkeit, Husten und eventuell mit Erbrechen – also mit ähnlichen, doch wesentlich heftigeren Symptomen wie ein grippaler Infekt.

Ab zum Arzt

Steigt Ihr Fieber schlagartig über 39 Grad an und haben Sie gleichzeitig starke Kopfschmerzen, geschwollene Lymphknoten, geschwollene Mandeln mit eitrigen Belägen oder eine eitrige Bindehautentzündung, dann könnten Sie an der Grippe erkrankt sein. Sie sollten Ihren Arzt konsultieren.

Mit der jährlichen Grippeimpfung sind Sie vor der gefürchteten Influenza geschützt. Die Influenzaviren sind sehr wandlungsfähig, deshalb gibt es jedes Jahr auch einen veränderten Impfstoff. Die Weltgesundheitsorganisation (WHO) empfiehlt die Virentypen, die im Impfstoff für die kommende Saison enthalten sein sollen. Impfen lassen sollten sich Diabetiker, Schwangere mit Risikofaktoren (z. B. Mehrlingsgeburt, Schwangerschaftsdiabetes) und Personen, die

- mit vielen Menschen Kontakt haben,
- älter als 60 Jahre sind,
- ein geschwächtes Immunsystem haben oder
- unter schweren Herz-Kreislauf- oder Nierenerkrankungen leiden.

Die Grippeimpfung schützt nur gegen einen bestimmten Influenzavirus, nicht gegen die etwa 200 weiteren Erreger, Bakterien und Viren, die eine Erkältung auslösen können.

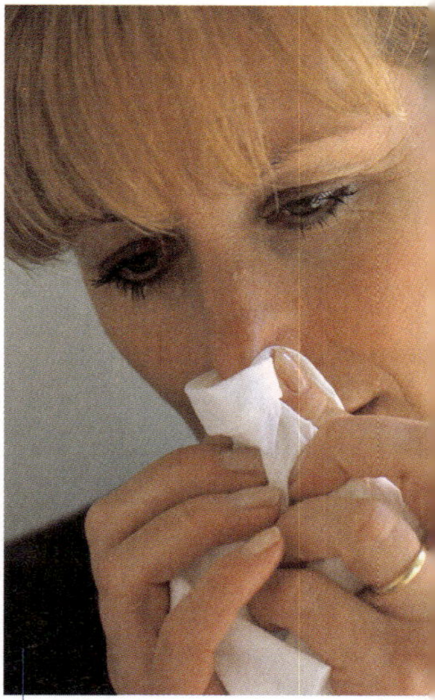

Wie gut, dass es nur ein grippaler Infekt ist – mit einer echten Grippe lägen Sie schwer krank zu Hause!

Eine **ERKÄLTUNG**, auch grippaler Infekt genannt, verläuft lange nicht so schlimm und ist nicht so gefährlich. Sie stört höchstens heftig bei der Arbeit durch Niesanfälle, triefende Schnupfnasen oder heiseres Krächzen (spezielle Tipps zu diesen Problemen finden Sie weiter unten in diesem Kapitel). Niemand mag sie, und doch ist fast jeder Erwachsene mindestens einmal im Jahr erkältet, besonders häufig zwischen Oktober und April.

Auslöser des grippalen Infekts sind meist Erkältungsviren, vor denen man sich kaum schützen kann, weil sie sehr anpassungsfähig sind. Meist schafft es nicht einmal das ausgeklügelte Immunsystem, sich gegen die Attacken zu schützen, denn die Viren verändern sich ständig. Deshalb gibt es auch keine Impfung gegen Erkältungen.

Mit einer Erkältung kann man sich trotz eingeschränkten Wohlbefindens oft noch zur Arbeit schleppen. Um die Beschwerden zu lindern, gibt es viele **BÜROTAUGLICHE ANWENDUNGEN**:

> **VITAMIN C** aktiviert die Abwehrzellen. Naschen Sie viele Vitamine nebenbei (siehe Seite 23). Nehmen Sie sich zur Arbeit Zitronen mit, die Sie in Ihren Tee pressen können, oder trinken Sie täglich einen erfrischenden Zitronensaft mit Wasser verdünnt. Stellen Sie sich geschälte Zitrusfrüchte, Kiwis oder Ananastückchen, Orangen, Acerola-Kirschen(-Saft) oder Paprika griffbereit in die Nähe. Sehr vitaminhaltig und deshalb besonders zur Stärkung des Immunsystems und zur Vorbeugung von Erkältungen geeignet ist auch Sanddorn. Diese Heilpflanze können Sie in Säften oder als Marmelade wunderbar auch im Büro genießen.

> **TRINKEN:** Jetzt braucht Ihr Körper viel Flüssigkeit, denn das fördert den Abfluss des schleimigen Sekrets aus den Atemwegen. Trinken Sie zwei bis drei Liter täglich. Gut sind Mineralwasser, Vitamin-C-haltige Getränke wie der Saft der Schwarzen Johannisbeere (mit heißem Wasser verdünnt) oder ein Tee aus Hagebuttenschalen, der auch kalt sehr gut schmeckt: Übergießen Sie fünf Gramm Hagebuttenschalen mit einer Tasse kochendem Wasser und lassen Sie den Tee vor dem Abseihen 30 Minuten ziehen.

> **HOMÖOPATHIE:** Homöopathische Mittel helfen sehr gut bei grippalen Infekten. Bei hohem Fieber, Schüttelfrost und einem heißen und trockenen Körper hilft **ACONITUM**, bei plötzlichem starken Fieber mit heißem Kopf und kalten Füßen **BELLADONNA**. Als gutes Fieber- und Entzündungsmittel bei Infekten mit Schleimhautreizungen gilt **FERRUM PHOSPHORICUM**. Ebenfalls gegen Gliederschmerzen bei einer Erkältung wirkt **EUPATORIUM PERFOLIATUM**. Bei Rücken- und Gliederschmerzen und nachts verstopfter Nase hilft **NUX VOMICA**. Kehren die Atemwegsinfekte immer wieder, versuchen Sie **ECHINACEA**.

An **KOMPLEXMITTELN** bei Erkältungskrankheiten und fieberhaften Infektionskrankheiten ist Engystol und zur Steigerung der körpereigenen Abwehr Gripp-Heel zu empfehlen.

> **KONVENTIONELLE MEDIKAMENTE:** Präparate, die die Wirkstoffe Acetylsalicylsäure oder Paracetamol enthalten, lindern Schmerzen, senken Fieber und wirken entzündungshemmend.

Wenn Sie sich in der kälteren Jahreszeit berufsbedingt viel im Freien aufhalten, ist es für Sie mit einem grippalen Infekt eher sinnvoll, ein oder zwei Tage **ZU HAUSE ZU BLEIBEN**. Sind Sie viel mit anderen Menschen zusammen, etwa in Behörden, in der Gastronomie oder in Geschäften, sollten Sie als lebende Virenschleuder nicht auch noch viele andere Menschen anstecken.

Wenn Sie **FIEBER** haben, dann tauschen Sie am besten gleich Ihre Arbeitskleidung gegen einen bequemen Jogginganzug und warme Strümpfe und sagen Sie vorerst alle Termine ab. Es ist wenig sinnvoll Fieber mit Medikamenten zu unterdrücken um einen arbeitsreichen Tag zu durchstehen. Fieber ist ein wichtiger Abwehrmechanismus, mit dem sich der Körper gegen die Krankheitserreger wehrt.

Fieber?	
≤ 37 Grad	normale Temperatur
bis 38,5 Grad	Fieber
≥ 39 Grad	hohes Fieber

BETTRUHE: Viel Ruhe gehört immer noch zu den probatesten Heilmitteln. Und natürlich viel Schlaf. So kann sich der Körper am besten erholen und seine Abwehrkräfte stärken. Außerdem stecken Sie im Bett keine Kollegen an.

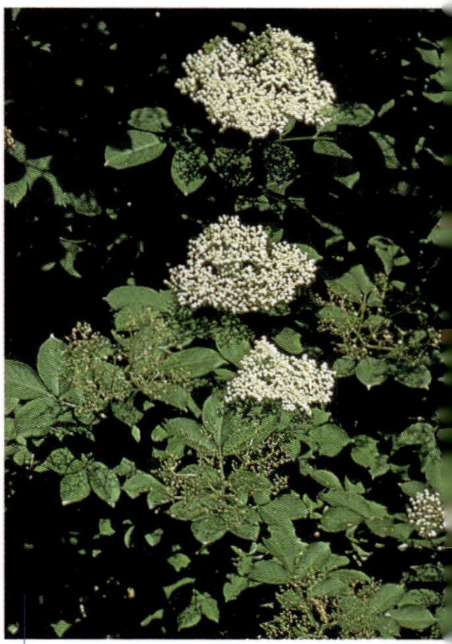

Holunderblütentee schmeckt gut und ist ein altbewährtes Mittel bei Erkältungen.

SCHWITZEN: Sie sollten in der „Fröstelphase" recht viel Schwitzen. **HOLUNDERBLÜTEN** oder **LINDENBLÜTEN** heizen dem Körper bei einer Erkältung angenehm ein. Trinken Sie mehrmals täglich so heiß wie möglich ein bis zwei Tassen frischen Tee. Übergießen Sie dafür zwei Teelöffel der Kräuter mit einer großen Tasse (etwa 150 Milliliter) kochendem Wasser und lassen Sie den Tee fünf Minuten ziehen. Vorsicht: schweißtreibende Tees sollten Sie nicht auf vollen Magen und bei hohem Fieber trinken!

WICKEL: Ein bewährtes Hausmittel zum Fiebersenken sind Wadenwickel. Der Klassiker unter diesen feuchten Fiebersenkern ist der **EINFACHE WADENWICKEL**. Befeuchten Sie zwei Tücher mit lauwarmem Wasser, wringen Sie sie gut aus und wickeln Sie sie fest um Ihre Waden. Wickeln Sie trockene Tücher darüber und legen sich gut zugedeckt ins Bett. Wiederholen Sie das Wickeln nach einer halben Stunde.

Der wirksamste Wickel ist vielleicht der **ESSIGWICKEL**. Dafür geben Sie 100 Milliliter Apfelessig in 400 Milliliter lauwarmes Wasser und tränken damit gut die Wickeltücher.

Der praktischste Wickel bei Erkältung ist die **ZWIEBELSOCKE**. Füllen Sie in der Pfanne erwärmte, grob gehackte Zwiebelstücke in zwei Stofftaschentücher und stecken Sie diese Zwiebelsäckchen in zwei große, grobe Socken, die Sie sich über Nacht einfach anziehen.

> **BÄDER:** Im Anfangsstadium einer Erkältung ist oftmals die Durchblutung gestört, was zu einer schlechteren Immunabwehr führt. Neben **ANSTEIGENDEN FUSSBÄDERN**, die Ihr Immunsystem aktivieren (siehe Seite 38), sind auch **VOLLBÄDER** gerade wegen ihrer Wärmezufuhr sehr wirksam. Angenehm sind fertige Badezusätze gegen Erkältungskrankheiten, zum Beispiel mit **KAMILLE, EUKALYPTUS, KIEFER-** oder **FICHTENNADEL, THYMIAN, KAMPFER** oder **MENTHOL**, die Sie in das 37–39 Grad warme Wasser geben. Sie können auch etwa 100 Gramm der Kräuter oder einer Mischung in einem Liter Wasser zehn Minuten aufkochen und dann durch einen Filter direkt ins Badewasser abseihen.

Bleiben Sie nicht länger als 20 Minuten im Wasser. Die ätherischen Öle gelangen über die Haut und die Atemwege in den Organismus. Danach sollten Sie eine Stunde im Bett nachschwitzen.

> **AROMATHERAPIE:** Nach dem Baden reiben Sie sich einen Tropfen der folgenden ätherischen Öle, die Sie in einer Schale mit zwei bis vier Milliliter Mandelöl oder Jojobaöl vermischt haben, für einen freien Schlaf auf die Brust und atmen Sie tief ein; oder nehmen Sie ein Fertigpräparat:

- **ANIS** wirkt krampflösend und entzündungshemmend.
- **EUKALYPTUS** löst den Schleim und wirkt antibakteriell.
- **PFEFFERMINZE** desinfiziert die Atemwege, wirkt krampflösend und löst Schupfen sowie festsitzenden Husten.
- **MENTHOL** wirkt antiseptisch, fördert den Auswurf von Schleim.
- **KAMPFER** beruhigt die Schleimhäute und erleichtert das Durchatmen.

Halsentzündung

Der Hals kratzt und schmerzt, das Schlucken wird zur Qual. Sie haben Fieber, vielleicht Ohrenschmerzen, und Ihre Lymphknoten sind geschwollen. Die Diagnose ist klar: Sie sind an einer Mandelentzündung erkrankt, einer Infektion der Gaumenmandeln. Die gute Nachricht: Halsschmerzen lassen sich bestens mit Naturheilmitteln behandeln.

Bessert sich die Halsentzündung jedoch nach ein bis zwei Tagen nicht, kann das bedeuten, dass Sie an einer eitrigen Mandelentzündung erkrankt sind. Sie sollten in diesem Fall Ihren **ARZT** aufsuchen. Er wird ständig entzündete Gaumenmandeln gegebenenfalls operativ entfernen.

Gegen Halsschmerzen gibt es diverse Mittel – wählen Sie unter den folgenden **BÜROTAUGLICHEN ANWENDUNGEN**, die ganz leicht überall angewendet werden können.

Halswickel

Halswickel sind sehr tröstlich bei Halsschmerzen, jedoch nur zu Hause durchführbar (siehe Seite 97). Aber auch ein trockener Halswickel, zum Beispiel ein Seidenschal, kann schon sehr wohltuend sein.

> **DIE LUFT BEFEUCHTEN:** Im Winter wird die Luftfeuchtigkeit in Innenräumen durch das Heizen sehr reduziert, was die Schleimhäute austrocknet. Deponieren Sie Schalen mit heißem Wasser auf Ihrem Schreibtisch oder legen Sie feuchte Handtücher auf Heizkörper.

> **KÜHLEN:** Kälte tut meistens gut bei Halsschmerzen. Gönnen Sie sich öfters mal ein Speiseeis (kein Milchspeiseeis, da es schleimbildend wirkt) oder lutschen Sie zwischendurch einen Eiswürfel, das lindert etwas das Kratzen im Hals.

> **LUTSCHEN:** Lutschtabletten mit Isländisch Moos, Salbei, Eukalyptus oder Huflattich-Frischpflanzensaft helfen – wenigstens kurzfristig – gegen das Kratzen im Hals, denn sie überziehen die Rachenschleimhaut mit einem Schutzfilm, der das Kratzen abmildert. Beispielpräparate finden Sie im Anhang verzeichnet, die Dosierung finden Sie in der Packungsbeilage.

> **TRINKEN**: Trinken Sie kalte Getränke (aber keine sauren Fruchtsäfte). Vermeiden Sie eine Zeit lang Milch, denn sie wirkt verschleimend. Ihre Speisen sollten weich gekocht, nicht zu heiß und möglichst ungewürzt sein und keine im Hals brennenden Säuren enthalten.

Zu den wirksamsten Mitteln aus der Kräuterheilkunde bei Entzündungen der Mund- oder Rachenschleimhaut gehört **SALBEITEE**. Sie können den Tee trinken (mehrmals täglich), aber auch damit gurgeln. Die Zubereitung ist für beide Anwendungen gleich: Übergießen Sie zwei Teelöffel Salbei mit einer Tasse kochendem Wasser. Seihen Sie den frischen Tee erst nach zehn Minuten ab. Eine Thermoskanne voll Salbeitee reicht den ganzen Arbeitstag.

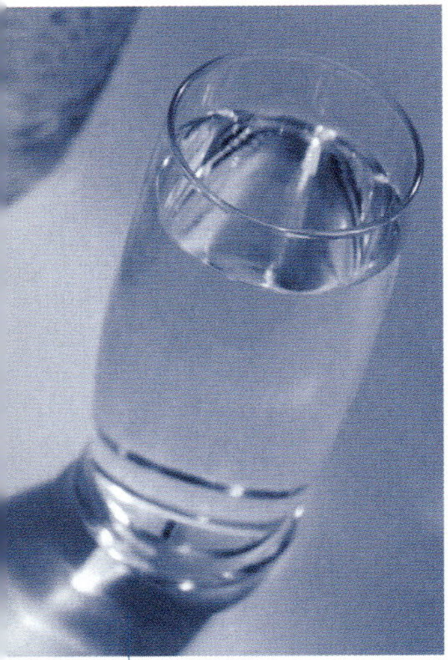

Sehr einfach, sehr wirksam, überall anwendbar: Salzwasser zum Gurgeln bei Halsentzündungen.

> **GURGELN:** Es gibt viele Kräuter zum Gurgeln. Suchen Sie sich die für Sie wirksamste Gurgellösung aus und gurgeln Sie mehrmals täglich. Seien Sie mutig, probieren Sie öfters auch ein anderes Gurgelwasser. Die Lösung können Sie sich zu Hause zubereiten und in einer Thermoskanne oder einer Flasche zu Ihrer Arbeitsstelle mitbringen:

- **KRÄUTER-GURGELWASSER:** Mischen Sie je einen Teelöffel Malvenblätter, Eibischwurzel und Salbeiblätter. Übergießen Sie diese Teemischung mit 250 Milliliter kochendem Wasser. Lassen Sie den Tee zehn Minuten ziehen und anschließend gut abkühlen. Gurgeln Sie drei- bis sechsmal am Tag mit dem kalten Tee.
- **GÄNSEFINGER-GURGELWASSER:** Vier Gramm klein geschnittenes Gänsefingerkraut gießen Sie mit 500 Milliliter kochendem Wasser auf. Der Tee sollte anschließend 15 Minuten ziehen.
- **FRÜCHTE-GURGELWASSER:** Drei Esslöffel getrocknete Heidelbeeren oder getrocknete Brombeerblätter werden 30 Minuten mit 500 Milliliter Wasser gekocht. Lassen Sie den Sud gut abkühlen, bevor Sie mit ihm gurgeln.
- **SALZ-GURGELWASSER:** Gurgeln Sie zur Abwechslung einfach mit Salzwasser. Rühren Sie dafür einen Teelöffel Salz in eine Tasse warmes Wasser.

> **HOMÖOPATHIE:** Homöopathische Mittel unterstützen die Heilung und lindern die Schmerzen. Bei starken Schluckschmerzen und einem feuerroten Rachen ist **BELLADONNA** ein gutes Mittel. Bei brennenden, stechenden Schmerzen und einem hellroten Hals hilft **APIS**. Bei Schluckbeschwerden, die bis zum Ohr ausstrahlen, nehmen Sie am besten **HEPAR SULFURIS** ein und gegen eine eitrige Angina mit üblem Mundgeruch kommt **MERCURIUS SOLUBILIS** infrage.

Es gibt auch eine Reihe hoch wirksamer **KOMPLEXMITTEL** zur Linderung der Halsbeschwerden, zum Beispiel Angin-Heel SD, Meditonsin, Tonsipret oder Tonsillopas. Mit homöopathischen Bestandteilen der Tollkirsche und der Kegelblume wirkt auch das Komplexmittel Belladonna-Homaccord bei einer Rötung und Schwellung, hervorgerufen durch Mandelentzündungen.

> **KONVENTIONELLE MEDIKAMENTE:** Bei starken Halsschmerzen und Fieber über 39 Grad können Sie ein schmerz- und fiebersenkendes Medikament wie Acetylsalicylsäure oder Paracetamol einnehmen. Werden die Halsschmerzen aufgrund einer eitrigen Mandelentzündung (Streptokokkenangina) immer stärker, werden sie mit Antibiotika behandelt.

Noch effektiver können Sie Ihre Halsschmerzen **ZU HAUSE** bekämpfen. Natürlich sollten Sie auch hier viel Salbei- oder Kamillentee trinken oder Salbeibonbons lutschen. Zusätzlich lindern Halswickel deutlich die Schmerzen.

> **HALSWICKEL:** Der **EINFACHE HALSWICKEL** wird angelegt bei Husten und Heiserkeit, bei entzündeten Mandeln sowie Rachen- und Kehlkopfreizungen. Er ist ebenso einfach wie verblüffend wirksam: Tauchen Sie ein gefaltetes Tuch in kaltes Wasser und wringen es gut aus. Schlingen Sie es sich anschließend um den Hals. Ein Halswickel sollte bei akuten Beschwerden nach 20 Minuten gewechselt werden.

Der **ZWIEBELWICKEL** ist der bekannteste Halsschmerzwickel. Etwa vier Zwiebeln werden dazu klein geschnitten und in einer Pfanne ohne Fett erwärmt. Danach werden sie in ein feuchtes Tuch eingeschlagen und an den Hals angelegt.

Für einen **KARTOFFELWICKEL** füllen Sie weich gekochte, gestampfte Kartoffeln (mit Schale) in ein Baumwolltuch und wickeln es sich um den Hals. Testen Sie aber vorsichtshalber an Ihrem Innenarm die Temperatur des Wickels, denn er kann noch sehr heiß sein.

Für den **ZITRONENWICKEL** schneiden Sie die Frucht in dünne Scheiben und legen sie in die Mitte des Tuches. Schlagen Sie das Tuch einmal um die Zitronenscheiben herum, zerquetschen Sie sie mit einem schweren Gegenstand und legen sich den mittlerweile durch den herausgetretenen Zitronensaft angefeuchteten Wickel um den Hals.

Richtig gewickelt

Decken Sie alle Wickel mit einem trockenen Tuch ab und wickeln Sie als dritte Schicht einen Schal herum – so sind Sie richtig gewickelt und können, gut zugedeckt, die heilsamen Wirkungen dieses alten Hausmittels voll genießen.

DAMPFBÄDER: Ein Dampfbad mit Erkältungskräutern wie Kamille, Schafgarbe oder Ackerschachtelhalm lindert die Entzündung im Rachenraum und die Schwellung geht zurück. Übergießen Sie dafür zwei Esslöffel des Krautes mit einem halben Liter kochendem Wasser, lassen Sie den Sud 10 bis 15 Minuten zugedeckt ziehen und seihen Sie ihn ab.

Füllen Sie diesen noch heißen Kräutersud in eine große Schüssel und inhalieren Sie den Dampf. Legen Sie für eine intensive Wirkung ein großes Handtuch über die Schüssel und Ihren Kopf, damit der Dampf nicht so leicht entweichen kann.

Heiserkeit und Kehlkopfentzündung

Plagt Sie neben Halsschmerzen auch noch Heiserkeit oder ist Ihre Stimme sogar gänzlich verschwunden, dann erschwert eine Kehlkopfentzündung (Laryngitis) Ihren Alltag – vor allem, wenn Ihr Beruf als Sänger, Politikerin, Auktionator, Verkäufer oder Lehrerin so sehr von der Stimme abhängt. Nicht nur das Sprechen bereitet Schmerzen, auch die Körpertemperatur steigt an. Meist kommt die Kehlkopfentzündung nach einer Infektion der oberen oder unteren Luftwege und heilt spätestens nach zwei Wochen folgenlos aus.

Wenn Sie am Arbeitsplatz chemische Dämpfe und Gase einatmen, in staubiger, sehr kalter oder überhitzter Luft arbeiten, passiv Nikotin ausgesetzt sind oder sogar selbst rauchen, kann die Laryngitis chronisch werden.

Die Stimme schonen

Bei starker stimmlicher Überbeanspruchung während einer Laryngitis kann der Stimmmuskel geschädigt werden. Deshalb ist es wichtig, dass Sie Ihre Stimme schonen. Geben Sie sich keine Mühe, die Stimme zu senken: Flüstern strapaziert Ihre Stimmbänder deutlich mehr als normal lautes Reden.

Was im Kapitel über Erkältungen beschrieben wurde, gilt auch für Halsschmerzen: An **BÜROTAUGLICHEN ANWENDUNGEN** werden neben Gurgeln (siehe Seite 96) auch Lutschtabletten als angenehm empfunden. Außerdem gibt es ein paar wichtige Grundsätze und Tipps:

- Schonen Sie Ihre Stimme! Sprechen Sie nur wenig. Rauchen Sie nicht!
- Halten Sie sich, wenn möglich, nicht zu lange in verrauchten, staubigen oder überheizten Räumen mit trockener Luft auf. Das reizt den entzündeten Kehlkopf.

- Trinken Sie viel Flüssigkeit. Bei Heiserkeit helfen täglich drei Tassen Eibischtee. Dieser Tee wird als Kaltauszug (siehe Seite 17) aus zwei Teelöffeln voll zerkleinerter Eibischwurzeln zubereitet und bei Bedarf etwas aufgewärmt.
- Trinken Sie ein Glas Brombeersaft gegen Ihre Heiserkeit.
- Tropfen Sie Fenchelöl auf ein Stück Würfelzucker oder einen Teelöffel Honig. Auch das erhellt Ihre heisere Stimme.

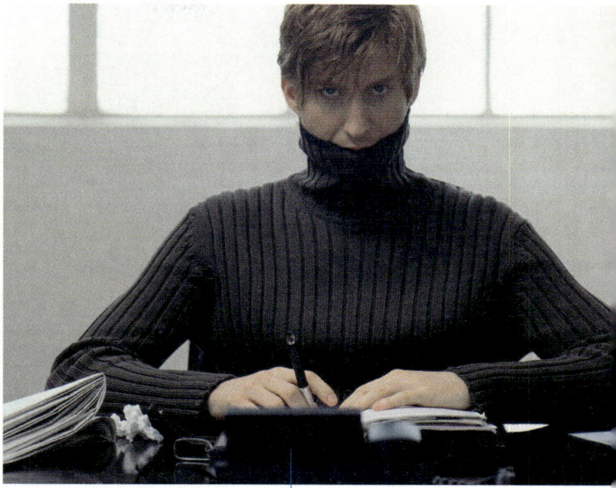

Psssst! Bei Kehlkopfentzündungen sollten Sie möglichst wenig sprechen und auf keinen Fall flüstern.

> **INHALATIONEN** bringen die Schleimhäute zum Abschwellen. Im Büro füllen Sie ein bis zwei Tropfen Eukalytusöl oder Teebaumöl in ein praktisches Inhaliergerät aus der Apotheke oder träufeln fünf bis acht Tropfen des Öls einfach in eine Schale mit heißem Wasser oder in eine Duftlampe auf Ihrem Schreibtisch.

> **HOMÖOPATHIE:** Bei Heiserkeit und Bellhusten hilft **SPONGIA**. Für Menschen, die viel sprechen müssen und deren Stimme stark strapaziert wird, ist **ARUM TRIPHYLLUM** das geeignete Mittel. **BRYONIA** wirkt auf die Schleimhäute bei trockenem Katarrh. Bei allen Formen von Heiserkeit und Kehlkopfentzündungen ist das **KOMPLEXMITTEL** Phosphor-Homaccord indiziert.

> **KONVENTIONELLE MEDIKAMENTE:** Haben Sie Fieber und Schmerzen, dann können Paracetamol oder Acetylsalicylsäure Ihre Beschwerden kurzfristig lindern. Bei Husten können schleimverflüssigende Substanzen wie Acetylcystein (ACC) sinnvoll sein. Vorsicht: ACC sollten Sie nicht mit Paracetamol zusammen einnehmen, da die Wirkungen sich sonst gegenseitig aufheben können. Antibiotika sind nur bei einer bakteriellen Kehlkopfentzündung indiziert.

ZU HAUSE können Sie nochmals in aller Ruhe inhalieren. Geben Sie einen Teelöffel voll Salz oder zwei Teelöffel Salbei, Kamille oder Eibisch in eine große Schüssel, gießen mit heißem Wasser auf, halten Ihren Kopf (mit einem Handtuch abgedeckt) über den würzigen Dampf und atmen ihn tief ein.

Husten

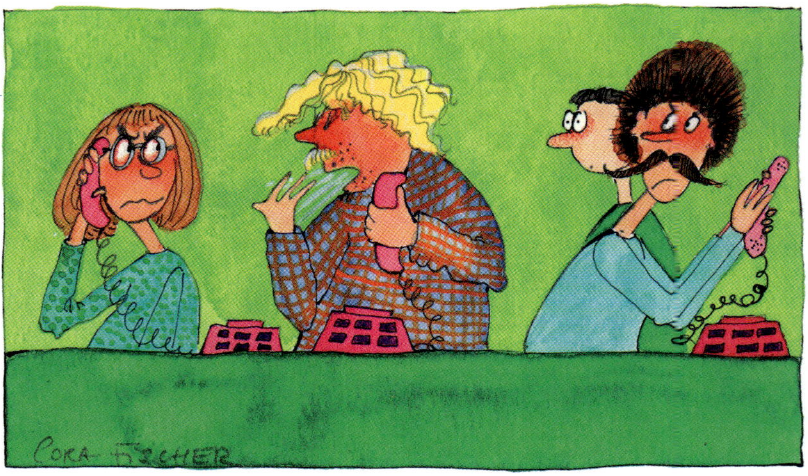

Wenn der Husten so stark wird, leidet die ganze Umwelt mit.

Husten ist ein Schutzreflex des Körpers, denn egal ob Sie einen Fremdkörper oder einen Krankheitserreger einatmen, durch den Husten befördern Sie ihn wieder hinaus. Wenn die Atemwege jedoch durch Viren oder Bakterien entzündet sind, kann Husten sehr penetrant werden und bis zu drei Wochen andauern. Hat sich ein heftiger Husten in den Atemwegen festgesetzt, kann es sich um eine chronische Bronchitis handeln. Jeder zweite Raucher über 40 Jahre ist daran erkrankt. Ist die Bronchitis erst einmal chronisch, kann daraus ein Lungenemphysem entstehen, eine krankhafte Überdehnung der Lunge, die in schweren Fällen zu frühzeitiger Invalidität führt. Eine andere, seltenere Ursache für den Husten kann Luftverschmutzung (Staub) am Arbeitsplatz sein. Jeder länger anhaltende Husten muss rechtzeitig vom **ARZT** abgeklärt werden.

So ärgerlich und störend ein unkontrolliertes, laut bellendes Husten gerade **BEI DER ARBEIT** sein mag: Es gibt etliche Kräuter und Hausmittel ihn zu behandeln und den Schleim in den Bronchien zu verflüssigen. Die folgenden können Sie gut bei der Arbeit anwenden.

> **PHYTOTHERAPIE:** Sind Sie viel unterwegs, können Sie den Husten innerlich mit **CINEOL** (dem Hauptwirkstoff aus dem Eukalyptusblatt) bekämpfen. Auch **EFEUBLÄTTER** (Hedera helix) wirken hustendämpfend und schleimlösend. Präparatebeispiele finden Sie im Anhang. Achtung: Einige Präparate enthalten Alkohol.

Tipps gegen plötzliche Hustenanfälle

Wenn Sie in einer Besprechung von einem Hustenanfall überrascht werden und ihn so rasch wie möglich loswerden müssen, gibt es drei gute Tipps:

- Träufeln Sie einige Tropfen reines **Teebaum-** oder **Manukaöl** auf ein Papiertaschentuch und atmen die Dämpfe tief ein.
- Trinken Sie ein Glas **kaltes Wasser**.
- Wenden Sie **Akupressur** an: Drücken Sie z. B. zwei Minuten lang in die tiefe Stelle über dem Brustbein. Zwei Fingerbreiten unterhalb des Schlüsselbeins liegt ein weiterer Akupressurpunkt, den sie eine Minuten lang drücken können .

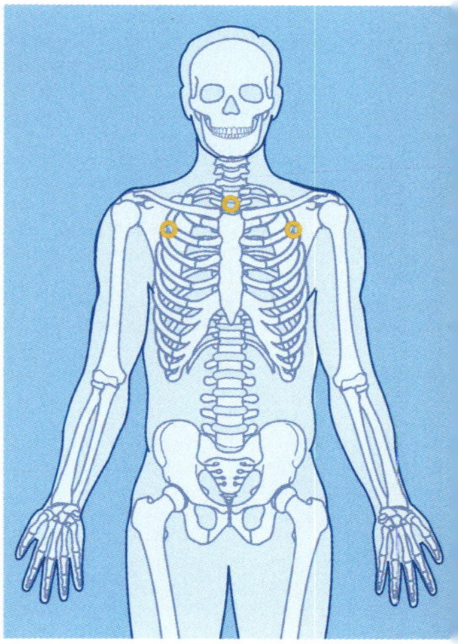

ÄTHERISCHE ÖLE, auf die Haut aufgetragen, dämpfen den Hustenreiz. Reiben Sie sich morgens einen Tropfen Eukalyptus-, Rosmarin- oder Kampferöl, den Sie vorher in einer Schale mit etwas Jojoba- oder Mandelöl vermischt haben, dünn auf die Brust. Auch Hustenbonbons und Lutschpastillen, die ätherische Öle wie Menthol, Anis, Eukalyptus, Fenchel oder Salbei enthalten, lindern den Hustenreiz.

> **HUSTENTEES:** Bei Husten ist es wichtig, auf die Zufuhr von genügend Flüssigkeit – mindestens zwei Liter täglich – zu achten. Besonders hilfreich sind hier Hustentees. Geben Sie für die Tees jeweils ein bis zwei Teelöffel eines der Kräuter oder (je nach Geschmack) einer Mischung in einen leeren Papierfilter. Übergießen Sie am Arbeitsplatz bei Bedarf die Kräuter mit einer großen Tasse (etwa 150 Milliliter) kochendem Wasser. Lassen Sie den Tee zehn Minuten ziehen.

- **THYMIAN** lässt Sie rasch wieder aufatmen. Thymian ist ein sehr wirksames Hustenkraut, denn er entspannt die Bronchien, fördert den Hustenauswurf und wirkt antibakteriell.
- Sind die Schleimhäute noch trocken und der Reizhusten sehr quälend, dann sind **SCHLEIMHALTIGE KRÄUTERTEES** günstig, die den Hustenreiz lindern, indem sie die Rachenschleimhaut mit einem Schutzfilm überziehen, der das unangenehme Halskratzen abmildert. Empfehlenswert sind Tees aus Eibischwurzel, Huflattichblättern, Isländisch Moos, Malvenblüten, -blättern oder Spitzwegerichkraut.

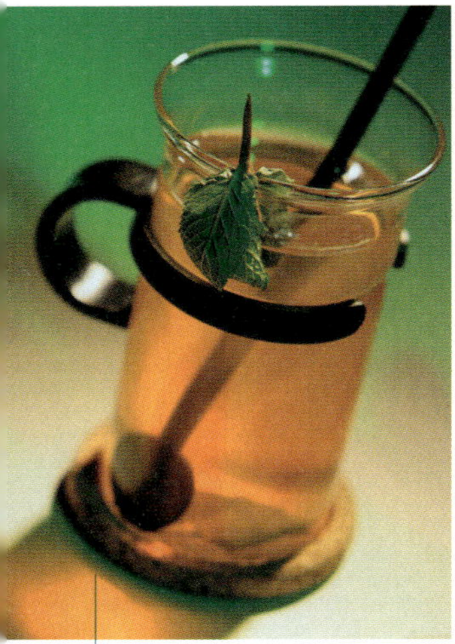

Pfefferminze im Hustentee löst den Schleim.

- Arbeiten Sie mit anderen Menschen in einem Raum, die Ihr Husten stören könnte, dann kochen Sie sich **HUSTENSTILLENDE TEES** aus Efeublättern, Lindenblüten oder Sonnentaukraut.
- Husten Sie einen zähen Schleim mit heraus, sollten Sie **SCHLEIMLÖSENDE HUSTENTEES** aus Anis, Fenchel, Holunderblüten, Pfefferminze, Efeublättern, Primel, Schlüsselblumenblüten oder Wollblume trinken.
- Quält Sie Ihr Husten so sehr, dass auch Ihre Bronchien in Mitleidenschaft gezogen wurden und schmerzen, dann kann ein Tee aus **EFEUBLÄTTERN** oder **EPHEDRAKRAUT** Ihre Beschwerden lindern.

> **HUSTENSÄFTE:** Wenn Sie tagsüber nur wenig Zeit zum Teekochen haben oder sich noch mit weiteren Mitteln gegen den störenden Husten wehren wollen, dann stellen Sie sich selbst einen Hustensaft her. Die folgenden Säfte können Sie leicht in einem Glas mit Schraubverschluss transportieren.

- **ZWIEBELSAFT:** Schneiden Sie 500 Gramm geschälte Zwiebeln klein und kochen Sie die Stücke etwa 15 Minuten lang mit einem halben Liter Wasser und 250 Gramm braunem Kandiszucker oder Honig. Anschließend seihen Sie den Saft gut durch. Nehmen Sie stündlich einen oder zwei Esslöffel davon ein.
- **MEERRETTICHSAFT:** Zerkleinern Sie ein Stück frischen Meerrettich so lange, bis ein breiiges Mus entstanden ist. Vermischen Sie diesen Brei mit Zucker (Mischungsverhältnis 1:2) und füllen ihn in ein Glas. Nach etwa acht Stunden hat sich ein dickflüssiger Sirup gebildet, von dem Sie je nach Hustenreiz einen oder zwei Esslöffel nehmen.
- **APFELESSIGSAFT:** Füllen Sie zwei Esslöffel Honig und zwei Esslöffel Apfelessig in eine Flasche und schütteln Sie sie gut durch. Lassen Sie bei Reizhusten etwas davon langsam im Mund zergehen.
- **ZITRONENSAFT:** Mischen Sie vier Esslöffel Zitronensaft mit einem Glas Wasser und erhitzen Sie den Saft. Er darf nicht kochen! Geben Sie einen Teelöffel Honig dazu.

> **HOMÖOPATHIE:** An homöopathischen Arzneien ist bei einem Husten mit Brustschmerzen **EUPATORIUM** angesagt. Geht die Erkältung bis zur Stimmlosigkeit, dann ist **CAUSTICUM** das richtige Mittel und bei einer Bronchitis das **KOMPLEXMITTEL** Bronchalis-Heel. Mit der Kombination von fünf homöopathischen Einzelmitteln wird auch Husteel bei Bronchitis oder Erkältungskrankheiten eingesetzt.

> **KONVENTIONELLE MEDIKAMENTE:** Schleimlösende Medikamente (Expektoranzien) und Antibiotika wird Ihnen der Arzt bei einem bakteriellen Infekt verschreiben. Hustenblocker (Antitussiva) sollten Sie nur einnehmen, wenn der Husten Sie bei Ihrer momentanen Arbeit zu sehr stört. Hustenblocker dämpfen zwar den Hustenreflex, der Schleim kann aber nicht abgehustet werden und bleibt in den Bronchien stecken.

Um den Schleim zu lösen und den Hustenreiz zu mindern, sind **ABENDS ZU HAUSE** Bäder und Wickel eine ausgezeichnete Hilfe. Die Feuchtigkeit hilft, Absonderungen in der verschleimten Lunge und im Rachen aufzulösen.

> **KOPFDAMPFBAD:** Schütten Sie in eine Schüssel mit nicht zu heißem Wasser einen Teeaufguss, den Sie aus vier bis sechs Esslöffeln Kamillenblüten oder Thymian zubereitet haben. Ebenso wirksam sind einige Tropfen ätherisches Öl (Eukalyptus- oder Thymianöl) in dem heißen Wasser. Hängen Sie sich ein Handtuch über den Kopf und atmen Sie entspannt zehn Minuten die Wirkstoffe der Kräuter ein.

Sie können auch nachts einige Tropfen Thymianöl auf eine Duftlampe geben. Das ätherische Öl des Thymiankrauts verhindert Hustenkrämpfe und schenkt Ihnen eine ruhige Nacht.

> **BÄDER UND WICKEL:** Beruhigen Sie Ihre Bronchien mit einem wohltuenden Wannenbad, in das Sie den abgeseihten Sud von **ANIS, FENCHEL, EUKALYPTUS, FICHTENNADELN, KAMILLENBLÜTEN, THYMIANKRAUT, MINZE** oder **LAVENDEL** gegeben haben. Sie bereiten das Bad zu, indem Sie fünf Esslöffel eines der Kräuter in einem Liter heißem Wasser abkochen und den Sud ins Badewasser abseihen.

Legen Sie sich anschließend ins warme Bett und bereiten Sie sich einen Kartoffelwickel (siehe Seite 97) oder einen der folgenden Wickel zu, die Sie sich auf die Brust legen, und entspannen Sie:

- **THYMIANWICKEL:** Mischen Sie einen Esslöffel Olivenöl oder Jojobaöl mit ein paar Tropfen ätherischem Thymianöl und befeuchten Sie damit ein Leinentuch, das Sie sich für eine halbe Stunde auf die Brust legen.
- **QUARKWICKEL:** Streichen Sie 50–100 Gramm frischen Quark in ein Tuch und schlagen es zusammen. Erwärmen Sie diesen Quarkwickel über Wasserdampf auf Körpertemperatur und legen ihn sich auf die Brust.

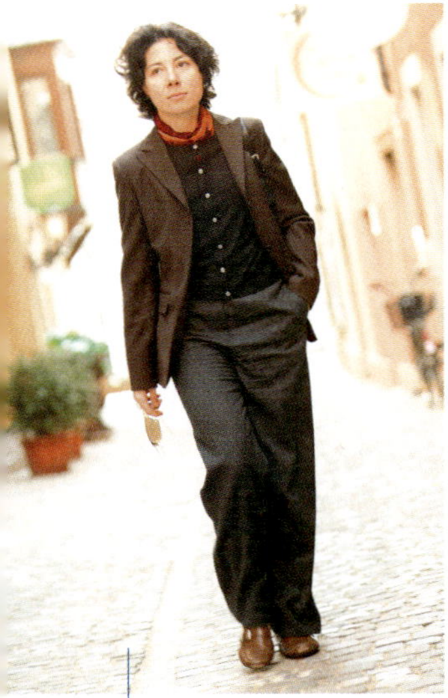

„Einen Schnupfen muss man spazieren tragen", sagt man – machen Sie doch in der Mittagspause einfach einen Spaziergang!

> **„HUSTENBIER" FÜR DIE NACHT:** Ein altes Hausmittel, das den Hustenreiz lindert und nachts den quälendsten Husten dämpft, ist das Hustenbier – aber nur, wenn Sie kein Fieber haben. Erhitzen Sie einen halben Liter Bier und rühren Sie fünf Esslöffel Honig hinein. Trinken Sie das Hustenbier möglichst warm in kleinen Schlucken vor dem Schlafen.

Schnupfen und Nebenhöhlenentzündung

Die Augen tränen, die Nasenschleimhäute röten sich und schwellen an, die Nase ist verstopft. Genauso ergeht es Ihrem Papierkorb, in den Sie hoffnungslos niesend ein Papiertaschentuch nach dem anderen werfen. Wenn der Schleim nicht aus den Nasennebenhöhlen in den Rachenraum entweichen kann, folgt nach dem Schnupfen oft auch noch eine Nebenhöhlenentzündung (Sinusitis). Dann verspüren Sie starke Schmerzen im Bereich der Wangen, hinter den Augen, über der Stirn oder auch im Hinterkopf. Die Schmerzen werden heftiger, sobald Sie sich nach vorne beugen oder fest auftreten.

Um einer Nebenhöhlenentzündung vorzubeugen, sollten Sie die Schleimhäute beim Schnupfen immer feucht halten. Das Nasensekret muss gut ablaufen können, denn auch der Schnupfen ist eine Abwehrreaktion des Immunsystems, um Krankheitserreger aus dem Körper herauszubefördern, ehe sie mehr Schaden anrichten können.

Gegen einen Schnupfen oder eine Sinusitis können Sie durchaus auch **IM ARBEITSALLTAG** einiges tun. Gehen Sie in Ihren Pausen an die frische Luft, denn: „Einen Schnupfen muss man spazieren tragen", sagt auch der Volksmund. Sorgen Sie für eine hohe Luftfeuchtigkeit in Ihrer Umgebung, stellen Sie notfalls Schüsseln mit heißem Wasser an Ihrem Arbeitsplatz auf.

Zum **NASEPUTZEN** verwenden Sie ausschließlich Papiertaschentücher und entsorgen Sie diese nach jedem Gebrauch in einer Plastiktüte oder einem verschließbaren Abfalleimer, damit kein Mitarbeiter mit diesen Bakterienschleudern in Berührung kommt. Halten Sie sich beim Naseputzen nicht beide Nasenlöcher zu, denn dadurch werden Erreger in die Neben-

Hilfe für wundgeputzte Nasen

Ringelblumensalbe beruhigt die rote Nase. Linderung verschafft auch die natürliche **Bienensalbe**. Ein homöopathisches Komplexmittel, das bei entzündeter Haut sehr gut hilft, ist **Traumeel-Salbe**. Tragen Sie die Salbe auch vorm Schlafengehen unter der Nase auf und lassen Sie sie über Nacht einwirken.

höhlen gedrückt und können dort eine Nebenhöhlenentzündung auslösen. Schnäuzen Sie erst ein Nasenloch, während Sie das andere zuhalten und umgekehrt.

> **NASENTROPFEN:** Damit der Zugang zu den Nebenhöhlen nicht verstopfen kann, sollten Sie vom Anfang einer Erkältung an dafür sorgen, dass die Nase frei bleibt. **NASENSPRAYS** zum Abschwellen der Schleimhäute sollten Sie allerdings nie länger als vier Tage lang nehmen und nur, wenn Sie gerade beruflich wirklich keine laufende Nase gebrauchen können – zum Beispiel vor wichtigen Gesprächen oder vor einer Rede. Die Schleimhaut abschwellende Sprays bekämpfen nur die Symptome und trocknen die Schleimhäute langfristig aus. Außerdem kann es zu einer Gewöhnung kommen.

Besser sind **NASENTROPFEN AUS SALZWASSER**. Sie beseitigen den Sekretstau in der Nase, lösen unangenehme Verkrustungen und lassen die Nasenschleimhäute auch abschwellen. Eine isotonische Kochsalzlösung können Sie überall kaufen, aber auch leicht selbst herstellen. Lösen Sie dafür einen halben Teelöffel Kochsalz in 100 Milliliter Wasser und füllen Sie diese Lösung in eine Pipettenflasche (aus der Apotheke). Oder Sie geben etwas Salzlösung in Ihre hohle Hand und saugen sie dann wie Schnupftabak erst durch ein Nasenloch, dann durch das andere hoch. Legen Sie danach den Kopf nach hinten, damit die Flüssigkeit in den Rachenraum gelangt und Sie sie anschließend ausspucken können. Diese Spülung sollten Sie drei- bis fünfmal täglich anwenden. Sie eignet sich auch zur täglichen Vorbeugung gegen Erkältungen.

Auch **HOMÖOPATHISCHE NASENTROPFEN** helfen sehr gut bei Schnupfen. Empfehlenswert sind zum Beispiel die Kombinationsmittel Euphorbium comp. oder Naso-Heel SN. Die Dosierung entnehmen Sie der Packungsbeilage.

> **ABSCHWELLENDE INHALATIONEN:** Auch Inhalationen befreien Ihre Nase. Eine **TASCHENTUCH-INHALATION** ist nicht nur praktisch, sondern auch überall anwendbar: Träufeln Sie mehrmals am Tag einen bis fünf Tropfen ätherisches Öl auf ein Taschentuch. Halten Sie sich das Tuch an die Nase und atmen Sie den Duft tief ein.

Sie können auch einen Tropfen des ätherischen Öls auf den Handrücken geben und daran riechen. Oder geben Sie fünf bis acht Tropfen in eine Duftlampe. Bei Schnupfen und Nebenhöhlenentzündung eignen sich Öle aus:

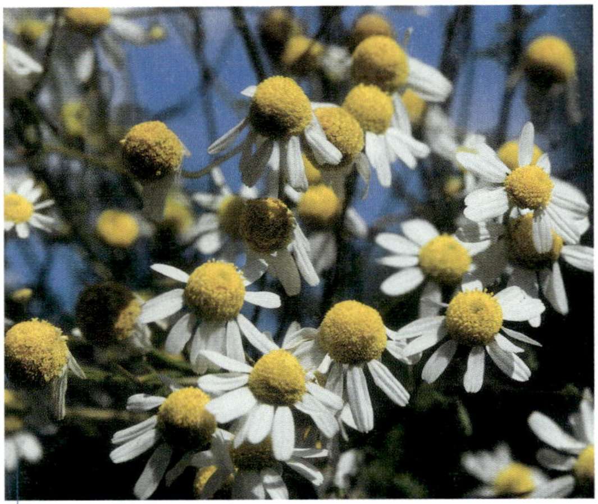

Die Kamille tut als Inhalation und als Kräutertee gut.

- Pfefferminze
- Myrrhe
- Eukalyptus
- Zitrone
- Kampfer
- Rosmarin
- Kamille
- Menthol
- Teebaum.

Zwei bis drei Tropfen dieser Öle können Sie auch in das Wasser eines **INHALATIONSGERÄTS** füllen und damit an Ihrem Arbeitsplatz inhalieren. Solche Inhalationsgeräte gibt es in verschiedenen Ausführungen. Alle sind handlich und gut zu transportieren. Allerdings können Sie diesen Geräten keine Kräuter, sondern nur wasserlösliche Öle oder Salben beimischen.

KRÄUTERTEES: Trinken Sie täglich mindestens zwei Liter Wasser oder Kräutertee, damit die Atemwege feucht bleiben und sich der Schleim verflüssigen kann. Besonders geeignet sind, je nach Geschmack und Vorliebe, Pfefferminzblätter, Thymian, Kamillenblüten oder Salbei, aber auch Brombeerblätter oder Holunderblüten. Die Zubereitung der Tees ist auf Seite 16/17 beschrieben.

HOMÖOPATHIE: Das klassische homöopathische Schnupfenmittel ist **ALLIUM CEPA**, vor allem wenn die Nase brennt und läuft Tränen die Augen und ist das Nasensekret milder, hilft **EUPHRASIA**. Ist der Schnupfen schon chronisch und sind auch die Nebenhöhlen betroffen, dann ist **HEPAR SULFURIS** das Mittel der Wahl. **LUFFA** erleichtert die Nasenatmung. Das **KOMPLEXMITTEL** Euphorbium comp. ist angezeigt bei nicht enden wollendem Niesreiz und wenn die Augen brennen.

Wenn der Schnupfen Sie nach Hause treibt, dann sollten Sie sich nicht nur ausgiebig Ruhe gönnen, sondern auch die folgenden, sehr hilfreichen **ANWENDUNGEN FÜR ZU HAUSE** genießen:

DAMPFBÄDER: Nehmen Sie erst einmal ein **DAMPFBAD**, denn das befreit Ihre Nase. Geben Sie dafür einen gehäuften Esslöffel Kamillenblüten, Pfefferminze, Thymian oder Salbei und einen Liter kochendes

Wasser in eine Schüssel. Atmen Sie die aufsteigenden Dämpfe zehn Minuten unter einem großen Handtuch ein.

> **BÄDER:** Heiße Wannenbäder mit Menthol- oder Thymianöl treiben den Schleim aus Nase und Bronchien. Geben Sie dazu 5 bis 15 Tropfen des ätherischen Öls und etwa 50 Milliliter Sahne, Honig oder Milch (als Emulgator) in die 38 Grad warme Badewanne und genießen Sie den herrlichen Duft. Wunderbar wohltuend sind auch jeweils fünf Tropfen Pfefferminzöl, Eukalyptusöl und Rosmarinöl mit Sahne oder Milch im Badewasser.

> **KOMPRESSEN:** Eine feuchtwarme Kompresse mit heißem, gekochtem **LEINSAMENSCHROT** löst wunderbar den festsitzenden Schnupfen in den Nebenhöhlen. Kochen Sie 300 Gramm Leinsamen in 600 Milliliter Wasser. Streichen Sie die Masse auf ein Tuch, das Sie über die Nase oder auf die Stirn legen, bis die Kompresse abgekühlt ist. Decken Sie sich während und nach der Anwendung unbedingt warm zu.

Auch eine Nackenkompresse mit **MEERRETTICH** wirkt schleimlösend und lindert die Kopfschmerzen. Geben Sie frisch geriebenen Meerrettich auf ein trockenes Tuch und schlagen es ein. Legen Sie sich die Kompresse für fünf Minuten auf den Nacken. Entspannen Sie sich, atmen Sie tief ein, aber halten Sie die Augen während der Anwendung geschlossen, damit die scharf riechenden Dämpfe Ihre Augen nicht reizen. Brennt es auf Ihrer Haut, sollten Sie die Kompresse sofort vom Nacken nehmen.

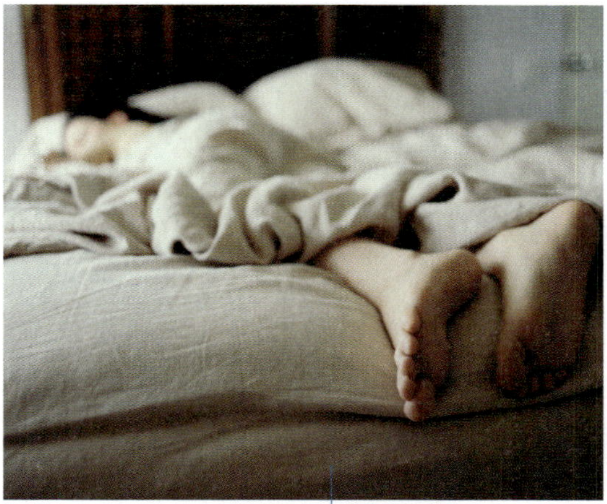

So richtig tief und erholsam schlafen – dabei hilft Erkälteten die richtige Luftfeuchtigkeit und ätherisches Öl.

> **SCHLAFHILFEN:** Damit Sie in der Nacht ruhig schlafen können, hängen Sie feuchte Tücher über Ihre Heizkörper. So trocknen die Schleimhäute nicht noch mehr aus. Träufeln Sie einen Tropfen Eukalyptusöl oder Zitronenöl (oder das Öl des Thymians, der Pfefferminze oder der Latschenkiefer) auf Ihr Kopfkissen, damit Sie nicht um Atem ringend träumen müssen.

Nicht so angenehm duftend, aber sehr wirkungsvoll ist auch das Aroma von Zwiebeln, denn es lässt die Schleimhäute abschwellen. Stellen Sie eine Schale frische Zwiebelringe über Nacht an Ihr Bett.

6.3 | Beschwerden des Magen-Darm-Trakts

Jeder hat sie schon am eigenen Leibe erfahren: Schmerzen im Bauch oder Krämpfe im Darm. Magen und Darm bilden den Verdauungstrakt des Menschen. Hier wird alles verarbeitet, was wir zu uns nehmen, leider oft auch unter haarsträubenden Bedingungen, wenn wir zum Beispiel schnell etwas viel zu Fettes zu heiß und scharf gewürzt herunterschlingen. Auf Stress und Hektik reagiert unser Verdauungsapparat besonders empfindlich. Magendrücken, Völlegefühl, Blähungen oder Sodbrennen verderben dann schnell den Spaß an der Arbeit.

Bauchschmerzen sind selten ein Grund das Bett zu hüten. Doch was tun, wenn plötzlich der Bauch schmerzt, sich ein Durchfall ankündigt, wenn Sie ständig aufstoßen müssen und Sie wegen solcher „Lappalien“ Ihre Arbeitsstelle nicht gleich verlassen wollen?

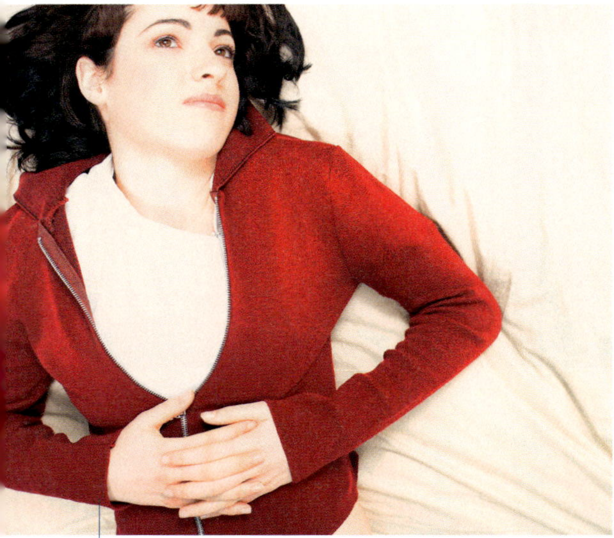

Bauchschmerzen sprechen in der Regel sehr gut auf natürliche Heilmittel an, die Sie überall verwenden können.

Bauchschmerzen

Ob ziehend, kolikartig oder drückend, Bauchschmerzen können unterschiedlichste Ursachen haben und jeden Tagesablauf heftig durcheinander bringen. Handelt es sich nur um eine harmlose Magenverstimmung und konnte der Arzt keine organische Ursache feststellen, dann machen sich vielleicht zu viel Stress, eine ungesunde Lebensweise oder falsche Ernährung durch den nervösen Magen bemerkbar. Solche Bauchschmerzen können Sie überall mit bewährten natürlichen Mitteln wie einem wohltuenden Kräutertee oder einer warmen Kompresse lindern.

Dauern die Bauchschmerzen längere Zeit an, nehmen sie durch Wärmeanwendung zu, treten sie plötzlich in der rechten Bauchhälfte auf, verlieren Sie an Gewicht oder haben Sie Blut im Stuhl entdeckt, müssen Sie einen **ARZT** aufsuchen. Dann können hinter den Bauchschmerzen auch andere Ursachen wie eine Blinddarmentzündung oder eine Darmerkrankung stecken.

> **PHYTOTHERAPIE:** Es gibt viele Heilpflanzen, die Magenbeschwerden lindern. Einen Tee, der den Magen schnell beruhigt, können Sie zu Hause vorbereiten und an Ihrem Arbeitsplatz rasch aufbrühen. Im Bedarfsfall sollten Sie drei- bis viermal täglich langsam und schluckweise eine Tasse frisch zubereiteten Kräutertee zwischen den Mahlzeiten trinken. Die Zubereitung ist auf Seite 16/17 beschrieben.

Lassen Sie sich doch einmal einen speziellen **MAGENTEE** von Ihrem Apotheker mischen (siehe Kasten). Auch einzeln zubereitet beruhigen die folgenden Kräuter den Magen und lindern die Schmerzen. Schmeckt Ihnen ein Kräutertee nicht gut, dann zerreiben Sie eine Prise getrocknete Pfefferminzblätter hinein. Der Tee mundet gleich viel besser.

Magentee

- 20 Gramm Pfefferminzblätter
- 10 Gramm Kamillenblätter
- 10 Gramm Melissenblätter
- 5 Gramm Anisfrüchte (angestoßen)

- **PFEFFERMINZE** wird gerne bei Koliken, Blähungen, Gastritis und Durchfall, Krämpfen oder Übelkeit getrunken. Wenden Sie diesen Tee nicht länger als vier Wochen durchgehend an.
- **KAMILLE** wirkt entzündungshemmend und hilft bei Magenverstimmungen, Darmbeschwerden, Durchfall, Blähungen und Koliken.
- **SCHAFGARBE** wird bei entzündlichen Magen-Darm-Beschwerden oder Verdauungsstörungen eingesetzt. Vorsicht: Direkte Sonneneinstrahlung während einer Kur mit Schafgarbentee kann Hautreizungen verursachen.
- **BEIFUSS** ist krampflösend und wirkt auch bei Magen-, Darm- und Gallenstörungen, Blähungen und Koliken. Der Tee sollte nur drei bis fünf Minuten ziehen.
- **HOPFEN** hilft unter anderem bei nervösen Magenbeschwerden und zur Appetitanregung. Hopfen soll nicht zu lange gelagert werden.
- **EIBISCH** ist gut gegen Darmstörungen, bei Durchfall und Magenschmerzen. Eibischtee wird als Kaltwasserauszug (siehe Seite 17) aus zwei Teelöffeln zerkleinerter Eibischwurzeln zubereitet und angewärmt getrunken.
- **SCHLEIFENBLUME** wirkt bei Magen-Darm-Beschwerden, denn sie baut die Darmtätigkeit auf und hemmt Entzündungen im Verdauungstrakt.
- **MELISSE** hilft bei Übelkeit, Magenverstimmung, Verdauungsbeschwerden und Blähungen. Sie wirkt nicht nur beruhigend, sondern auch krampflösend.

Geheimtipp

Engelwurz und Angelika sind echte Hexen-Kräuter, die die Magier für Visionen und für ihren Schutz einsetzten. Beide Kräuter wirken auch in der hiesigen Welt: Sie lösen Krämpfe und regen die Bildung von Magensäften an. Ein halber Teelöffel des fein geschnittenen Engelwurz oder der Angelika wird mit 150 Milliliter heißem Wasser überbrüht und nach zehn Minuten abgeseiht. Oder Sie setzen den Tee mit 150 Milliliter kaltem Wasser an, kochen ihn kurz auf und trinken ihn eine halbe Stunde vor den Mahlzeiten ungesüßt und nur mäßig warm.

Vor der Mahlzeit genossen, verhilft ein **MAGENSTÄRKUNGSLIKÖR** zu einem beschwerdefreien Essen. Mischen Sie sechs Esslöffel zerdrückte Wacholderbeeren, drei Esslöffel Tausendgüldenkraut, drei Esslöffel Angelikablüten und einen Esslöffel Kümmel mit einem Liter Weißwein. Würzen Sie das Gebräu mit einem Esslöffel Enzianpulver und lagern Sie es kühl in einer verschlossenen Flasche. Seihen Sie Ihren selbstgebrauten Likör nach vier Tagen ab und süßen Sie ihn mit sechs Esslöffeln Honig.

Ein weiterer **MAGENBITTER** besteht aus 20 bis 30 Tropfen Enziantinktur (Apotheke), in einem Glas Wasser verrührt. **MAGENTROPFEN MIT JOHANNISKRAUT** beruhigen den aufgebrachten Magen: Zerreiben Sie 20 Gramm frische oder getrocknete Johanniskrautblätter in einem Mörser. Rühren Sie das Kraut in etwa 100 Milliliter 70-prozentigen Alkohol. Besorgen Sie sich in der Apotheke eine dunkle Flasche mit Tropfenzählaufsatz und nehmen Sie vor den Mahlzeiten zehn Tropfen ein.

> **WARME AUFLAGEN:** Auch bei Magenbeschwerden tut Wärme einfach gut, denn sie lindert die Schmerzen und entkrampft bei Koliken. Wenn Sie viel sitzen, bemerkt niemand die **WÄRMFLASCHE**, die Sie sich an den Oberbauch legen. Auch ein **HEIZKISSEN** kann Ihnen diesen Dienst erweisen. Wenn Sie öfters an Bauchschmerzen leiden, ist ein **HEUBLUMENSÄCKCHEN** oder ein **KIRSCHKERNSÄCKCHEN** (siehe Seite 17) praktisch. Sie können das Säckchen über heißem Dampf oder auf einer Heizung etwa 30 Minuten erhitzen und danach vorsichtig auf die schmerzende Stelle legen und mit einem Tuch abdecken. Warten Sie mit Ihrer warmen Auflage in Ruhe ab, bis der Schmerz nachlässt.

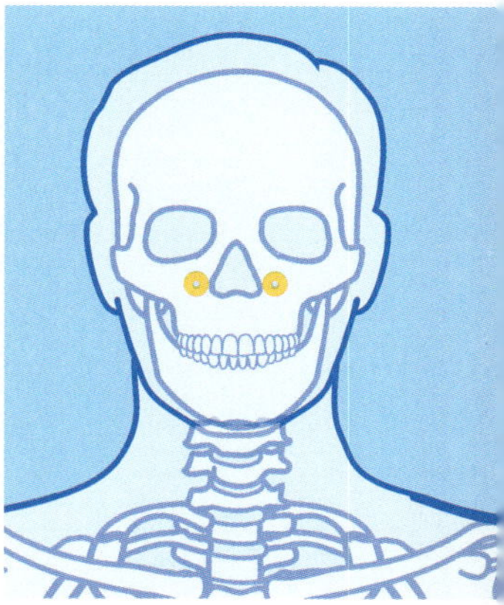

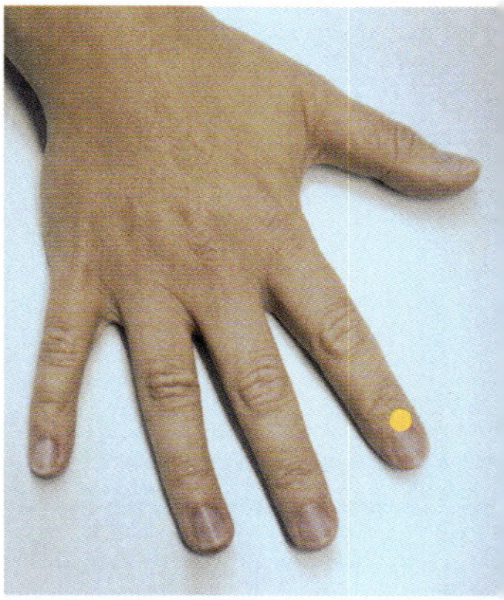

> **AKUPRESSUR**: Auch die Akupressur beruhigt Ihren Bauch. Atmen Sie tief und regelmäßig bei dieser Selbstbehandlung. Drücken Sie etwa eine halbe Minute lang den Punkt drei Fingerbreiten seitlich des Bauchnabels oder den Punkt zwei Fingerbreiten unterhalb des Bauchnabels.

Ein anderer Akupressurpunkt gegen Ihre Bauchschmerzen liegt neben dem unteren Rand des Zeigefingernagels an der Seite zum Daumen hin). Drücken Sie ihn etwa drei Minuten lang. Auch neben der äußeren Ecke der Nasenflügel liegt ein Akupressurpunkt gegen das Grummeln und Grimmen im Bauch. Drücken Sie ihn sanft auf jeder Seite drei Minuten lang.

> **HOMÖOPATHIE:** Die meisten Menschen reagieren bei Bauchschmerzen, Durchfall und Erbrechen sehr gut auf homöopathische Mittel. Bei Nervosität in Verbindung mit Magenschmerzen, Aufstoßen und Blähungen kann **ARGENTUM NITRICUM** das passende Mittel sein. Nach zu vielen fettigen Speisen und bei Aufstoßen hilft **PULSATILLA**, gegen die Folgen einer durchzechten Nacht und zu viel Alkohol **NUX VOMICA** und bei Krampfschmerzen nach Ärger, Stress und Zorn **CHAMOMILLA**.

An **KOMPLEXMITTELN** wirkt Spascupreel bei Magenkrämpfen und Gastricumeel bei Magenentzündungen, Sodbrennen und Blähsucht.

> **KONVENTIONELLE MEDIKAMENTE:** Arzneimittel (Spasmolytika) mit dem Wirkstoff Butylscopolamin helfen bei allzu starken Krämpfen. Lassen Sie sich vom Arzt oder in der Apotheke beraten.

Erbrechen

Es kann äußerst unangenehm sein, wenn Ihnen während der Arbeitszeit plötzlich übel wird. Müssen Sie jetzt alles stehen und liegen lassen und schnell nach Hause gehen?

Erbrechen beginnt mit einem flauen Gefühl im Magen. Bei geöffnetem Mageneingang ziehen sich die Muskeln von Bauch und Magen sowie das Zwerchfell zusammen, der Mageninhalt wird nach oben gepresst und aus dem Körper herausbefördert.

Übelkeit kann durch eine Lebensmittelvergiftung, aber auch durch Stress, seelischen Druck oder einen Migräneanfall ausgelöst werden. Auch nach einer durchfeierten Nacht mit zu vielen Alkoholika rebelliert der Magen manchmal aufs Heftigste. Übelkeit und Erbrechen beeinträchtigen das Allgemeinbefinden und die Leistungsfähigkeit. Wenn Sie trotzdem Ihre Tätigkeiten nicht abbrechen wollen, gibt es einige natürliche, sanfte Tipps.

> **WENIG ESSEN:** In der akuten Phase, solange das Erbrechen anhält, sollten Sie keine Nahrung zu sich nehmen. Danach entlastet eine leichte, fettarme und nicht zu stark gewürzte Schonkost den gereizten Magen. Leben Sie ein bis zwei Tage von Kamillentee und Zwieback. Beginnen Sie dann mit einer Haferschleimsuppe, für die Sie 20 Gramm Haferflocken etwa zehn Minuten lang in 250 Milliliter Gemüsebrühe aufkochen.

> **VIEL TRINKEN:** Es ist wichtig, dass Sie verlorene Flüssigkeit durch Tees oder stille Mineralwasser ersetzen. **KRÄUTERTEES** lindern die Übelkeit und verbessern deutlich Ihr Wohlbefinden nach einem Erbrechen. Der Klassiker unter den Tees ist der **PFEFFERMINZTEE**. Aber auch **MELISSENTEE** und **KAMILLENTEE** beruhigen und lösen die Krämpfe. Die Zubereitung von Kräutertees ist auf Seite 16/17 beschrieben. Hilfreich ist auch der **ANTI-ÜBELKEITS-TEE**, für den Sie zwei Teelöffel Kräuter mit 150 Milliliter kochendem Wasser aufgießen und 15 Minuten ziehen lassen. Trinken Sie den noch lauwarmen Tee in kleinen Schlucken.

SPARGELPULVER (Apotheke) mildert den Brechreiz. Lösen Sie ein Gramm Pulver in einer Tasse mit lauwarmem Wasser auf und trinken Sie die Flüssigkeit, wenn Ihnen übel ist

Anti-Übelkeits-Tee

- 30 Gramm Schafgarbe
- 30 Gramm Kamille
- 20 Gramm Pfefferminze
- 20 Gramm Melisse

> **AKUTE HILFE:** Ein Erbrechen kann bei einem verdorbenen Magen das gesündeste Hausmittel sein, denn damit werden auch Giftstoffe oder Krankheitserreger ausgeschieden. Versuchen Sie deshalb nicht, Erbrechen durch Medikamente zu unterdrücken. Wenn Sie die Übelkeit plötzlich erwischt, helfen die folgenden Tricks:

- Beim ersten Anzeichen von Übelkeit sollten Sie tief **FRISCHE LUFT** einatmen.
- Lutschen Sie eine frische **ZITRONENSCHEIBE** oder einen **EISWÜRFEL**, das hilft schnell.
- Kauen Sie ein Stück frische **KALMUSWURZEL** (Apotheke). Behalten Sie die Wurzel möglichst lange im Mund. Das Kauen der Wurzel wirkt beruhigend auf den Magen.

- **INGWER** ist ein altbewährtes Naturheilmittel, das zuverlässig gegen Erbrechen wirkt. Die frische Ingwerwurzel fördert die Produktion von Speichel- und Magensekreten und unterbindet den Brechreiz. Präparate mit der Ingwerwurzel sind besonders beliebt bei der Reisekrankheit. Besorgen Sie sich ein Stück frischen Ingwer und kauen Sie daran, solange Ihnen übel ist.Wenn Ihnen die rohe Ingwerwurzel zu scharf schmeckt, dann trinken Sie besser einen Ingwertee. Kochen Sie dafür einen halben Teelöffel Ingwerpulver oder ein etwa einen Zentimeter langes Stück frischer, geschälter Wurzel mit einer Tasse Wasser auf. Lassen Sie den Tee 15 Minuten ziehen, bevor Sie ihn vorsichtig durch eine Filtertüte gießen.
- Auch **ÄTHERISCHE ÖLE** können den Brechreiz beruhigen: Träufeln Sie sich rasch ein bis zwei Tropfen Pfefferminz- oder Lavendelöl auf Ihren Handrücken oder auf ein Papiertaschentuch und riechen Sie daran.

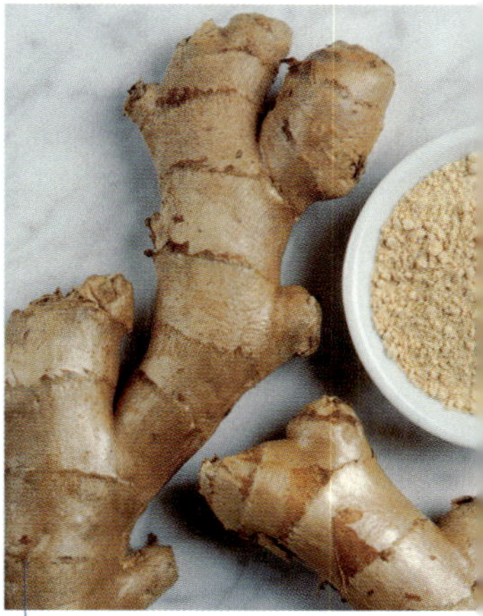

Ingwerwurzel können Sie frisch anwenden oder auch als Fertigpräparat in der Apotheke kaufen.

Praxistipp

Wenn Sie häufiger unter Übelkeit leiden, dann stellen Sie sich prophylaktisch ein **Riechfläschchen** aus einem Ölgemisch her, das Sie in einer lichtundurchlässigen Flasche überall hin mitnehmen können. Mischen Sie jeweils 15 Tropfen Basilikum-, Lavendel-, Melissen-, Minz- und Sandelholzöl. Füllen Sie diese Duftmischung ab. Riechen Sie daran, wenn Ihnen wieder übel wird.

> **AKUPRESSUR:** Wenn Ihnen plötzlich übel wird, dann drücken Sie 20 Sekunden lang den Punkt auf der Innenseite des Unterarms, vier Fingerbreiten entfernt von der Handgelenksfalte am äußeren Knochen. Ein anderer Akupressurpunkt liegt in der Mitte auf der Innenseite des Handgelenks. Dort können Sie einen kleinen Hügel ertasten. Drücken Sie ihn drei Minuten lang an jedem Handgelenk.

Ertasten Sie den Punkt vier Fingerbreiten oberhalb des Nabels. Verstärken Sie den Druck und nehmen Sie ihn nach 30 Sekunden wieder weg. Auch senkrecht der Nasenwurzel in der Mitte zwischen den Augenbrauen finden Sie einen Akupressurpunkt, der Ihnen hilft (siehe Seite 63). Drücken Sie ihn eine halbe Minute lang.

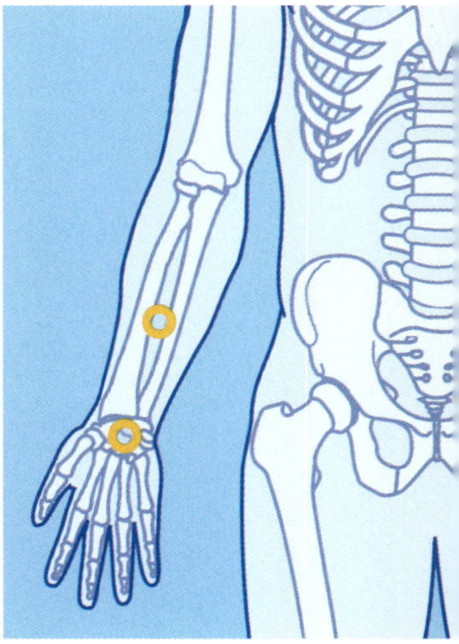

Was hilft wann bei Erbrechen?

Auslöser	Ihnen hilft ...	Extratipp
Alkohol	Nux vomica-Homaccord, Nux vomica	Trinken Sie zum Alkohol immer viel Mineralwasser.
Reisekrankheit	Reisekaugummi, Präparate mit Ingwerwurzel, Präparate mit Vitamin B_6, Cocculus, Tabacum, Gelsemium-Plantaplex	Gehen Sie nie mit vollem oder ganz leerem Magen auf die Reise.
Schwangerschaft	Vitamin B_6	
Verdorbener Magen	Nux vomica	
Stress und seelischer Druck	Spazierengehen (bringt den Kreislauf in Schwung), Ignatia	Führen Sie eine Entspannungsübung (siehe Seite 40) durch.

> **HOMÖOPATHIE:** An homöopathischen Mitteln ist bei Erbrechen aufgrund nervlicher Ursachen **IGNATIA** das Mittel der Wahl. Bei Erbrechen mit kaltem Schweiß hilft **VERATRUM ALBUM**.

An **KOMPLEXMITTELN** ist bei Reisekrankheit Cocculus Oligoplex Liquidum zu empfehlen. Tritt das Erbrechen beziehungsweise der Brechreiz im Verlauf einer fieberhaften Erkrankung auf, dann hilft Vomitusheel (Tropfen). Es ist auch angezeigt bei Unverträglichkeiten von Speisen und Getränken.

> **KONVENTIONELLE MEDIKAMENTE:** Übelkeit und Erbrechen können mit Medikamenten wie Dimenhydrinat oder Metoclopramid bekämpft werden. Beide Wirkstoffe harmonisieren die Motorik von Magen und Darm.

Durchfall

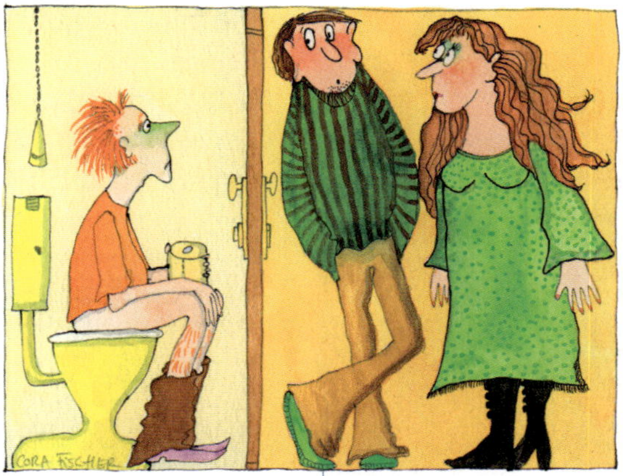

Statt die Betriebstoilette dauerhaft zu blockieren, ist es vielleicht doch besser, zu Hause zu bleiben …

Ein Durchfall – die so genannte Diarrhö – kann den fleißigsten Menschen so außer Gefecht setzen, dass er kurzfristig arbeitsunfähig ist. Der Durchfall entsteht durch die Unfähigkeit des Darms, Wasser und Elektrolyte aus dem Kot wieder aufzunehmen. Der Darm reinigt sich damit von krank machenden Keimen.

Die Ursachen sind vielfältig. Seelische Faktoren wie Stress oder psychische Belastungen können Einfluss auf eine Diarrhö haben. Akute Durchfälle werden häufig auch durch Viren oder Bakterien ausgelöst. Bei einer Lebensmittelvergiftung sind meist Salmonellen die Übeltäter, die durch infizierte Nahrungsmittel wie rohes Fleisch, Milch oder rohe Eier in den Körper gelangen. In der Regel klingen die Beschwerden einer einfachen Diarrhö nach wenigen Tagen von selbst ab. Erst wenn der Durchfall anhält und der Körper dadurch viel Wasser verliert, ist er behandlungsbedürftig und sollte unbedingt ärztlich abgeklärt werden. Ob Sie mit der Diarrhö arbeiten können oder nicht, hängt vom Schweregrad des Durchfalls ab. Doch egal, wie Sie sich entscheiden, **SIE MÜSSEN JETZT …**

- **… VIEL TRINKEN:** Der Wasserverlust muss bei der Diarrhö unbedingt ausgeglichen werden, ebenso der Mangel an Elektrolyten wie Natrium und Kalium. Dafür gibt es spezielle Elektrolytpräparate mit Glukose, Natrium, Kalium und Chlorid. Cola hat eine leicht stopfende Wirkung und enthält viel Natrium. Auch verdünnter Blaubeersaft beruhigt den Darm und wirkt stopfend. Geeignet sind auch stille Mineralwasser und Tees.

Wenn Sie ein bis zwei Tage nichts essen (siehe unten), sollten Sie mit Kräutertee (Pfefferminze, Fenchel oder Kamille), schwarzem oder grünem Tee fasten, denn das entlastet den Darm. Schwarzer Tee wirkt leicht stopfend und beruhigend bei Durchfall. Damit der Gerbstoff Tannin wirken kann, muss der Tee mindestens 20 Minuten ziehen. Eine Prise Kochsalz im Tee versorgt den Körper mit Natrium und Chlorid.

Elektrolyt-Drink selbst gemacht

Sie können Elektrolytpräparate zum Ausgleich des Wasserverlustes ganz leicht auch selbst herstellen:

- ½ Liter Wasser
- 5 Teelöffel Traubenzucker
- 1 Teelöffel Kochsalz

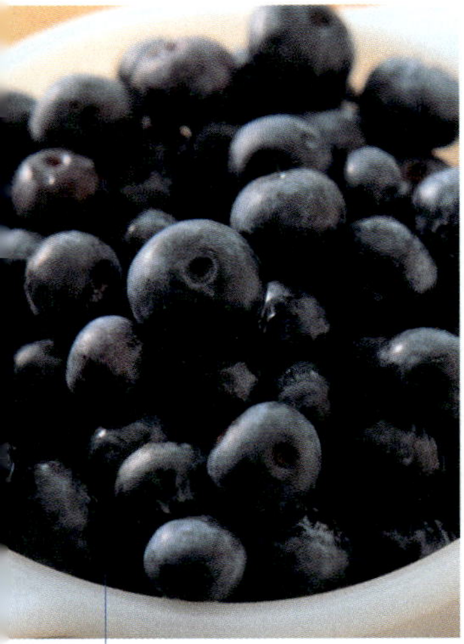

Getrocknete Heidelbeeren wirken stopfend, frische Heidelbeeren dagegen abführend.

Es gibt Zeiten, da will nichts so recht schmecken und trotzdem sollen Sie möglichst viel trinken. Welcher Tee oder welches **GETRÄNK** Ihnen bei Durchfall schmeckt und was am besten wirkt? Probieren Sie einfach verschiedene Rezepte – in der Tabelle finden Sie eine große Auswahl an probaten Durchfall-Tees.

Tees bei Durchfall

Heilpflanze	Dosierung	Zubereitung
Salbei	2 TL	mit 150 ml kochendem Wasser überbrühen, 10 Minuten ziehen lassen
Blutwurz	1 TL der zerkleinerten Wurzel	mit 150 ml kochendem Wasser überbrühen, 10 Minuten sieden lassen, danach 30 Minuten ziehen lassen
Eichenrinde	1 TL der zerkleinerten Rinde	mit 150 ml kaltem Wasser aufkochen, 15 Minuten kochen lassen
Wermutkraut	1 TL	mit 150 ml kochendem Wasser übergießen, 5 Minuten ziehen lassen
Gänsefingerkraut	1 TL	mit 150 ml Wasser aufkochen, 5 Minuten ziehen lassen

GETROCKNETE HEIDELBEEREN wirken stopfend. Für einen kühlen Heidelbeer-Tee kochen Sie die Beeren ab. Überbrühen Sie zwei Esslöffel getrocknete Heidelbeeren mit 250 Milliliter Wasser und lassen Sie den Tee zehn Minuten lang ziehen. Nach dem Abseihen und Abkühlen können Sie den Tee in eine leere Flasche füllen und zu Ihrem Arbeitsplatz mitnehmen. Trinken Sie mehrmals täglich eine Tasse oder ein Glas. Wenn Sie keine Zeit oder keine Lust haben, die Heidelbeeren abzukochen, dann kauen Sie bei Durchfall je nach Bedürfnis einen Esslöffel voll getrockneter Beeren.

APFELESSIG bekämpft Giftstoffe in der Darmwand. Rühren Sie zwei Teelöffel Apfelessig in ein Glas stilles Wasser. Trinken Sie dreimal täglich ein Glas in kleinen Schlucken.

> **... VORSICHTIG ESSEN:** Bei starkem Durchfall sollten Sie eine Zeit lang überhaupt nichts essen. Beginnen Sie ab dem zweiten Tag, wenn Sie noch zu Hause sind, mit etwas Zwieback und Schleimsuppe, für die Sie zwei Esslöffel Naturreis in einem Liter Gemüsebrühe kochen, bis die Suppe sämig ist. Arbeiten Sie wieder, dann nehmen Sie sich etwas Bitterschokolade oder Knäckebrot mit. Knabbern Sie den Tag über Salzstangen, denn sie enthalten viel Natrium.

Praxistipp

Auf Ihren Dienstreisen gilt, bevor Sie etwas essen: „Cook it, peel it or forget it" („Koche es, schäle es oder vergiss´ es")!

Kauen Sie bei Durchfall zwischendurch getrocknete **ÄPFEL**. Essen Sie auch immer wieder ein bis zwei mit der Schale geriebene Äpfel, aber ohne Kerne! Äpfel enthalten besonders in der Schale Pektine, die im Darm aufquellen, giftige Zersetzungsprodukte aufnehmen und bei der Ausscheidung „mitnehmen". Meiden Sie in der Kantine Milch und Apfelsaft, aber auch Kohl oder Hülsenfrüchte. Besser sind geschälter Reis oder Nudeln, Bananen und Möhren.

Der Klassiker unter den Durchfallmitteln, die Sie jederzeit zur Hand haben beziehungsweise überall schnell besorgen können, sind **COLA** und **SALZSTANGEN**, Kräcker oder salzige Kekse.

> **PFLANZLICHE MEDIKAMENTE:** Auch pflanzliche Präparate lindern den Durchfall. Geeignet sind zum Beispiel Tropfen mit **UZARAWURZEL-EXTRAKT**, der Muskelbewegungen im Unterleib hemmt, oder Präparate mit **MYRRHE**. **MEDIZINISCHE HEFE** enthält Saccharomyces-Pilze, die den Darm besiedeln, Keime an der Ausbreitung hindern und deren Gifte abfangen.

Ein klassisches und außerordentlich wirksames Mittel gegen Durchfall ist **MEDIZINISCHE KOHLE**. Sie bindet im Darm Bakteriengifte und Mikroorganismen und wirkt so gegen den Durchfall. Eine Schwarzfärbung des Stuhls durch die Kohle ist unbedenklich. Wenden Sie medizinische Kohle jedoch nicht bei fieberhaften Durchfallerkrankungen an und nehmen Sie sie nicht zusammen mit anderen Medikamenten, weil sie deren Wirkung beeinträchtigen kann. Präparatebeispiele für all diese pflanzlichen Medikamente finden Sie im Anhang.

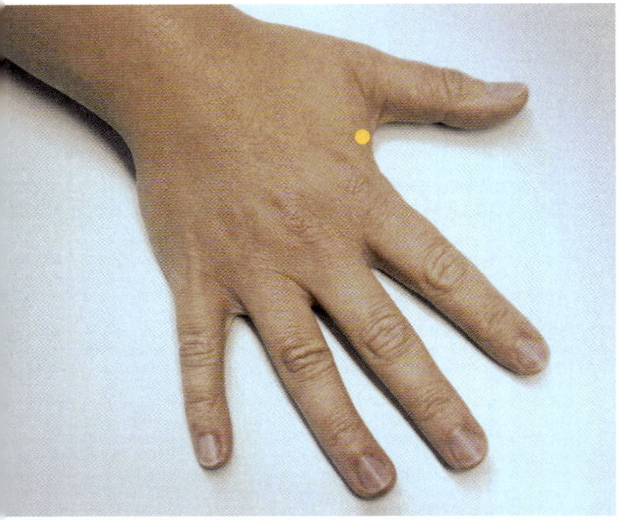

> **AKUPRESSUR:** Mittels Fingerdruck können Sie versuchen störende Situationen wie einen plötzlichen Durchfall abzumildern. Drücken Sie etwa eine Minute lang den Punkt zwei Fingerbreiten unterhalb des Bauchnabels.

Oder tasten Sie den Punkt in der Hautfalte zwischen Daumen und Zeigefinger nach innen in Richtung Zeigefinger. Drücken Sie diesen Punkt eine Minute lang mit Daumen und Zeigefinger der anderen Hand.

> **HOMÖOPATHIE:** Auch homöopathische Mittel helfen. Bei Magen-Darm-Verstimmungen, aber auch bei Reisedurchfall wird **OKOUBAKA** eingenommen, bei stressbedingtem Durchfall **ARGENTUM NITRICUM**, bei Durchfall mit Fieber **FERRUM PHOSPHORICUM**, bei Durchfall aufgrund psychischer Daueranspannung **ZINCUM METALLICUM**. Ebenso hilfreich ist das **KOMPLEXMITTEL** Diarrheel.

> **KONVENTIONELLE MEDIKAMENTE:** Wenn Sie ein plötzlicher Durchfall während der Arbeit zu sehr stört, können Sie kurzfristig auf stuhlganghemmende Medikamente (Loperamid) zurückgreifen. Fragen Sie gegebenenfalls Ihren Arzt. Gegen die Darmkrämpfe beim Durchfall helfen krampflösende Medikamente (Butylscopolamin). Einige Beispiele dazu finden Sie in der Präparateliste im Anhang.

Verstopfung

Gestresste Büroarbeiter scheinen nahezu prädestiniert für Verstopfung, denn zu ihren Ursachen gehört zu fette Ernährung mit zu wenig Ballaststoffen (Kantine oder Stehimbiss), zu geringe Flüssigkeitsaufnahme (Zeitmangel), Bewegungsarmut (Schreibtischarbeit) oder auch eine Ernährungsumstellung während oder nach einer (Dienst-)Reise. Die Zeit, um eine ausgewogene Mahlzeit in Ruhe einzunehmen, fehlt eigentlich immer. Das eilig heruntergeschlungene Essen kann vom Körper nicht richtig verwertet werden. Die Folgen: Darmträgheit und viel zu fester Stuhl.

Am besten ist es die Verstopfung gar nicht erst aufkommen zu lassen. Das ist kein Problem, wenn Sie die folgenden **TIPPS** beherzigen:

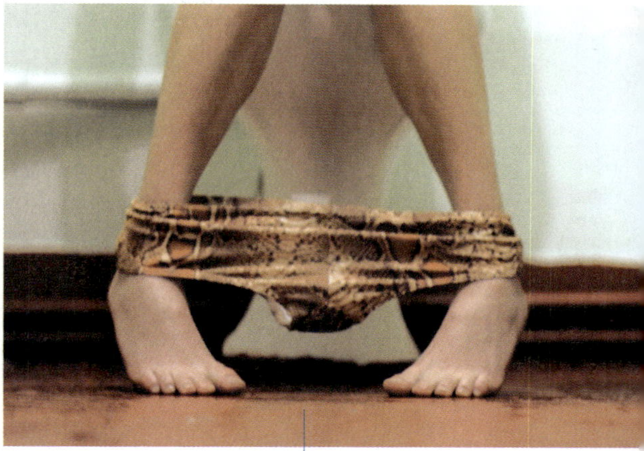

Hier geht nichts mehr – doch gegen Verstopfung sind diverse Kräuter gewachsen!

> **TIPPS FÜR EINEN VERSTOPFUNGSFREIEN TAG:** Zum **FRÜHSTÜCK** gibt es ein Müsli mit einem Esslöffel Kleie, einem Esslöffel Leinsamen und ein bis zwei Teelöffeln Milchzucker, und der Tag kann beginnen ... Weichen Sie für Ihr Frühstück abends zuvor einige getrocknete Feigen oder Pflaumen in einer Tasse Wasser (oder in Joghurt oder Quark) ein, lassen Sie die Früchte abgedeckt über Nacht stehen und naschen Sie sie zum Frühstück. Auch Apfelmus kann durchschlagend wirken.

Trinken Sie morgens gleich nach dem Aufstehen ein Glas warmes Wasser mit einem Esslöffel Apfelessig. Das regt den Darm an. Sie können auch nüchtern vor dem Frühstück (oder abends) ein bis zwei Gläser rohen Sauerkrautsaft trinken. Sauerkraut enthält für die Darmflora wichtige Milchsäurebakterien.

Zum **MITTAGESSEN** wird es Ihnen Ihr Darm danken, wenn Sie auch an Ihrer Arbeitsstelle einen kleinen Vorrat an Weizen- oder Haferkleie, Leinsamen, Dörrobst (zum Einweichen) und Milchzucker bereithalten. All diese Zutaten können Sie mit Sauermilch, Joghurt oder Buttermilch, mit frischem Obst und Nüssen und vor allem mit Müsli mischen und anstelle eines reichlichen Mittagessens genießen. Trinken Sie auch vor dem Mittagessen ein Glas Sauerkrautsaft oder essen Sie mehrmals täglich einige Gabeln rohes Sauerkraut.

Zum **ABENDESSEN** genehmigen Sie sich einen leckeren Abführtee, der pünktlich am nächsten Morgen wirken wird. Mischen Sie dafür

- 60 Gramm Sennesblätter,
- 10 Gramm Fenchel,
- 10 Gramm Kamillenblüten und
- 20 Gramm Pfefferminzblätter

und gießen Sie zwei Teelöffel von dieser Mischung mit einer großen Tasse kochendem Wasser auf. Nach zehn Minuten abseihen.

Bewegung regt den Darm an

Bewegen Sie sich ausreichend. Laufen oder radeln Sie zur Arbeit und nutzen Sie Treppen, denn auch Bewegung unterstützt die Darmtätigkeit. Noch besser ist es natürlich, wenn Sie regelmäßig Sport treiben oder zumindest ausgiebig spazieren gehen.

> **NATÜRLICHE DARM-ANREGER:** Quell- und Füllstoffe enthalten unverdauliche Ballaststoffe, die Wasser aufnehmen können und im Darm so aufquellen, dass sie ihr Volumen vergrößern und dadurch die Darmtätigkeit anregen. Wirksam ist deshalb bei Verstopfung der quell- und rohfaserreiche Leinsamen oder Flohsamen. Essen Sie zwei- bis dreimal täglich einen Esslöffel (fünf bis zehn Gramm) ganzen oder nur angestoßenen **LEINSAMEN** oder **FLOHSAMEN**, den Sie in etwa 100 Milliliter kaltem Wasser eine halbe Stunde lang vorquellen lassen sollten. Trinken Sie dazu ausreichend Tee oder Wasser, Buttermilch oder Fruchtsäfte.

Ebenso gut wirkt **WEIZENKLEIE** für einen natürlichen, regelmäßigen Stuhlgang. Mischen Sie täglich vier bis acht Esslöffel Kleie (das sind 10–20 Gramm) in ein Getränk oder eine Speise wie Joghurt, Müsli, Kefir, Kompott, ein Gemüsegericht oder in eine Suppe. Die Weizenkleie ist kalorienarm und hat viele Rohfasern, Schleim- und Quellstoffe. Trinken Sie viel Flüssigkeit dazu.

Auch der **MILCHZUCKER** ist ein gutes, natürliches Hilfsmittel zur Stuhlregulierung. Er süßt nur sehr wenig und kann Getränken und Speisen beigemischt werden. Schon zwei bis vier Teelöffel (15–30 Gramm), morgens nüchtern in einem Glas Fruchtsaft oder in einem Glas Buttermilch aufgelöst, regen die Darmbewegung an. Genauso regulieren die osmotischen Abführmittel **BITTERSALZ** oder **GLAUBERSALZ** die Darmträgheit. Ein Teelöffel wird mit einem halben Liter Wasser gemischt. Zur Geschmacksverbesserung sollte etwas Zitronen- oder Fruchtsaft darunter gerührt werden. **RIZINUSÖL** bringt ihren Darm noch eindringlicher auf Trab. Schlucken Sie einen oder zwei Esslöffel des Öls, aber Vorsicht: Die Wirkung tritt erst nach etwa zwei Stunden ein.

Auch **SENNESBLÄTTER** und **FAULBAUMRINDE** regen die Darmperistaltik an. Übergießen Sie einen Teelöffel Faulbaumrinde oder Sennesblätter mit einem Viertelliter kaltem Wasser. Seihen Sie diesen Kaltauszug erst nach zwölf Stunden ab. Erwärmen Sie sich abends eine Tasse und trinken Sie den Tee vor dem Schlafengehen.

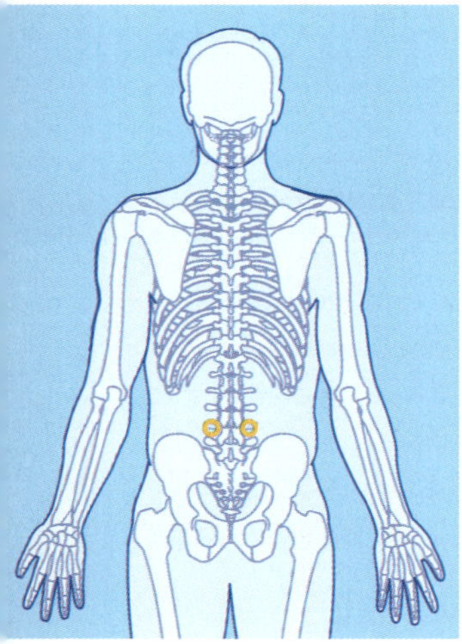

> **MASSAGEN UND AKUPRESSUR:** Gönnen Sie sich eine **BAUCHMASSAGE**, indem Sie mit den Fingern auf der Bauchdecke trommeln, oder zeichnen Sie mit den Fingerkuppen im Uhrzeigersinn einen großen Kreis auf den Bauch. Dieser Reiz überträgt sich auf die Bauchorgane und regt die Darmtätigkeit an.

Auf dem oberen Beckenrand zwei Fingerbreiten seitlich von der Wirbelsäule liegen **AKUPRESSURPUNKTE**, die Ihnen Erleichterung verschaffen können. Drücken Sie etwa zwei Minuten lang auf beiden Seiten gleichzeitig.

> **HOMÖOPATHIE:** Mit Homöopathie können Sie auch den Darm anregen: Bei Verstopfung aufgrund von Kummer und beruflicher Belastung kann **IGNATIA** helfen, bei hektischer Lebensweise ist **NUX VOMICA** angesagt, bei Nervosität **MAGNESIUM CARBONICUM**. Bei hartnäckiger Verstopfung und bei Verstopfung nach jahrelangem Gebrauch von Abführmitteln wird das **KOMPLEXMITTEL** Plumbum Pentarkan S empfohlen.

> **KONVENTIONELLE ABFÜHRMITTEL** sollten Sie nicht zu früh und nur kurzfristig einnehmen. Abführmittel als Schlankheitsmittel zu missbrauchen, um die letzte Mahlzeit möglichst schnell wieder loszuwerden, ist ein sinnloses Unterfangen, denn die meisten Nährstoffe sind längst verdaut und im Körper deponiert, wenn die Abführmittel zu wirken beginnen. Außerdem reizen bei Dauergebrauch die meisten dieser Mittel die Darmschleimhaut. Werden Abführmittel über lange Zeit eingenommen, kann das zu Störungen des Wasser- sowie des Elektrolythaushalts führen und die Darmtätigkeit wird noch träger. Diese Gefahr besteht bei den oben genannten natürlichen Mitteln zur Darmanregung nicht.

Reizdarm oder Reizblase

Stress, Hektik und Nervosität, ständige Unruhe im Arbeitsalltag – wen wundert es, wenn der Darm unter solchen Umständen verrückt spielt. Funktionelle Dyspepsie oder **REIZDARM-SYNDROM** nennen das die Mediziner. Die Patienten leiden unter Schweißausbrüchen und krampfartigen Bauchschmerzen. Oft über Monate oder sogar Jahre haben sie immer wieder unter anderem mal Durchfall, mal Verstopfung und Blähungen. Organische Störungen kann der Arzt ausschließen. Ein Reizdarm ist zwar nicht bösartig, aber er beeinträchtigt deutlich das Allgemeinbefinden und kann den Arbeitsablauf erheblich stören.

Entspannung hilft

Ein Reizdarm hat keine offensichtlichen organischen Ursachen. Versuchen Sie selbst Ihren nervösen Darm zu therapieren: Verringern Sie Ihren beruflichen Stress, vermeiden Sie anstrengende psychische Situationen, führen Sie Entspannungsübungen wie progressive Muskelentspannung (siehe Seite 41) durch oder suchen Sie sich andere Entspannungstechniken. Bleiben Sie in Bewegung, das ist sehr wichtig. Treiben Sie Sport, um die Darmfunktion zu stärken.

> **BEOBACHTEN, AUFSCHREIBEN, WEGLASSEN:** Suchen Sie nach Nahrungsmitteln oder Getränken, die Ihre Beschwerden eventuell verschlimmern. Dafür ist es praktisch, eine Zeit lang ein **NAHRUNGSTAGEBUCH** zu führen: Schreiben Sie täglich auf, was Sie gegessen und getrunken haben und welche Beschwerden Sie hatten. Vielleicht finden Sie auf diese Weise einen der Auslöser für Ihren Reizdarm. Auch bestimmte Nahrungsmittelbestandteile wie Milchzucker, Fruchtzucker, Alkohol oder Koffein können die Symptome des Reizdarms auslösen.

> **PHYTOTHERAPIE:** Versuchen Sie, Ihre Beschwerden mit ein paar natürlichen Kräuter-Tipps einzudämmen. Vielleicht finden Sie dadurch Ihre ganz speziellen, sanften Hilfen.

- Heilkräuter wie **FENCHEL, PFEFFERMINZE, KÜMMEL** und **SCHAFGARBE** beruhigen den gereizten Darm. Trinken Sie täglich vier bis fünf Tassen ungesüßten Kräutertee. Die Zubereitung ist auf Seite 16/17 beschrieben.
- **HEIDELBEEREN** enthalten viele Gerbstoffe, die die Darmschleimhaut vor Reizung schützen und sie stärken. Deshalb sollten Sie stets getrocknete Heidelbeeren griffbereit in Ihrer Nähe aufbewahren und im Notfall eine Handvoll davon gut kauen.
- **FLOHSAMEN** können Darmkrämpfe etwas abmildern. Mischen Sie mehrmals täglich einen Teelöffel (etwa fünf Gramm) Flohsamen in 100 Milliliter Wasser und lassen ihn kurz vorquellen. Trinken Sie ihn auf jeden Fall mit viel Flüssigkeit.

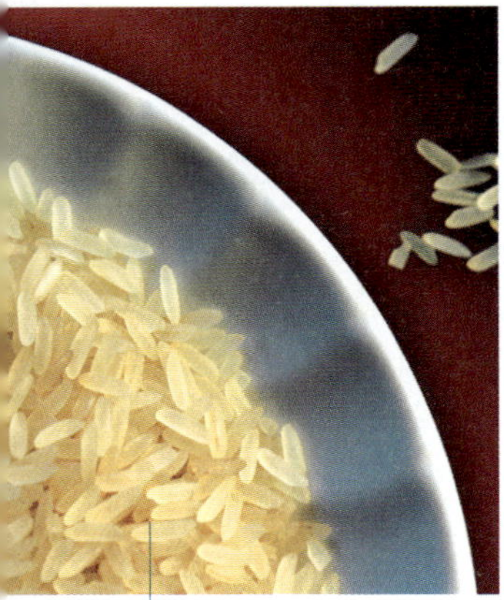

Beruhigt den Darm: das Kochwasser von lange gekochtem Reis.

> **HOMÖOPATHIE:** Bei einem Reizdarmsyndrom kann Ihnen ein erfahrener Homöopath mit einer umfassenden Behandlung mit Injektionen von **KOMPLEXMITTELN** helfen. Hilfreich sind darüber hinaus Diarrheel S und Duodenoheel als Tabletten.

> **WAS SONST NOCH HILFT:** Den gereizten Darm beruhigt ganz einfach hergestelltes **REISWASSER**. Kochen Sie abends anderthalb Stunden lang Reis in Wasser. Schütten Sie ihn danach ab. Fangen Sie das Kochwasser auf, das Sie in eine Flasche umfüllen und am nächsten Tag schluckweise trinken.

BIERHEFE (Reformhaus) stärkt durch ihren hohen Anteil an Vitamin B_1 die Darmflora. Doch Vorsicht: Die Einnahme von gärfähiger Hefe kann Blähungen verursachen. Die Dosierung (je nach Indikation 250 bis 750 Milligramm täglich) entnehmen Sie der Packungsbeilage.

WÄRME lindert die Darmbeschwerden und kann leicht auch bei der Arbeit angewendet werden. Legen Sie sich tagsüber zum Beispiel ein aufgewärmtes Kirschkernsäckchen oder ein Heublumensäckchen auf den Bauch (siehe Seite 17).

Eine Dienstreise, ein Betriebsausflug oder eine langwierige Besprechung können äußerst quälend sein, wenn nicht irgendwo schnell eine Toilette erreichbar ist. Die **REIZBLASE** (Belastungsinkontinenz) ist für viele Menschen eines der letzten medizinischen Tabus, wie die Weltgesundheitsorganisation (WHO) diese weit verbreitete Krankheit beschreibt. Der häufige, starke Harndrang, oft mit unkontrolliertem Urinverlust, ist den Betroffenen äußerst peinlich. Meist ist ihr Blasenschließmuskel zu schwach, um das Wasser halten zu können. Dadurch kommt es bei plötzlicher körperlicher Anstrengung, oft sogar schon bei Husten, Niesen oder Lachen zum unfreiwilligen Abgang kleiner Urinmengen. Auch bei der Reizblase lässt sich oft keine organische Ursache finden.

WICHTIG: Unterdrücken Sie nicht das Trinken aus lauter Angst, ein plötzlicher Harndrang könnte Ihre nächste wichtige Besprechung oder die lange Autofahrt vereiteln. Suchen Sie bei Harndrang sofort die Toilette auf und verkneifen Sie ihn sich gar nicht erst.

> **BLASEN-TEE:** Trinken Sie regelmäßig einen Blasen-Tee. Überbrühen Sie dafür einen Teelöffel der folgenden Mischung mit einer großen Tasse kochendem Wasser und lassen ihn fünf Minuten ziehen, bevor Sie ihn abseihen:

- 10 Gramm Hopfen
- 10 Gramm Johanniskraut
- 10 Gramm Melissenblätter
- 60 Gramm Hagenbuttenschalen.

> **AKUPRESSUR:** Einen Versuch ist es immer wert, auch mit dieser alten chinesischen Heilmethode die Beschwerden der Reizblase zu mindern. Massieren Sie dazu etwa eine Minute lang mit der Spitze des Mittelfingers entweder den Punkt zwei Fingerbreiten unterhalb des Bauchnabels. Oder drücken Sie mit Ihrem Zeigefinger den Punkt vier Fingerbreiten oder den nächsten Punkt sechs Fingerbreiten unterhalb des Bauchnabels. Lassen Sie den Druck jeweils langsam ansteigen und wieder schwächer werden.

HOMÖOPATHIE: An homöopathischen Mitteln helfen gegen das Brennen beim Wasserlassen **CANTHARIS** und bei häufigem Harndrang, Brennen und Wundheitsgefühl beim Wasserlassen **APIS**. **PETROSELINUM** ist das richtige Mittel bei Reizblase mit heftigem Harndrang, häufigem Wasserlassen nachts und Brennen während des Wasserlassens.

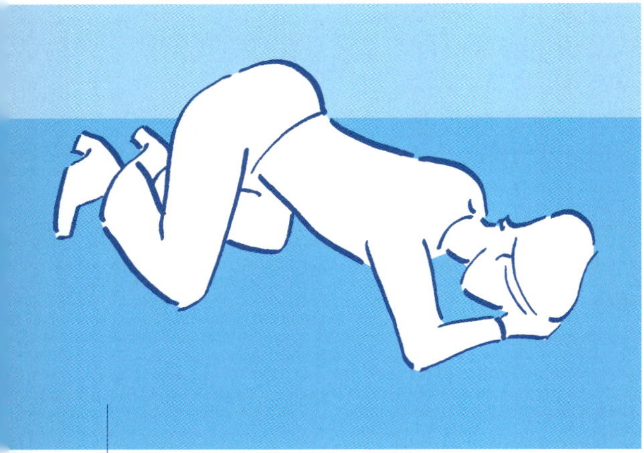

Beckenboden-Übung für den Feierabend: Knien Sie sich auf Ellenbogen und Knie, die Fußspitzen und die Hände liegen jeweils zusammen. Der Kopf liegt bequem auf den Händen. Ziehen Sie die Beckenbodenmuskulatur nach innen und nach oben und atmen Sie gleichzeitig aus. Halten Sie die Spannung einige Sekunden und lassen Sie wieder locker. Atmen Sie jetzt wieder ein. Wiederholen Sie An- und Entspannung dreimal.

WAS SONST NOCH HILFT: Ein warmes Kirschkernsäckchen (siehe Seite 17) vermag durch seine **WÄRME** die Beschwerden der Reizblase ein wenig zu lindern und kann gut auch bei der Arbeit angewendet werden.

Lassen Sie sich von einem Physiotherapeuten **BECKENBODENTRAINING** zeigen, eine regelmäßig zu wiederholende, bewusste Anspannung und Entspannung bestimmter Beckenbodenmuskeln.

KONVENTIONELLE THERAPIEN: Seit neuestem gibt es weltweit das erste Medikament für die Therapie von Frauen mit mittelschwerer bis schwerer Belastungsinkontinenz (Duloxetinhydrochlorid, siehe Anhang). Ihr Arzt kann Ihnen sagen, ob das Mittel für Sie infrage kommt. Ist der Leidensdruck zu groß, kann auch eine kleine **OPERATION** helfen. Dabei wird die Blase im Bauchraum aufgerichtet und befestigt, so dass die Harnröhre gestreckt und vom Schließmuskel ausreichend zusammengedrückt werden kann.

Saure Probleme der Magenschleimhaut

Dass sauer nicht immer lustig macht, können viele Menschen mit Magenproblemen bestätigen. Etliche Beschwerden stoßen ihnen täglich sauer auf und stören regelrecht den Tagesablauf. Zu ihnen gehören Magenschmerzen, Völlegefühl, Übelkeit oder Aufstoßen. Oder es passiert, dass die Kollegen über ihren Mundgeruch flüstern.

Schuld an all diesen Übeln ist die Magensäure, die normalerweise Speisen verdauen und Krankheitskeime aus der Nahrung eliminieren soll. Die Magenschleimhaut ist gut geschützt vor dieser starken Säure, die hauptsächlich nachts produziert und tagsüber im Magen freigesetzt wird. Wenn aber die aggressive Magensäure die Magenwand reizt, kommt es zu den typischen Magenbeschwerden. Falsche Ernährung, ungesunde Lebensweise wie Rauchen, zu viel Alkohol, aber auch Medikamente oder Stress und Unruhe können auf den Magen schlagen und „machen ihn dann sauer".

Eine Reizung der Magenschleimhaut sollten Sie unbedingt ernst nehmen, denn halten die Beschwerden länger an, kann sie sich entzünden (wie bei einer Infektion mit Helicobacter-pylori-Bakterien). Eine solche **MAGENSCHLEIMHAUTENTZÜNDUNG** (Gastritis) kann chronisch werden; es kann sich daraus sogar ein Magengeschwür entwickeln. Spüren Sie starke Schmerzen, Appetitlosigkeit, Gewichtsabnahme, Übelkeit, entdecken Sie Blut im Erbrochenen oder haben Sie blutigen oder schwarz verfärbten Stuhl, sollten Sie Ihren **ARZT** aufsuchen.

Eine spezielle Diät, die eine Magenschleimhautentzündung heilen kann, gibt es nicht. Es gilt: **ERLAUBT IST, WAS IHNEN BEKOMMT!** Allerdings sollten Sie bei scharfen und üppigen Speisen sowie Alkohol und Tabak Vorsicht walten lassen und die letzten drei Stunden vor dem Schlafengehen nichts mehr essen. Mehrere kleine Mahlzeiten über den Tag verteilt sind besser als wenige große. Auch zwei Tage mit vielen Kräutertees zu fasten, wird von vielen Menschen mit Magenschleimhautentzündung als angenehm empfunden.

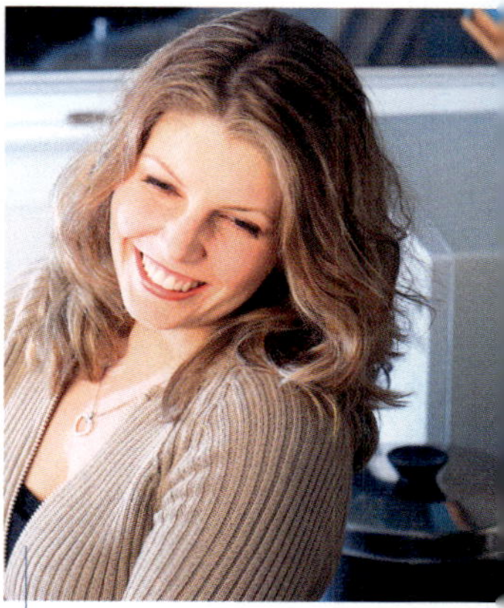

Kochen Sie sich etwas Schönes – erlaubt ist, was Ihnen bekommt.

> **HEILSAME GETRÄNKE UND SPEISEN:** Der hohe Schleimgehalt des geschroteten **LEINSAMENS** schützt die Magenschleimhaut. Weichen Sie abends einen Teelöffel geschroteten Leinsamen in einer Tasse kaltem Wasser ein, erwärmen Sie den Brei am nächsten Morgen und essen ihn auf nüchternen Magen. Oder kochen Sie zwei Esslöffel Leinsamen in einem halben Liter Wasser auf, seihen Sie den Sud ab und trinken den Schleim.

HEILERDE bindet die Magensäure. Verrühren Sie einen Teelöffel Heilerde in einem Glas lauwarmem Wasser oder einer großen Tasse Kräutertee (was viel besser schmeckt). Trinken Sie bis zu dreimal täglich das Heilerdegetränk.

Bei Magengeplagten hat sich längst die angenehme Wirkung von **SPARGELSAFT** herumgesprochen. Mischen Sie ein Gramm Spargelpulver (Apotheke) in einer Tasse mit lauwarmem Wasser. Trinken Sie den Spargelsaft in kleinen Schlucken. Roher **KOHLSAFT** (Reformhaus) ist ebenfalls ein beliebtes Hausmittel bei Magenschleimhautentzündung.

Sie können ihn auch selbst herstellen, indem Sie die festen Rippen eines Weißkohls auspressen.

Für **KARTOFFELSAFT** pressen Sie rohe Kartoffeln durch einen Entsafter, fangen die so gewonnene Flüssigkeit durch ein sauberes Tuch auf und schütten den Saft in eine Flasche. Damit Sie eine Wirkung verspüren, sollten Sie sechs Wochen lang täglich einen halben Liter Saft über den Tag verteilt trinken.

Ebenso lindert **KAROTTENSAFT** aus roh pürierten Karotten die Entzündung und verschafft so Abhilfe bei Beschwerden. Trinken Sie ihn morgens auf nüchternen Magen.

Eine Alternative für Milchfans: Trinken Sie eine Woche lang täglich in kleinen Portionen einen Liter zimmerwarme **BUTTERMILCH**. Sie kann den übersäuerten Magen etwas entspannen.

Auch **MAGENTEES** beruhigen die gestresste Magenschleimhaut. In der folgenden Tabelle finden Sie hilfreiche Rezepte.

Magentees

Heilpflanze	Dosierung	Zubereitung
Süßholzwurzel	2 TL	mit 150 ml kochendem Wasser übergießen, 15 Minuten ziehen lassen; zwei- bis dreimal täglich eine Tasse trinken
Kamillenblüten	2 TL	mit 150 ml kochendem Wasser übergießen, 10 Minuten ziehen lassen
Kalmuswurzel	1 TL	mit 250 ml kaltem Wasser über Nacht ansetzen, morgens abseihen; vor und nach jeder Mahlzeit einen Schluck leicht angewärmten Tee trinken
Enziankraut	1 TL	mit 150 ml kochendem Wasser übergießen, 10 Minuten ziehen lassen

> **HOMÖOPATHIE:** Dem gereizten Menschen hilft **NUX VOMICA**, wenn er sauer reagiert. **CARBO VEGETABILIS** wird bei Magenkrämpfen gewählt, **IGNATIA** bei nervös bedingten Magenschmerzen und **STAPHISAGRIA** eignet sich für Menschen, deren innere Konflikte ihnen auf den Magen schlagen. Bei chronischer und akuter Gastritis wird auch das **KOMPLEXMITTEL** Gastricumeel empfohlen.

> **KONVENTIONELLE MEDIKAMENTE:** Säurebindende Mittel (Antazida) schützen die erkrankte Schleimhaut. Gegen die Magenkrämpfe helfen krampflösende Medikamente (Butylscopolamin). Bei Befall mit Helicobacter pylori wird der Arzt außerdem Antibiotika verordnen.

Fast jeder Mensch hat es schon erlebt: **SODBRENNEN**, dieses brennende Gefühl in der Speiseröhre, dieses saure Aufstoßen, bei dem der saure Mageninhalt zurück in die Speiseröhre fließt und die ungeschützte Schleimhaut reizt. Meist ist das eine normale Reaktion des Körpers auf Ernährungssünden. Fettes Essen, zu viel Kaffee, übermäßiger Alkoholgenuss oder Süßigkeiten schwächen vorübergehend den Schließmuskel, der den Magen gegen die Speiseröhre abdichtet.

Gelegentliches Sodbrennen ist deshalb unbedenklich, wenn auch lästig. Haben Sie häufiger Sodbrennen, sollten Sie einen **ARZT** aufsuchen, denn dann besteht die Gefahr, dass die Magensäure die empfindliche Schleimhaut der Speiseröhre verätzt und eine Schleimhautentzündung (Refluxösophagitis) entsteht.

Es gibt einige Dinge, die Sie **VERMEIDEN** sollten, wenn Sie häufiger unter Sodbrennen leiden:

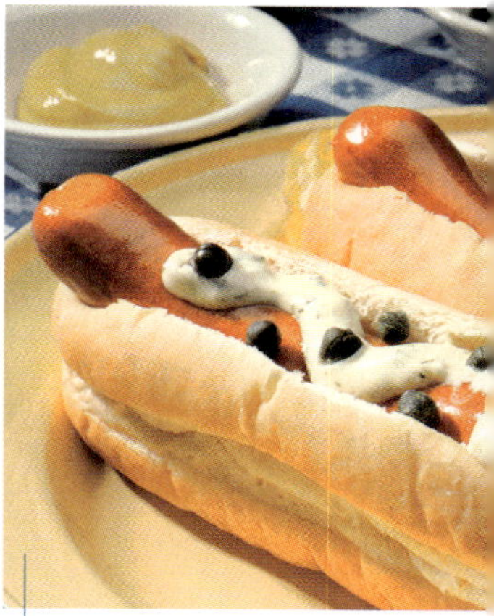

Sodbrennen ist oft die Folge unserer „Ernährungssünden“.

- Vermeiden Sie es nachts flach zu liegen: Lagern Sie Ihren Oberkörper hoch. Legen Sie sich ein Extrakissen unter Ihr Kopfkissen oder stellen Sie Ihr Lattenrost hoch.
- Vermeiden Sie üppige und fettige Mahlzeiten vor allem unmittelbar vor dem Schlafengehen. Je voller Ihr Magen ist, desto eher müssen Sie aufstoßen. Eine üppige Mahlzeit bleibt sehr lange im Magen, bis sie in den Darm gelangt.
- Vermeiden Sie Säurelocker wie Kaffee, Tee, Alkohol oder Süßspeisen.
- Vermeiden Sie Übergewicht. Zu viele Pfunde erhöhen den Druck auf den Magen und das Zwerchfell und belasten den Schließmuskel.
- Vermeiden Sie einschneidende Kleidung wie Gürtel, enge Jeans oder quetschende Mieder.

> **HEILSAME GETRÄNKE UND SPEISEN:** Bei akuten Beschwerden ist kurzfristig die Einnahme von **HEILERDE** zu empfehlen, um die Säure rasch zu neutralisieren (siehe Seite 125). Auch **LEINSAMEN** schützt die gereizte Schleimhaut. Empfehlenswert bei Sodbrennen ist es zwei- bis dreimal täglich einen Esslöffel (etwa zehn Gramm) ganzen oder nur angestoßenen (nicht geschroteten) Leinsamen mit ausreichend Flüssigkeit (mindestens die zehnfache Menge des Leinsamens) einzunehmen.

ENZIANTEE beruhigt die gereizte Schleimhaut der Speiseröhre. Ein Enzianschnaps, gelegentlich nach dem Essen genossen, hilft ein leichtes Sodbrennen zu vermeiden. Die Inhaltsstoffe dieser Heilpflanze verringern die Produktion der Magensäure.

Ein Tee aus **SPITZWEGERICH** schützt und stabilisiert die gereizte Schleimhaut **KAMILLE** und **SCHAFGARBE** wirken entzündungshemmend. Die Zubereitung von Kräutertees ist auf Seite 16/17 beschrieben.

Praxistipp

Hilfreich gegen Sodbrennen ist eine Messerspitze **Ingwerpulver** vor jeder Mahlzeit. Das Pulver können Sie sich leicht in einer kleinen Plastikdose überall mit hinnehmen.

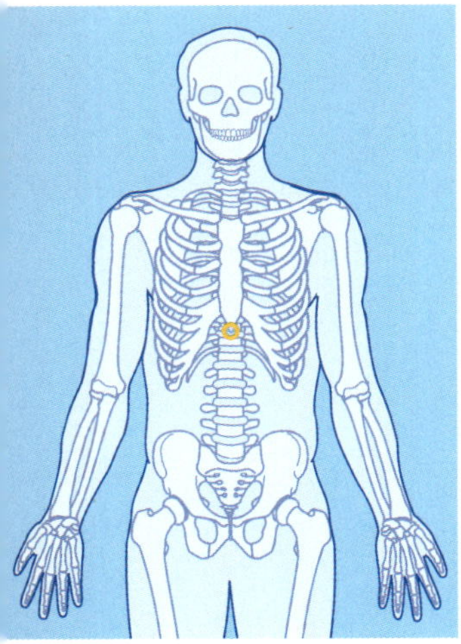

> **AKUPRESSUR:** Wenn Ihnen Sodbrennen ausgerechnet während Ihrer Arbeit Beschwerden bereitet, kann die Akupressur rund um den Bauchnabel sanft helfen. Akupressurpunkte liegen unter anderem drei Fingerbreiten rechts und links des Bauchnabels oder aber zwei Fingerbreiten unter dem Bauchnabel. Drücken Sie diese Punkte etwa 30 Sekunden lang.

Ein weiterer Punkt liegt direkt unterhalb des Brustbeins, dort, wo das Muskelgewebe beginnt (etwa acht Fingerbreiten über dem Bauchnabel. Verstärken Sie den Druck Ihres Fingers vorsichtig und schwächen Sie ihn nach 20 Sekunden wieder ab.

> **HOMÖOPATHIE:** Homöopathische Mittel wie **ROBINIA** helfen bei zu viel Säure und saurem Aufstoßen, **CARBO VEGETABILIS** bei Sodbrennen mit häufigem Aufstoßen, **PHOSPHOR** bei brennenden Schmerzen im Magen.

> **KONVENTIONELLE MEDIKAMENTE:** Ist die Speiseröhre entzündet (Refluxösophagitis), wird der Arzt Medikamente verordnen, die die Magensäure binden oder ihre Produktion hemmen. Diese so genannten Antazida helfen auch bei anderen säurebedingten Magenbeschwerden.

Mundgeruch und Blähungen

Darüber spricht man nicht, aber der Kollege müffelt doch entsetzlich aus dem Mund, ein anderer hatte gar gestern nach dem Mittagessen ... Nein, darüber spricht man wirklich nicht. Auch Sie leiden vielleicht ab und zu ausgerechnet während Ihrer Arbeitszeit unter unangenehmen Verdauungsproblemen, die zwar meist völlig harmlos sind, aber dennoch im Alltag außerordentlich quälend und sehr unangenehm sein können. Was wollen Sie auch dagegen ausrichten, wenn Sie Mundgeruch oder Blähungen haben, Sie sich aber an Ihrer Arbeitsstelle partout nichts anmerken lassen wollen?

Meist stört **MUNDGERUCH**, wenn Sie ihn gar nicht gebrauchen können, mittags bei der Besprechung nach dem Geschäftsessen, abends im Theater nach einem anstrengenden Tag. Mundgeruch riecht meist danach, woher er auch stammt – und zwar von bestimmten Nahrungsmitteln. Knoblauch, Zwiebeln, Fisch sind eindeutig wiederzuerkennen, genauso alkoholhaltige Getränke und natürlich Tabak. Ursachen von Mundgeruch können aber auch Ablagerungen von Speiseresten in Mund und Rachen sein, ein Mangel an Magensaft oder eine Magen-Darm-Erkrankung.

Da hilft nur eins ...

Bei Mundgeruch hilft nur eins: Eine optimale Mund- und Zahnpflege. Kein Problem: Zahnbürste, Zahncreme und Zahnseide können Sie an jedem Arbeitsplatz aufbewahren.

> **PUTZEN** Sie unbedingt nach jeder Mahlzeit die Zähne. Entfernen Sie mit Zahnseide Speisereste zwischen den Zähnen. Beträufeln Sie die Zahnseide mit etwas Teebaumöl: Das Öl bekämpft Bakterien und wirkt desinfizierend und entzündungshemmend.

> **NASCHEN** sollten Sie zwischendurch öfters ein Blatt frischer **MINZE**. Ihr ätherisches Öl wirkt auch antibakteriell gegen Karies. Wenn Sie keine Zeit haben, sich die Zähne zu putzen, dann kauen Sie nach dem Essen zuckerfreie **KAUGUMMIS**. Diese regen die Speichelproduktion an und entfernen Essensreste. Starker Mundgeruch lässt sich übrigens sehr wirksam verringern, wenn Sie täglich ungesüßten **NATURJOGHURT** essen. Das Milchprodukt normalisiert den Säuregehalt des Speichels und hemmt das Wachstum der Mundbakterien, die die unangenehmen Gerüche verursachen. Empfehlenswert sind rund 200 Gramm Joghurt täglich.

> **MUNDWASSER:** Zumindest morgens und abends, aber ruhig auch zwischendurch sollten Sie den Mund spülen und gurgeln. Die Natur hält viele wirksame Mundwasser-Rezepte bereit. Ihr persönliches Mundwasser können Sie in einem kleinen Reisefläschchen gut mit zur Arbeit nehmen oder sogar direkt vor Ort zubereiten:

- **SALZWASSER:** Lösen Sie einen Esslöffel grobes Haushaltssalz in einem Glas lauwarmem Wasser auf.
- **KRÄUTER:** Übergießen Sie einen Teelöffel Blutwurzpulver, zwei Teelöffel getrockneten Spitzwegerich und einen Teelöffel Salbeiblätter mit kochendem Wasser und lassen Sie den Sud zehn Minuten ziehen.
- **GEWÜRZNELKENÖL:** Geben Sie einen Spritzer Weingeist und einen Tropfen Gewürznelkenöl in ein Glas lauwarmes Wasser und rühren Sie das Mundwasser gut um. Die ätherischen Öle der Gewürznelken haben eine stark antiseptische Wirkung. Der Alkohol des Weingeistes tötet zusätzlich Bakterien ab.
- **PFEFFERMINZ:** Nicht nur Pfefferminzbonbons verleihen Ihnen einen frischen Atem. Gegen Mundgeruch hilft auch Gurgeln mit Pfefferminzöl. Mischen Sie in einen Viertelliter Wasser einen Teelöffel Glyzerin mit sechs Tropfen Pfefferminzöl.

> **HOMÖOPATHIE:** Je nach Gesamtsymptomatik kann Ihnen eines der folgenden Mittel helfen:

- **MERCURIUS SOLUBILIS** bei stinkendem Mundgeruch, geschwollener Zunge mit Zahneindrücken, dickem gelbem Belag auf der Zungenbasis, metallischem Geschmack, starker Speichelabsonderung und Zahnfleischproblemen
- **PETROLEUM** bei Entzündungen der Mundschleimhat mit weißer, schleimig belegter Zunge
- **CROTALUS** bei Mundgeruch mit Zahnfleischbluten, Parodontose, vermehrter Speichelabsonderung, wobei die Zunge trocken, braun und geschwollen ist
- **KREOSOTUM** bei starkem Mundgeruch mit Schleimhautproblemen
- **CHAMOMILLA** bei bitterem Mundgeruch und starkem Zungenbelag.

Als **KOMPLEXMITTEL** gegen Mundgeruch sind Traumeel S und Lymphomyosot (N) empfehlenswert. Oder probieren Sie **TRINKAMPULLEN** aus: Von Arnica-Injeel S trinken Sie zunächst einmal täglich eine Ampulle, nach Besserung ein- bis dreimal wöchentlich eine Ampulle; vom Mittel Mucosa compositum wird ein- bis dreimal wöchentlich eine Ampulle eingenommen.

Peinlich sind sie und äußerst unangenehm, die **BLÄHUNGEN**, die entstehen, wenn sich im Darm zu viel Gas bildet. Blähungen (Flatulenzen) hängen weitgehend von der Art der Ernährung ab. Viele Menschen fürchten deshalb auch die Wirkung von Hülsenfrüchten, Kohl, Zwiebeln und kohlensäurehaltigen Getränken. Dabei lassen sich diese „Winde" mit natürlichen Mitteln aus dem Gewürzregal oder der Apotheke einfach und wirkungsvoll wieder vertreiben.

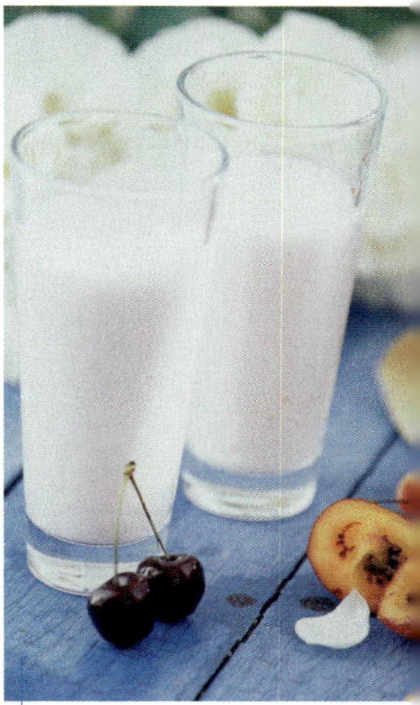

Milchprodukte wie Dickmilch, Kefir und Buttermilch tun gut bei Blähungen.

> **ESSEN BEI BLÄHUNGEN:** Wenn Sie oft unter Blähungen leiden, sollten Sie Ihre Ernährung auf Vollwertkost umstellen, die viel frisches Essen und nur leicht verdauliche Fette enthält. Um Gärungsprozesse zu vermeiden, verzichten Sie eine Zeit lang auf Zucker, auf blähende Lebensmittel und kohlensäurehaltige Getränke. Abends sollten Sie keine Rohkost mehr zu sich nehmen, da sie dann nicht mehr so gut verdaut wird und zu Blähungen führen kann.

Vorsicht, blähend!

- Kohl: Blumenkohl, Weiß-/Rotkohl, Sauerkraut …
- Zwiebeln, Knoblauch
- Hülsenfrüchte: Erbsen, Bohnen, Linsen …
- Frisches Brot
- Kohlensäurehaltige Getränke
- Tierisches Fett und zu lange erhitztes Pflanzenfett
- Softeis, geschlagene Sahne, aufgeschlagene Dessertcremes
- Frittierte Speisen, Fast-Food

> **TRINKEN BEI BLÄHUNGEN:** Trinken Sie tagsüber regelmäßig Dickmilch, Kefir, Buttermilch und Molke. Diese Milchprodukte sorgen für eine gesunde Bakterienflora im Darm. Sehr gut helfen auch die im Folgenden beschriebenen Kräutertees.

> **PHYTOTHERAPIE:** Das bekannteste Gewürz, das gegen Blähungen hilft und das auch schwer verdaulichen Speisen zugefügt wird, ist der Kümmel. **KÜMMEL** können Sie tagsüber auch als Tee trinken. Übergießen Sie dafür zwei Teelöffel Kümmel mit einem Viertelliter Wasser und lassen Sie den Tee vor dem Abseihen fünf Minuten ziehen. Sie können

auch ein kleines Säckchen mit Kümmel füllen, es auf einer Heizung oder über Wasserdampf erwärmen und es sich auf den Bauch legen.

Kümmel und andere krampflösende Mittel wie **ANIS, FENCHEL, KAMILLE, ENZIAN, GÄNSEKRAUT, SCHÖLLKRAUT** oder **POMERANZE** gibt es auch als fertige Tees zu kaufen. Sie können sich in der Apotheke auch einen Blähungs-Tee mischen lassen, den Sie regelmäßig trinken:

- 30 Gramm Kümmelfrüchte (zerstoßen)
- 20 Gramm Fenchelfrüchte (zerstoßen)
- 20 Gramm Anis
- 20 Gramm Koriander.

Für die Zubereitung überbrühen Sie einen Teelöffel der Teemischung mit einer Tasse kochendem Wasser lassen den Tee zehn Minuten ziehen.

Bei schmerzhaften Blähungen hilft ein krampflösender **MELISSEN**-Extrakt aus der Apotheke (siehe Anhang), den Sie nach Packungsbeilage anwenden.

Als Küchenkräuter gegen Blähungen sind **DILL** und Estragon geeignet. Wenn Sie Ihren Salat nicht mit Dill würzen wollen, dann hilft auch ein Teelöffel Dillsamen, in einer Tasse Wasser abgekocht, sehr gut gegen Flatulenzen. **ESTRAGON** wirkt verdauungsfördernd und kann Blähungen lösen. Ganz anders kann das beliebte **BASILIKUM** helfen: Mischen Sie drei Tropfen Basilikumöl mit etwas Jojobaöl und massieren Sie das Öl mit warmen Händen in kreisenden Bewegungen im Uhrzeigersinn auf Ihren Bauch. Hierbei ergänzen sich die blähungstreibende Wirkung des Krautes und die Massage wohltuend.

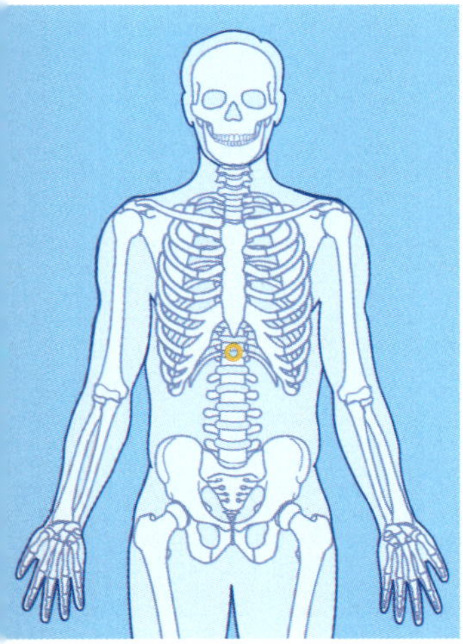

> **AKUPRESSUR:** Wenn Sie Flatulenzen in einer Besprechung überhaupt nicht gebrauchen können, dann hilft die Akupressur heimlich und nachdrücklich. Drücken Sie eine Minute lang die Akupressurpunkte zwei Fingerbreiten rechts und links des Bauchnabels. Ein weiterer Akupressurpunkt liegt zwei Fingerbreiten unterhalb des Bauchnabels. Lassen Sie dort den Druck schwächer und stärker werden.

Oder setzen Sie den Zeigefinger zwei Fingerbreiten unter das Ende des Brustbeines und verändern Sie auch dort die Intensität des Drucks (siehe Abb.).

> **HOMÖOPATHIE:** Wenn Sie spüren, dass Ihre Mahlzeit zu Luft wird, dann kann Ihnen **ARGENTUM NITRICUM** helfen. Ist der Oberbauch gebläht, nehmen Sie **CARBO VEGETABILIS**. **MAGNESIUM PHOSPHORICUM** wirkt bei starken Blähungen.

An **KOMPLEXMITTELN** ist bei reichlich Gasbildung mit Bauchschmerzen Carbo vegetabilis Pentarkan hilfreich, bei stark aufgetriebenem Leib Pflügerplex Dioscorea 178.

> **KONVENTIONELLE MEDIKAMENTE:** Medikamente gegen Blähungen enthalten die Wirkstoffe Dimeticon oder Simethicon. Die beiden Substanzen entschäumen den Verdauungsbrei und lösen Gasblasen im Darm auf.

Herz-Kreislauf-Beschwerden | 6.4

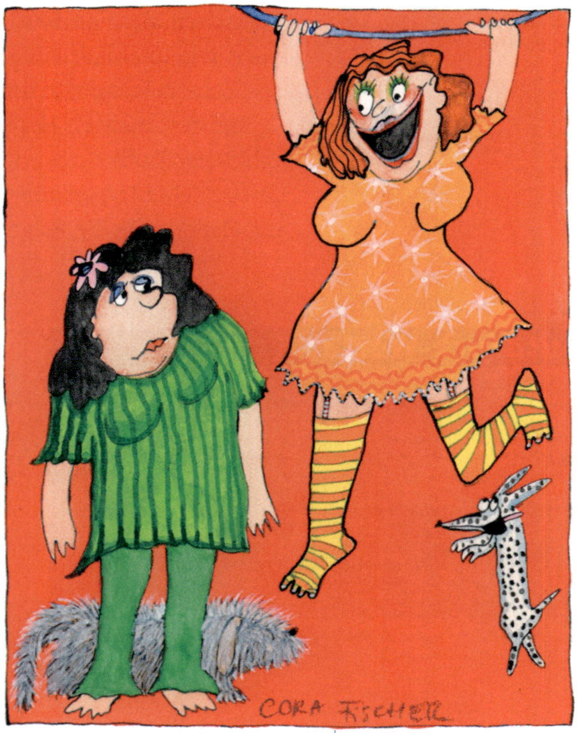

Ob ganz ruhig oder in Bewegung – ein gesundes Herz passt seine Arbeitsleistung an die aktuellen Anforderungen an.

Das Herz ist der Motor des Lebens. Mehr als 25 Millionen Male im Leben eines Menschen schlägt es. Seine Größe entspricht nur der einer Faust, und doch arbeitet es extrem hart – härter als jedes andere Organ im Körper. Selbst wenn Sie gerade viel am Schreibtisch sitzen oder hinter einer Theke stehen und sich kaum bewegen, schlägt Ihr Herz etwa 60- bis 80-mal die Minute, zieht sich zusammen, um anschließend wieder zu erschlaffen. Mit jedem Schlag pumpt es etwa 80 Milliliter Blut, das sind etwa sechs Liter Blut in der Minute.

Wenn Sie in größter Eile in der allerletzten Minute noch Zug oder Bus erreichen müssen oder nach heftigsten Diskussionen einen wichtigen Geschäftsabschluss tätigen, steigert Ihr Herz sein Arbeitstempo bis auf 200 Schläge in der Minute. Pro Herzschlag können dann bis zu 250 Milliliter Blut bewegt werden. Das Pumpvolumen des Herzens steigt auf etwa 50 Liter pro Minute.

Zwei Werte werden bei einer Blutdruckmessung ermittelt: Der obere Wert ist der **SYSTOLISCHE WERT**, er gibt den Druck an, welcher beim Zusammenziehen des Herzens entsteht, wenn das Blut in die Schlagadern gepumpt wird. Der untere Wert, der **DIASTOLISCHE WERT**, gibt den Druck zwischen zwei Herzschlägen an, wenn das Herz nach dem Pumpvorgang entspannt und sich wieder mit Blut füllt.

Bluthochdruck

Bluthochdruck (Hypertonie) gilt als eine Zivilisationskrankheit. Etwa jeder vierte Deutsche erkrankt irgendwann in seinem Leben daran. Zunächst verursacht der zu hohe Druck keine Beschwerden. Rein äußerlich ist einem Mitarbeiter mit Bluthochdruck auch nichts anzusehen. Oder vielleicht doch? Immerhin leiden fast zwei Drittel aller übergewichtigen Menschen auch an Bluthochdruck. Zu den **RISIKOFAKTOREN** gehören auch regelmäßiger Alkoholkonsum, Rauchen, zu viel Kochsalz, Stress, seelische Belastungen und Bewegungsmangel.

Bei den meisten Hypertonikern ist keine einzelne **URSACHE** für die erhöhten Blutdruckwerte festzustellen (man spricht in diesem Fall von „essenzieller Hypertonie"), bei den übrigen wenigen (rund 15 Prozent) ist die Hypertonie die Folge einer anderen Erkrankung des Herz-Kreislauf-Systems oder der Nieren („sekundäre Hypertonie").

Blutdruck-Werte

	Systolisch	Diastolisch
Niedrig	≤ 95–110	≤ 60–65
Normal	110–140	80–90
Erhöht	≥ 140–160	≥ 90–95

Ein Bluthochdruck besteht, wenn bei einem Erwachsenen bei mehrmaligen Messungen an verschiedenen Tagen in Ruhe **WERTE** von über 140 mmHg (systolisch) oder über 90 mmHg (diastolisch) gemessen werden. Die Blutdruck-Werte sind in der Tabelle dargestellt.

Optimal sind Werte von 120 zu 80 mmHg. Hat Ihr Arzt bei Ihnen einen erhöhten Blutdruck festgestellt, dann sollten Sie sich ein eigenes **BLUTDRUCKMESSGERÄT** besorgen um regelmäßig selbst Ihren Blutdruck kontrollieren zu können. Blutdruckmessgeräte sind handlich und klein und können in jedem Arbeitsbereich aufbewahrt werden. Erkundigen Sie sich vor dem Kauf eines Blutdruckmessgerätes genau, welche Geräte geeignet sind, denn die Qualität ist sehr unterschiedlich. Wichtig: Blutdruckmessgeräte für den Hausgebrauch liefern wichtige Anhaltswerte, messen aber nie so genau wie die von Ärzten verwendeten Geräte. Und so messen Sie richtig: Ruhen Sie sich mindestens drei Minuten aus, bevor Sie Ihren Blutdruck messen, vor allem wenn Sie vorher eine Treppe gelaufen sind. Messen Sie ruhig im Sitzen und stets am gleichen Arm und in Höhe des Herzens. Sprechen und bewegen Sie sich nicht während der Messphase.

Bluthochdruck ist tückisch, denn man bemerkt ihn meist nicht und er verursacht zunächst keine Beschwerden. Wenn Kopfschmerzen, Herzklopfen oder allgemeines Unwohlsein zu spüren sind, kann der Blutdruck schon extrem erhöht sein. Wird der Hochdruck nicht behandelt, drohen irreversible Gesundheitsschäden. Im schlimmsten Fall kommt es zu Herzinfarkt und Schlaganfall.

Gut vergleichbar

Wenn Sie Ihren Blutdruck immer am gleichen Ort – im Büro, der Werkstatt, dem Laden – messen, können Sie die Ergebnisse in einem Protokoll festhalten und miteinander vergleichen. Fügen Sie Datum, Uhrzeit und Situationen wie besondere Belastungen hinzu.

Deswegen muss ein Bluthochdruck regelmäßig auch vom Arzt kontrolliert werden. Reichen Gewichtsreduktion, Bewegung, Entspannung und Ernährung nicht aus, den Blutdruck herunterzufahren, muss er mit Medikamenten gesenkt werden. Nach dem Krankenkassenreport der Techniker Krankenkasse gehören Blutdrucksenker zu den am häufigsten verschriebenen Medikamenten: Mehr als zwölf Prozent der Erwerbspersonen (auf die Gesamtbevölkerung hochgerechnet sind das über vier Millionen Menschen!) nahmen regelmäßig ein den Blutdruck senkendes Präparat ein.

> **DEN LEBENSSTIL ÜBERPRÜFEN:** Zu einer erfolgreichen Behandlung des Bluthochdrucks gehört eine Veränderung des Lebensstils. Allem voran gilt: Vermeiden Sie **STRESS**. Entspannungstherapien wie Autogenes Training oder Muskelentspannung nach Jacobson können Ihnen dabei helfen. Genug Schlaf ist ebenso wichtig wie regelmäßige Erholungspausen.

Außerdem sollten Sie immer wieder bewusst atmen, denn das entspannt nicht nur, sondern versorgt den Körper besser mit Sauerstoff. Beobachten Sie selbst Ihr Atmen bei der Arbeit. Atmen Sie flach und kurzatmig? Fühlen Sie sich angespannt und gestresst? Atmen Sie zwischendurch öfters tief in den Bauch hinein.

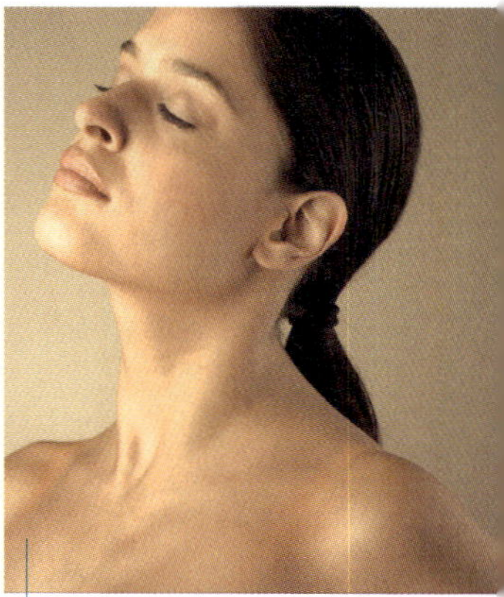

Gegen Bluthochdruck wirkt Entspannung – dabei hilft Ihnen die richtige Atmung.

Treiben Sie regelmäßig dreimal die Woche mindestens eine halbe Stunde **SPORT**, denn Bewegungsmangel erhöht die Gefahr einer Herz-Kreislauf-Erkrankung. Optimal sind Ausdauersportarten wie Walking, Laufen, Rad Fahren, Wandern, Gymnastik, Tanzen, Golf, Rudern oder Skilanglauf.

Praxistipp

Haben Sie sich über Ihren Chef, Ihre Kollegen oder einen Kunden geärgert? Lassen Sie einige Minuten lang kaltes Wasser über Ihre Pulsadern an den Handgelenken herunterlaufen. Das nimmt zwar nicht den Ärger, beruhigt aber ungemein.

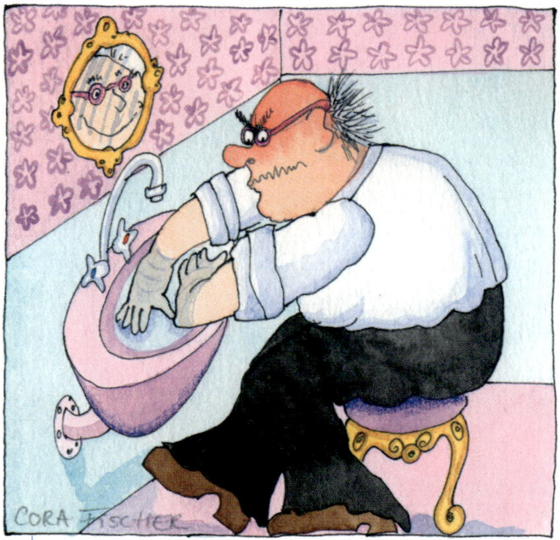

Ein kaltes Armbad lässt die Wut schnell verrauchen.

Auch die richtige **ERNÄHRUNG** ist immens wichtig. Hier gilt „Weniger ist mehr“:

- Weniger **ALKOHOL** und **NIKOTIN**: Schränken Sie Ihren Alkoholgenuss ein, denn Alkohol treibt den Blutdruck in die Höhe. Verzichten Sie gänzlich auf Zigaretten. Mit dem Rauchen steigt Ihr Risiko für Herzerkrankungen und Herzinfarkt drastisch an.
- Weniger **KALORIEN**: Specken Sie ab und versuchen Sie sich gesund zu ernähren, das lohnt sich: Ihr BMI sollte nicht über 25 liegen. Wie Sie Ihren BMI errechnen, lesen Sie auf Seite 53.
- Weniger **KAFFEE**: Trinken Sie maximal nur noch zwei Tassen Kaffee am Tag.
- Weniger **SALZ**: Eine hohe Kochsalzzufuhr begünstigt die Entstehung des Bluthochdrucks. Eine salzarme Ernährung unterstützt dagegen die Wirkung der blutdrucksenkenden Medikamente und hilft vielleicht sogar bei der Gewichtsabnahme. Beschränken Sie Ihre tägliche Kochsalzaufnahme auf fünf bis zehn Gramm (etwa ein bis zwei gestrichene Teeöffel; Achtung: Das in den Speisen schon enthaltene Salz muss mit berechnet werden!) und würzen Sie Ihre Gerichte lieber mit Kräutern.
- Weniger **GESÄTTIGTE FETTSÄUREN**: Wählen Sie für Ihre Mahlzeiten statt gesättigter Fette (Butter, Speck) solche mit einem hohen Anteil an mehrfach oder einfach ungesättigten Fettsäuren (Distelöl, Maiskeimöl, Sonnenblumenöl, Olivenöl). Bestimmte Fettsäuren können sogar blutdrucksenkend wirken. Solche gesunden Fettsäuren sind zum Beispiel in fetten Seefischen wie Makrele oder Lachs enthalten – sinnvoll sind daher zwei Fischmahlzeiten in der Woche.

> **PHYTOTHERAPIE:** Essen Sie viel **KNOBLAUCH**, wenn Ihnen das Ihre Kollegen oder Kunden nicht verübeln. Knoblauch wirkt blutdruck- und cholesterinsenkend. Mischen Sie sich täglich zwei große frische Zehen (vier Gramm frische Knoblauchzwiebel) ins Essen – oder, wenn Ihr Chef Sie wegen Ihrer strengen Ausdünstungen auf eine einsame Insel versetzen möchte – nehmen Sie Knoblauchpräparate aus der Apotheke ein. Allerdings müssen Sie eine Knoblauchkur mindestens ein halbes Jahr lang konsequent durchhalten, um eine blutdrucksenkende Wirkung zu spüren.

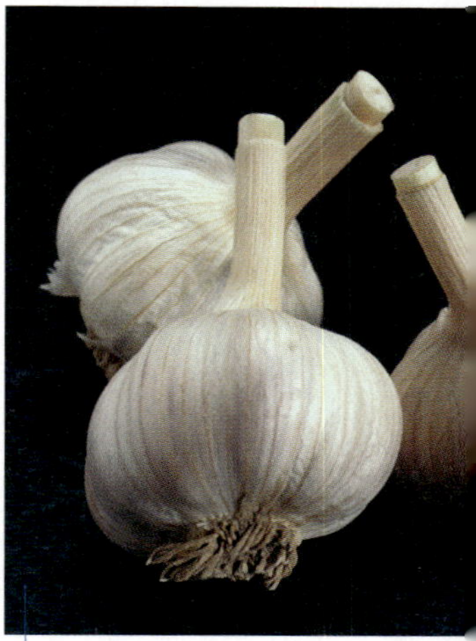

„Kollegenfreundlicher" als frischer Knoblauch sind Produkte in Kapselform ...

Auch **BÄRLAUCH** kann die Fließeigenschaften des Blutes verbessern und ist eine geruchlose Alternative zu Knoblauch. Probieren Sie morgens doch einmal eine Bärlauchmilch. Lassen Sie dafür klein geschnittene Bärlauchblätter über Nacht in der Milch ziehen. Regen Sie die Köche Ihrer Kantine im Frühjahr öfters mal zu einem Bärlauchessen an.

Ist Ihr Tag wieder einmal sehr stressig, dann trinken Sie einen beruhigenden **BLUTDRUCK-TEE**. Am besten halten Sie genügend gefüllte Teefilter mit jeweils einem Esslöffel der folgenden Mischung bereit, die Sie mit einer Tasse kochendem Wasser überbrühen und 15 Minuten lang ziehen lassen:

- 20 Gramm zerkleinerte Baldrianwurzel
- 20 Gramm Passionsblumenkraut
- 20 Gramm Pomeranzenblätter
- 20 Gramm Kamillenblüten
- 20 Gramm Melissenblätter.

Auch ein **HERZGESPANNKRAUT-TEE** beruhigt bei nervösen Herzbeschwerden. Übergießen Sie einen Teelöffel des Krautes mit einer Tasse kochendem Wasser und lassen Sie den Tee kurz ziehen. In leichten Fällen hilft auch ein **MISTELTEE** den Blutdruck zu regulieren. Misteltee sollten Sie nur als Kaltauszug trinken, da der Tee durch Erwärmen an Wirkung verliert. Setzen Sie sechs Teelöffel Mistelblätter mit drei Tassen kaltem Wasser über Nacht an und seihen Sie die Blätter erst am nächsten Tag ab. Trinken Sie den Tee leicht angewärmt, aber ungezuckert.

WEISSDORN – auch „Baldrian fürs Herz" genannt – kann ebenfalls in leichteren Fällen den Blutdruck senken, aber auch zu niedrigen Blutdruck ausgleichen, denn er enthält herzwirksame Glykoside, beruhigt das Herz und erweitert die Gefäße. Für einen **WEISSDORN-TEE** geben Sie zwei Teelöffel der getrockneten Blüten und Früchte in eine Tasse kochendes Wasser und lassen ihn zehn Minuten ziehen. Trinken Sie zwei bis drei Tassen Tee pro Tag.

WEISSDORN-HERZTROPFEN gegen leichteren Bluthochdruck können Sie sich gut selbst herstellen: Füllen Sie ein Glas zur Hälfte mit Blättern und Blüten des Weißdorns, übergießen Sie die Droge mit 45-prozentigem Weingeist und verschließen Sie die Flasche für drei Wochen. Sieben Sie die Herztropfen anschließend vorsichtig durch ein Tuch. Nehmen Sie drei- bis viermal täglich zehn Tropfen ein. Werden Sie nicht ungeduldig, denn die Wirkung tritt erst nach zwei bis drei Monaten ein.

WICHTIG: Weißdorn und andere Heilpflanzen sind nicht zur Behandlung plötzlich auftretender Herzbeschwerden geeignet. Wenden Sie sich in solchen Fällen an Ihren Arzt!

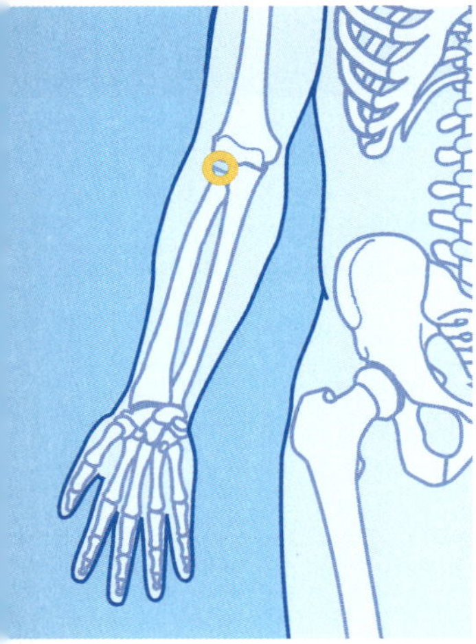

> **AKUPRESSUR**: Ein Druck auf verschiedene Akupressurpunkte am Körper hilft auch bei Bluthochdruck. Einer diese Punkte liegt am unteren Rand des Mittelfingernagels zum Daumen hin (siehe Seite 63). Drücken Sie fünf Minuten lang mit Ihrem Daumen diesen Punkt an beiden Mittelfingern.

Ein weiterer Punkt liegt in der Ellenbogenfalte am äußeren Ende der Falte, etwa einen Fingerbreit nach innen, und am Ende des Oberarmknochens. Drücken Sie diesen Punkt etwa eine Minute lang.

Auch im Nacken finden Sie einen hilfreichen Akupressurpunkt. Ertasten Sie dort den besonders hervorstehenden Wirbelknochen. Drücken Sie etwa zwei Minuten lang den Punkt, der in der Vertiefung darunter liegt (siehe Seite 64).

> **HOMÖOPATHIE:** Ein homöopathisches Mittel, das jeden Blutdruck gut senken kann, gibt es nicht. Einige Mittel bringen vielleicht den Menschen so ins Gleichgewicht, dass auch sein Blutdruck normalisiert wird. **ACONITUM** ist bei einer Blutdruckkrise mit Angst und Unruhe angezeigt, **TABACUM** bei akuter Kreislaufschwäche. **ARNICA** kann bei Bluthochdruck mit Herzunruhe helfen, **BARIUM JODATUM** bei arteriosklerotischem Bluthochdruck mit Schwindel und Schlaflosigkeit **SECALE** ist das Mittel der Wahl bei migräneartigen, durch den Bluthochdruck bedingten Kopfschmerzen.

WICHTIG: Eine den Blutdruck senkende homöopathische Behandlung sollte unbedingt ein erfahrener Arzt durchführen.

> **KONVENTIONELLE MEDIKAMENTE:** Einen essenziellen Bluthochdruck, der keine erkennbaren Ursachen hat, kann ausschließlich Ihr Arzt auf niedrigere Werte einstellen. Es ist unbedingt wichtig, dass Sie die von

Ihrem Arzt verordneten Medikamente regelmäßig und strikt nach seiner Anweisung einnehmen. Setzen Sie sie keinesfalls eigenmächtig ab oder reduzieren Sie sie, sondern sprechen Sie mit Ihrem Arzt, wenn Sie Nebenwirkungen fürchten oder weiterhin einen zu hohen Blutdruck messen. Um den Blutdruck zu senken, gibt es verschiedene medikamentöse Ansätze:

- Beta-Blocker blockieren den Einfluss des sympathischen Nervensystems auf Herz und Blutgefäße. Das Herz schlägt langsamer, der Puls sinkt.
- Kalziumantagonisten hemmen die Wirkung des Kalziums in den glatten Muskelzellen der Blutgefäße und erweitern sie so.
- Diuretika (Entwässerungsmittel) entlasten das Gefäßsystem und das Herz durch eine vermehrte Ausscheidung von Salz und Wasser über die Nieren.
- ACE-Hemmer und AT_1-Rezeptorenblocker erweitern die Blutgefäße, indem sie in die Regulation des Hormons Angiotensin eingreifen.
- Alpha-Blocker hemmen einen bestimmten Rezeptor an den Gefäßwänden und erweitern die kleinen Blutgefäße.

Niedriger Blutdruck

„Mit niedrigem Blutdruck lebt sich's schlecht, mit hohem Blutdruck stirbt sich's gut!" – Der Volksmund sagt, wie es ist: Im Gegensatz zu hohem Blutdruck ist niedriger Blutdruck (Hypotonie) harmlos, ist sogar meist mit einer überdurchschnittlich hohen Lebenserwartung verbunden und dämpft höchstens etwas die Energie und den Spaß an der Arbeit.

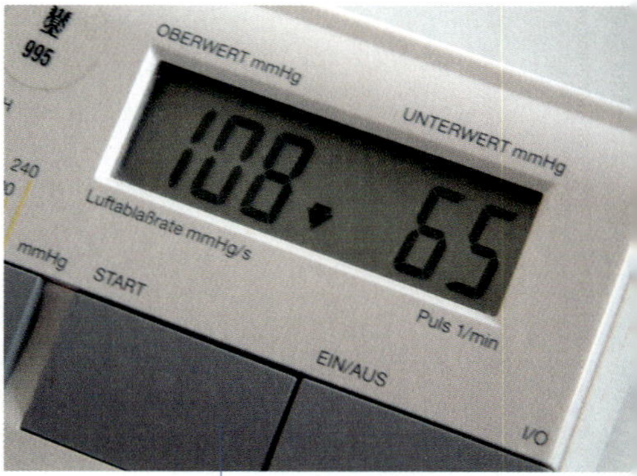

Ein niedriger Blutdruck kann zwar lästig sein, erhöht aber meist die Lebenserwartung!

Die Blutdruckwerte unterliegen im Tagesverlauf Schwankungen. Bei der Hypotonie liegt der systolische Blutdruck meist unter 100 mmHg. Das kann den Kreislauf so einschränken, dass zu wenig Blut zu den Organen kommt und sich der Hypotoniker müde und antriebsarm fühlt, kalte Hände und Füße hat, unter Konzentrationsschwäche leidet oder dass ihm plötzlich schwindlig wird. **URSACHEN** für den niedrigen Blutdruck können innere Erkrankungen, Infektionskrankheiten, Salzmangel oder Flüssigkeitsverlust, Nebenwirkungen bestimmter Medikamente oder eine Schwangerschaft sein.

Erste Hilfe bei einer Ohnmacht

Verspüren Sie Anzeichen eines sehr starken Blutdruckabfalls, so dass eine Ohnmacht droht, müssen Sie sich sofort (zur Not auch auf den Fußboden) hinlegen und die Beine in einen Winkel von 45 Grad hoch lagern. Auf diese Weise wird das Blut aus den Beinen in den Körper und zum Gehirn transportiert, das dadurch wieder mit genügend Sauerstoff versorgt wird.
Erwacht ein Ohnmächtiger nicht innerhalb der ersten 60 Sekunden, müssen Sie den **Notarzt** rufen.

> **TIPPS FÜR DEN MORGEN:** Wenn Sie ein Morgenmuffel sind, hetzen Sie sich nicht beim morgendlichen **AUFSTEHEN**. Richten Sie sich langsam aus dem Bett auf, turnen Sie bei offenem Fenster, frühstücken Sie eiweiß- und vitaminreich mit Tee oder Kaffee.

Ein hervorragender Kaffeeersatz ist ein ermunternder **ROSMARINTEE**. Übergießen Sie dafür zwei Teelöffel frischen Rosmarin oder einen Teelöffel getrocknetes Kraut mit 150 Milliliter kochendem Wassser, lassen Sie den Tee zehn Minuten ziehen und seihen ihn ab.

WECHSELDUSCHEN kurbeln Ihren Blutdruck an, wobei kalt immer den Abschluss bilden sollte (siehe Seite 23). Massieren Sie sich gleichzeitig mit einer Bürste (zum Herzen hin!). Auch ein ansteigendes **FUSSBAD** fördert die Durchblutung: Geben Sie etwas Rosmarin- oder Fichtennadelöl in 37 Grad warmes Wasser und stellen Sie Ihre Füße hinein. Schütten Sie 15 Minuten lang immer wieder vorsichtig heißes Wasser hinzu, bis das Fußbad etwa 40 Grad erreicht hat.

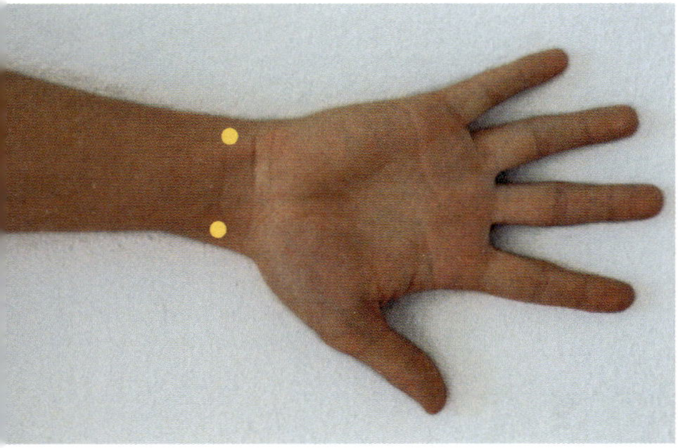

> **TIPPS FÜR DEN ARBEITSTAG**: In Ihren Pausen sollten Sie spazieren gehen, das bringt den Kreislauf wieder in Trab. Laufen Sie alle Treppen und meiden Sie Aufzüge.

Zwischendurch bringt **AKUPRESSUR** Ihren müden Kreislauf wieder auf Trab. Drücken Sie drei Minuten lang den Punkt auf der Innenseite des Handgelenks in der Handgelenksfalte unter dem kleinen Finger. Ebenfalls auf der Innenseite des Handgelenks, in der Beugefalte in gerader Linie unter dem Zeigefinger, liegt ein weiterer Akupressurpunkt. Drücken Sie auch ihn mehrmals täglich etwa drei Minuten lang.

Erlaubt und verboten

Wenn trotzdem noch Müdigkeit Ihre Energie bremsen will, kurbelt sie eine Tasse Kaffee oder Tee schnell wieder an. Kaffee und schwarzer oder grüner Tee steigern den Blutdruck und wirken durchblutungsfördernd.
Verzichten Sie auf den beliebten Büroankurbler, das Gläschen Sekt, gegen den niedrigen Blutdruck. Sekt heizt den Blutdruck nur kurz an, dann verliert sich die spritzige Wirkung der Kohlensäure. Sie spüren dann nur noch die ermüdende Wirkung des Alkohols.

Ein **ARMBAD** hilft, wenn Sie tagsüber schnell wieder fit sein müssen. Legen Sie Ihre Unterarme wenige Minuten in ein mit kaltem Wasser gefülltes Waschbecken. Laufen Sie anschließend nach Möglichkeit herum und schwingen dabei Ihre feuchten Arme.

> **PHYTOTHERAPIE:** Die aus Ostasien stammende **GINSENGWURZEL** und die russische **TAIGAWURZEL**, auch Eleutherokokkuswurzel genannt, steigern die körperliche und geistige Spannkraft und machen Sie nach einem Durchhänger wieder fit. Diese Wurzeln sind als Arzneipräparate in der Apotheke erhältlich (siehe Anhang).

ROSMARIN ist ein bewährtes Hausmittel gegen niedrigen Blutdruck, und zwar nicht nur als nervenstärkender Rosmarintee, der als Kaffeeersatz empfohlen wird (siehe Seite 140): Brauen Sie sich einen Rosmarinwein. Ein Teelöffel dieses Getränks wirkt gegen Müdigkeit oder lähmende Antriebslosigkeit. Mischen Sie etwa acht Gramm Rosmarin mit einem halben Liter Weißwein. Lassen Sie diesen Ansatz 14 Tage in einer dunklen, verschlossenen Flasche an einem warmen Ort stehen und filtern Sie ihn danach durch ein Leinentuch ab.

Auch ein Rosmarinbad heizt Ihren müden Blutdruck an. Gießen Sie 50 Gramm Rosmarin in einen Liter heißes Wasser und lassen diesen Sud eine halbe Stunde ziehen. Schütten Sie ihn anschließend in eine Wanne mit 35 Grad warmem Wasser. Baden Sie morgens nach dem Aufstehen zehn Minuten in diesem Rosmarinbad. Vorsicht: Abends können Rosmarinbäder Schlafstörungen verursachen!

> **HOMÖOPATHIE:** An homöopathischen Mitteln helfen bei Kreislaufschwäche und Erschöpfung **HAPLOPAPPUS** Tropfen, bei niedrigem Blutdruck, einer Neigung zu Schwindel und drohender Ohnmacht sind **TABACUM**, **COCCULUS** oder **PULSATILLA** angezeigt.

Bei Kreislaufregulationsstörungen und Herzangst kann Ihnen das **KOMPLEXMITTEL** Aurumheel N Tropfen helfen.

Arteriosklerose

Herzinfarkt und Schlaganfall gehören zu den häufigsten Todesursachen in den westlichen Industrienationen. Sie werden ausgelöst durch eine Verengung der Blutgefäße, durch die gefürchtete Arteriosklerose. Bei dieser Arterienverkalkung behindern Ablagerungen von kalk- und fetthaltigen Substanzen wie Cholesterin an den Arterienwänden den Blutstrom. An den Oberflächen dieser Ablagerungen sammeln sich Blutplättchen an und bilden Blutgerinnsel, die so groß werden können, dass sie die Arterie völlig verschließen. Oder sie brechen auf und führen dadurch zu Thrombosen.

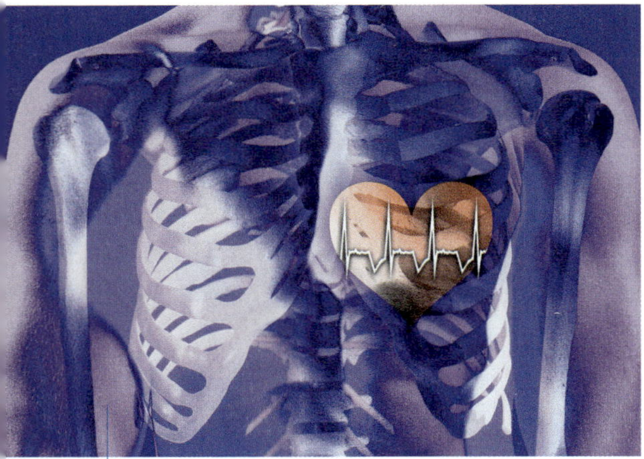

Mit Maßnahmen gegen Arteriosklerose verringern Sie gleichzeitig Ihr Risiko für Herzinfarkt und Schlaganfall.

Die Arteriosklerose verläuft schleichend und verursacht oft erst Symptome, wenn die Arterien schon gefährlich verengt sind und bestimmte Bereiche des Körpers nicht mehr ausreichend mit Blut versorgt werden. Die Krankheit kann sich überall im Körperkreislauf entwickeln, in den Arterien des Gehirns und des Herzens ebenso wie in den Nieren und anderen Organen sowie in Beinen und Armen.

Bluthochdruck gehört zu den **RISIKOFAKTOREN** für die Arteriosklerose. Ein weiterer ist das Zigarettenrauchen, ebenso die genetische Veranlagung und (seltener) Diabetes mellitus. Das Risiko einer Arterienverkalkung hängt auch von der Cholesterinkonzentration im Blut ab.

Wie können Sie sich aber vor Arterienverkalkung schützen? Das Rauchen müssen Sie einfach einstellen, beim essenziellen Bluthochdruck und dem Diabetes helfen Medikamente. Eine gesunde und sportliche Lebensweise unterstützt die Therapie. Was aber ist mit dem Cholesterin?

> **CHOLESTERIN-PROBLEME?** Man merkt es meist selbst nicht. Erst eine Blutuntersuchung zeigt an, dass die Blutfettwerte zu hoch sind. Ein Gesamtcholesterinwert von über 200 mg/dl (Milligramm pro hundert Milliliter) gilt als erhöht. Allerdings hängt die Bedeutung davon ab, welcher Cholesterinwert zu hoch ist: das schädliche LDL- oder das schützende HDL-Cholesterin.

Das **„SCHÄDLICHE" LDL** (Low Density Lipoproteine) bringt Cholesterin zu den Zellen. Sobald zu viel Cholesterin im Körper ist, lagert LDL das überschüssige Cholesterin auch an den Gefäßwänden ab, wo es auf lange Sicht Arteriosklerose (Arterienverkalkung) verursacht. Der LDL-Wert sollte nicht höher liegen als 130 mg/dl.

Das **„SCHÜTZENDE" HDL** (High Density Lipoproteine) nimmt überschüssiges Cholesterin auf und transportiert es von den Geweben zur Leber zurück. Dieses Protein kann arteriosklerotische Ablagerungen (Plaques) lösen und über die Blutbahn zur Leber bringen, wo sie dann abgebaut werden. Der HDL-Wert sollte mindestens 35 mg/dl betragen.

> **ERNÄHRUNG:** Bei zu hohen Cholesterinwerten ist es zunächst sehr wichtig, das **KÖRPERGEWICHT** auf Normalwerte zu reduzieren (BMI 20–25, siehe Seite 53). Achten Sie auf fettarme Kost und gesunde Mahlzeiten, denn die Ernährung beeinflusst den Gesamtcholesterinspiegel und damit das Risiko, an einer koronaren Herzkrankheit zu erkranken. Cholesterin ist nur in tierischen Nahrungsmitteln enthalten, besonders in fetthaltigen Speisen. Meeresfrüchte wie Garnelen sind ebenfalls reine Cholesterinbomben. **OLIVENÖL, OBST** und **GEMÜSE** und viele **SEEFISCHE** beugen dagegen Fettstoffwechselstörungen vor.

> **PHYTOTHERAPIE:** Würzen Sie viel mit **INGWER** und **KURKUMA**, denn diese Gewürze schützen den Organismus vor schädlichen Ablagerungen. Auch **KNOBLAUCH** (siehe Seite 137) wirkt vorbeugend gegen Arteriosklerose. „Je mehr, desto besser" gilt bei der edlen Knolle aber nur für vampir-, kunden- und mitarbeiterfreie Zonen. Nehmen Sie lieber Fertigpräparate aus der Apotheke ein. Weniger geruchsstrapaziös, aber auch durchblutungsfördernd wirken **BÄRLAUCH** und **ZWIEBELN**.

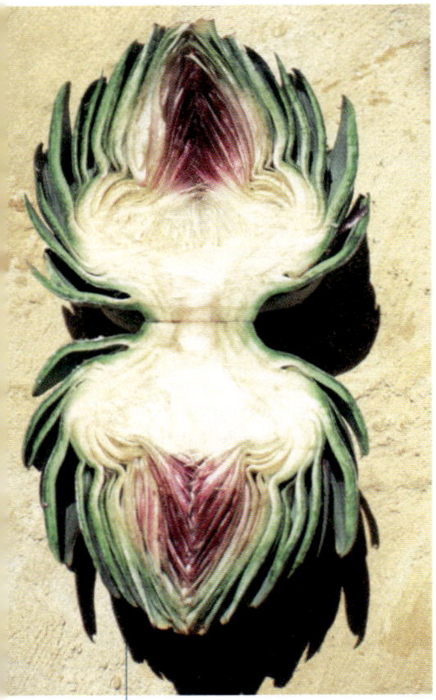

Artischockenextrakte können den Cholesterinspiegel um 10 bis 15 Prozent senken.

Bestimmte Inhaltsstoffe der **ARTISCHOCKE** senken das LDL- und steigern das HDL-Cholesterin. Artischockenextrakte (Apotheke) helfen langfristig, die Elastizität der Blutbahnen zu bewahren. Beispiele für Fertigpräparate mit den genannten Wirkstoffen finden Sie im Anhang.

Viele Heilpflanzen können Sie als **KRÄUTERTEES** zu sich nehmen und so der Arteriosklerose vorbeugen:

- Efeu enthält Saponine, die sich im Darm mit Fetten verbinden und so den Cholesterinspiegel senken. Trinken Sie täglich drei bis vier Tassen **EFEUTEE**. Ein Teelöffel Efeublätter (Apotheke) wird mit einer Tasse kochendem Wasser übergossen und nach zehn Minuten wieder abgeseiht.
- **MISTELTEE** reguliert nicht nur den Blutdruck, sondern hilft auch bei Arterienverkalkung. Trinken Sie täglich ein bis zwei Tassen dieses Tees (siehe Seite 137).
- **SONNENTAUTEE** wirkt ebenfalls bei Arteriosklerose. Ein Teelöffel des Krauts muss in einem Viertelliter heißem Wasser zehn Minuten ziehen. Trinken Sie mehrmals täglich eine Tasse.
- Petersilie entschlackt nicht nur, sondern sie senkt auch den Cholesterinspiegel. Vielleicht schmeckt Ihnen ein **PETERSILIENTEE** aus der Wurzel besonders gut. Übergießen Sie dazu etwa zwei Teelöffel der zerkleinerten Petersilienwurzel mit einem Viertelliter kochendem Wasser und lassen Sie den Tee zehn Minuten ziehen.

Bestimmte Ballaststoffe senken den Cholesterinspiegel: Zehn Gramm **FLOHSAMENSCHALEN**, täglich zu den Mahlzeiten eingenommen, binden leicht das Cholesterin im Darm. Dazu muss viel Flüssigkeit getrunken werden. Auch **HAFERFLOCKEN** und **HAFERKLEIE** sind hilfreich, denn Hafer enthält viele Ballaststoffe und wirkt cholesterinsenkend. Bereits 100 Gramm Haferkleie täglich senken die LDL-Cholesterinkonzentration im Blut. Gleichzeitig verbessert sie die Zusammensetzung der Blutfette. Haferflocken und Haferkleie sind besonders gut in den täglichen Speiseplan einzubinden – Ihrer Phantasie sind hier keine Grenzen gesetzt!

> **HOMÖOPATHIE: AURUM JODATUM** ist ein allgemeines Arteriosklerosemittel, **ARNICA** dient der Herz- und Gefäßtonisierung.

An **KOMPLEXMITTELN** bieten sich zum Beispiel Ginseng compositum N, Circulo-Injeel N und Placenta compositum an. Sklerosetropfen SN werden bei arteriosklerotischen Veränderungen am Gefäßsystem empfohlen, Blutgefäßtropfen S bei Durchblutungsstörungen allgemein.

> **PFLANZLICHE MEDIKAMENTE:** Extrakte aus **GINKGOBLÄTTERN** (Ginkgo biloba, Lebensbaum) wirken durchblutungsfördernd. Seine Inhaltsstoffe werden zur Vorbeugung und Behandlung gefäßbedingter Erkrankungen empfohlen.

> **KONVENTIONELLE MEDIKAMENTE:** Schaffen Sie es nicht, Ihren Cholesterinspiegel allein durch eine gesunde Lebensumstellung zu senken, wird Ihnen der Arzt cholesterinsenkende Arzneimittel (Statine) verordnen, die wirken, indem sie im Körper die Bildung von Blutfett verringern. Doch Vorsicht! Sie müssen sich auch weiterhin gesund ernähren und auf allzu üppige Mahlzeiten verzichten, denn die Arzneitherapie ist allenfalls ein Zusatz zur gesunden Lebensweise.

Venenerkrankungen | 6.5

Menschen, die bei ihrer Arbeit viel sitzen oder stehen, wie Verkäufer, Taxifahrer, Friseure oder Chirurgen, spüren ihren Beruf besonders abends, wenn die Beine müde, schwer und geschwollen sind. Die Gefahr einer Venenerkrankung ist in solchen Berufsgruppen sehr groß.

Die Beinvenen bestehen aus einem tiefen und einem oberflächlichen System, das über ein Netzwerk kleiner Venen miteinander verbunden ist. Besonders die tiefen Beinvenen leisten täglich Schwerstarbeit: Über die Venen muss das arteriell über den Herzmuskel in das Bein gepumpte Blut entgegen der Schwerkraft zum Herzen hochgepumpt werden. Ventilartige Venenklappen verhindern, dass das Blut wieder zurücksackt.

Durch häufiges Sitzen oder Stehen wird der Druck in den Venen erhöht. Die Venenklappen können dann nicht mehr dicht schließen. Das Blut fließt rückwärts und staut sich – dadurch erweitern sich die Venenwände. Auf den Beinen werden anfangs Besenreiser sichtbar, später treten Krampfadern deutlich hervor.

Venenerkrankungen dürfen nicht unterschätzt werden, denn es kann sich daraus eine Venenthrombose bilden, eine Verstopfung der Venen durch festsitzende Blutgerinnsel. Diese Gerinnsel können auch in die Lungen geraten und eine lebensgefährliche Lungenembolie auslösen. **BESENREISER** stören eher das kosmetische Empfinden als dass sie behandlungsbedürftig wären. Wenn sich aber durch eine genetische Veranlagung zur Bindegewebsschwäche bereits **KRAMPFADERN** oder aber **HÄMORRHOIDEN** bilden, sollte der **ARZT** aufgesucht werden.

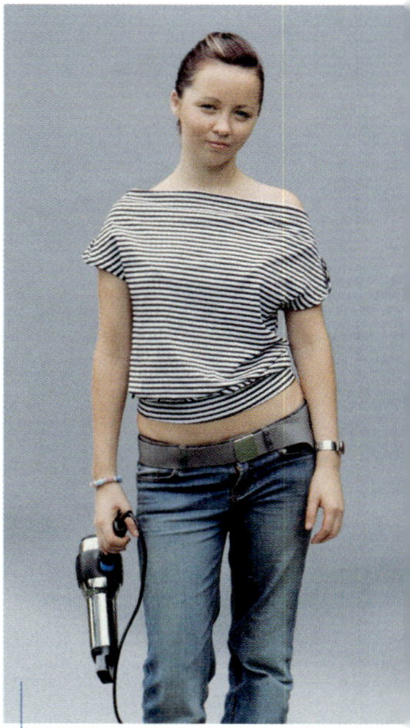

Menschen in typischen „Steh- und Sitzberufen“ müssen besonders gut für Ihre Beinvenen sorgen.

Allgemeine Maßnahmen

Eine wichtige Grundlage für ein gesundes Bindegewebe ist die Einhaltung des **NORMALGEWICHTS**. Nehmen Sie unbedingt ab, wenn Sie übergewichtig sind. Ihr Body-Mass-Index sollte nicht über 25 liegen (siehe Seite 53), denn eine erhöhte Fettmasse im Bauch drückt auf die großen Beckenvenen. Beherzigen Sie außerdem die folgenden Tipps:

- Duschen Sie möglichst täglich Ihre Beine kalt ab, gehen Sie dabei von unten nach oben vor (siehe Seite 14).
- Essen Sie viel Obst, Salat und Gemüse. Vitamine (besonders Vitamin C und E) festigen das Gewebe. Essen Sie ballaststoffreich, denn jede Verstopfung und jede harte Füllung des Dickdarms drückt auf die Beckenvenen und verhindert den venösen Abfluss.
- Verzichten Sie gänzlich auf das Rauchen und reduzieren Sie Ihren Alkoholkonsum, denn dadurch werden die Venenwände zusätzlich geschädigt.
- Weisen Sie Ihren Frauenarzt bei der Verordnung von hormonhaltigen Medikamenten auf Ihre Venenschwäche hin.
- Meiden Sie zu viel Wärme an den Beinen: zu lange Sonnenbäder, zu häufige Sauna- der Dampfbadbesuche (mehr als einmal pro Woche) oder zu lange heiße Wannenbäder (länger als 20 Minuten).

Tipps für die Arbeitszeit

Wenn Ihnen wegen mangelnder Durchblutung öfters die Füße einschlafen: Wippen Sie tagsüber gelegentlich im Stehen auf den Zehenspitzen. Steigen Sie die Treppe auch mal auf den Zehenspitzen hoch. Machen sie öfters Kniebeugen.

Wenn Sie an schlaffem Bindegewebe leiden, das unter Belastung leicht nachgibt und nur noch wenig elastisch ist, müssen Sie sich **VIEL BEWEGEN**. Besonders geeignet sind Ausdauersportarten, die die Blutzirkulation anregen. Dazu gehören Walking, Joggen, Schwimmen oder Radfahren und im Winter Skilanglauf. Vergessen Sie nicht regelmäßige gymnastische Übungen an Ihrem Arbeitsplatz (siehe Seite 28).

Mit einem ganz speziellen Lauftraining, dem **VENENWALKING**, wird der Blutfluss in den Venen beschleunigt. Venenwalking, das ist ein konzentriertes Gehen mit aufrechtem Körper, um die Beine zu entstauen und einer Thrombose vorzubeugen. Wärmen Sie Ihre Muskulatur vor dem Venenwalking auf. Die Körperhaltung ist gerade, der Brustkorb leicht angehoben und der Blick nach vorne gerichtet, als würden Sie ein fernes Ziel anpeilen. Wichtig ist, dass Sie Ihr eigenes Tempo finden, etwas schneller als gewöhnlich laufen, aber locker und unverkrampft. Sie sollen nicht außer Atem geraten. Atmen Sie beim Walking ruhig und konzentriert durch die Nase ein und durch den Mund aus. Die Arme sollen im normalen Gehrhythmus des Körpers geschwungen werden. Die Hände bilden lockere Fäuste. Die Schultern sind entspannt. Rollen Sie den ganzen Fuß von der Ferse bis zu den Zehen ab. Gehen Sie bewusst und setzen Sie dabei alle Muskeln ein.

Venenwalking

Drei- bis viermal die Woche 40 Minuten lang Venenwalking entstaut die Beine. Achten Sie dabei auf Ihre Körperhaltung.

Besenreiser

Haben Sie auch schon überlegt, Ihre schicken Miniröcke oder Ihre neuen Shorts in die Altkleidersammlung zu geben, um Ihre Beine unter langen Hosen oder blickdichten Strümpfen zu verstecken? Schön sind sie wirklich nicht, diese kleinen, spinnenförmigen, dunkelblauen, oberflächlichen Äderchen (Teleangiektasien), die oft ausgerechnet an gut sichtbaren Hautpartien an der Außenseite des Ober- und Unterschenkels oder in den Kniekehlen auftauchen. „Besenreiser" werden sie genannt, weil sie wie das verzweigte Birkenreisig aussehen, aus dem früher die Besen gebunden wurden. Besenreiser sind kleinste Adern in der Haut, die sich erweitert haben und mit Blut gefüllt sind. Gefährlich sind sie zunächst nicht, sondern wohl eher ein ästhetisches Problem von Menschen mit angeborener Bindegewebsschwäche.

Damit gar nicht erst Besenreiser entstehen oder vorhandene Besenreiser nicht schlimmer werden, halten Sie sich an die allgemeinen Maßnahmen, die oben beschrieben sind. Weitere Schritte – zum Beispiel Verödung, Lasertherapie und elektroakustische Therapie – müssen Sie nur dann unternehmen, wenn die Besenreiser Sie optisch sehr stören.

WICHTIG: Besenreiser können eine Vorstufe von Krampfadern (Varizen) sein und auf ein Venenleiden deuten. Wenn Sie viele Besenreiser

Was begünstigt Besenreiser?

- Langes Stehen und Sitzen
- Schuhe mit hohen Absätzen
- Wärme
- Bürsten- oder Rollenmassagen, die die Haut dünner machen und die Durchblutung anregen
- Übergewicht
- Hormonpräparate oder starke Hormonschwankungen (Schwangerschaft, Wechseljahre)
- Alkohol
- Nikotin

auf Ihren Beinen finden, sollten Sie Ihre Venen vorsorglich vom Facharzt (Phlebologen) untersuchen lassen.

Krampfadern

Jede zweite Frau und etwa jeder vierte Mann leidet an Krampfadern (Varizen): ausgeleierten, unelastischen, erweiterten Venen. Ursprünglich hießen diese dicken, geschlängelten Aderngeflechte „Krumb-Adern", krumm verlaufende Adern. Krampfadern können sich als bläuliche Stränge einzeln entwickeln, aber auch Verzweigungen bilden.

Wer Krampfadern hat, hat Schmerzen, leidet unter Schwellungen und nächtlichen Wadenkrämpfen und verspürt abends ein Schweregefühl in den Beinen. Menschen mit schwachen Venen sollten frühzeitig vorbeugen. Besonders häufiges Sitzen oder Stehen sowie Übergewicht oder Schwangerschaften begünstigen die Entstehung von Krampfadern. Doch die Beschwerden können durch Wärme, Kompression und Kräuter sehr gut gelindert werden.

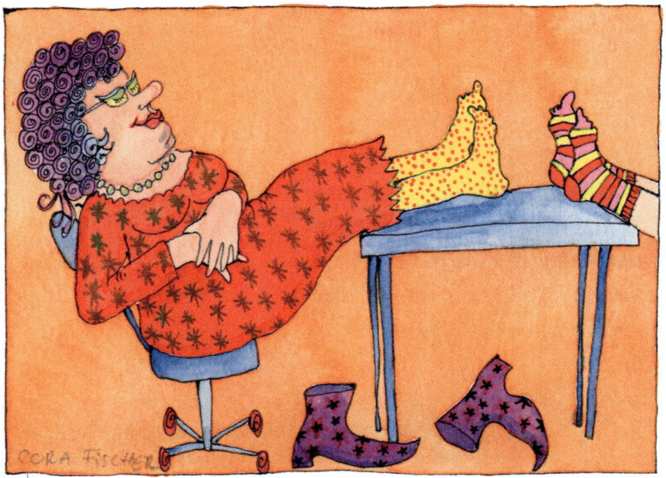

Das tut gut! Bei Krampfadern hilft es, öfter mal die Beine hochzulegen.

Wie Sie in Ihrem Beruf möglichst dynamisch sitzen und entspannt stehen, um Krampfadern zu vermeiden oder wenigstens zu lindern, wird im Kapitel 2 beschrieben (siehe Seite 25). Auch die folgenden Tipps helfen Ihnen gut durch den **ARBEITSTAG**.

> **RICHTIG STEHEN UND SITZEN:** Müssen Sie viel sitzen, sollten Sie sich einen zweiten Stuhl neben Ihren Schreibtischstuhl stellen und öfters mal die Beine hochlegen. Oder legen Sie – wenn Sie allein im Büro sind – Ihre Beine einfach zwischendurch auf den Schreibtisch.

Erhöhen Sie mit einem Keil Ihre Hüfte auf Ihrem Stuhl, um die Durchblutung in den Beinen zu fördern. Bewegen Sie sich auch in Ihrem Büro so oft wie möglich. Ihre Kleidung sollte nicht zu eng sein! Tragen Sie keine Kniestrümpfe, die Ihre Beine abschnüren oder einschneiden.

Müssen Sie viel stehen, sollten Sie, wenn das möglich ist, Ihr Gewicht auf einen Stehsitz verlagern. Tragen Sie bequeme, flache Schuhe, die Ihre Füße, wenn Sie anschwellen, nicht beengen. Treten Sie außerdem häufig auf der Stelle oder spannen Sie die Beinmuskulatur zwischendurch immer wieder an. Beides fördert den venösen Rückfluss.

Weniger S – mehr L

Stehen oder **S**itzen belasten und **L**aufen und **L**iegen entlasten die Venen.

> **PHYTOTHERAPIE:** Pflanzliche Mittel helfen durch ihre gefäßabdichtende Wirkung bei Venenschäden: Extrakte aus **ROSSKASTANIENSAMEN** und **STEINKLEEKRAUT** für die innerliche und äußerliche Anwendung stärken das Gewebe und wirken abschwellend. Venenkapseln aus **ROTEN WEINLAUBBLÄTTERN** schwemmen Gewebswasser aus. Präparate mit **RUTIN** (so genannte Rutoside), wie das Buchweizenkraut, fördern die Durchblutung und beugen Flüssigkeitsansammlungen in den Beinen vor. Beispiele für alle Präparate finden Sie im Anhang des Buches. Wenden Sie sie nach der Packungsbeilage an.

Auch mit Kräutersalben können Sie Ihre Beine verwöhnen. Zum Beispiel mit einer fertigen **ROSSKASTANIENSALBE** oder der selbst hergestellten **VENEN-KRÄUTERSALBE**: Verrühren Sie dafür

- 100 Gramm Salbengrundlage (Apotheke),
- 5 Milliliter Arnika-Tinktur,
- 5 Milliliter Hamamelis-Tinktur,
- 10 Milliliter Mäusedorn-Tinktur und
- 5 Milliliter Ringelblumen-Tinktur.

Füllen Sie diese frisch angerührte Salbe in Gläser. Wenn Sie die Salbe kühl (im Kühlschrank) aufbewahren, hält sie etwa acht Wochen. Reiben Sie sich mit dieser Venen-Salbe morgens und abends die Beine ein.

Für eine **VENEN-RINGELBLUMENSALBE** erhitzen Sie 500 Gramm Schweineschmalz und rühren etwa 800 Gramm getrocknete Ringelblumenblüten hinein. Kochen Sie die Salbe eine halbe Stunde lang bei mäßiger Hitze und rühren Sie immer wieder um. Lassen Sie die Salbe anschließend sechs Stunden ziehen. Füllen Sie sie in Gläser und bewahren Sie sie kühl auf. Cremen Sie sich abends mit dieser Salbe Ihre Beine ein.

Mit einem **BUCHWEIZENKRAUT-TEE** kurieren Sie von innen die Gefäße: Er schützt die Venen. Überbrühen Sie zwei Teelöffel Buchweizenkraut mit einer großen Tasse kochendem Wasser und lassen Sie den Tee zehn Minuten ziehen.

Ein Tee aus **ROSSKASTANIENSAMEN** vermindert die Durchlässigkeit der Gefäßwände. Zerdrücken Sie einen Teelöffel der Samen und schütten Sie sie in einen Viertelliter kaltes Wasser. Kochen Sie den Tee auf und lassen ihn drei Minuten lang sieden.

Auch mit einem **RINGELBLUMENTEE** können Sie Ihre Venenprobleme von innen bekämpfen. Übergießen Sie zwei Teelöffel getrocknete Ringelblumenblüten mit einem Viertelliter kochendem Wasser und lassen Sie den Tee zehn Minuten zugedeckt ziehen. Trinken Sie mehrmals täglich eine Tasse dieser Tees.

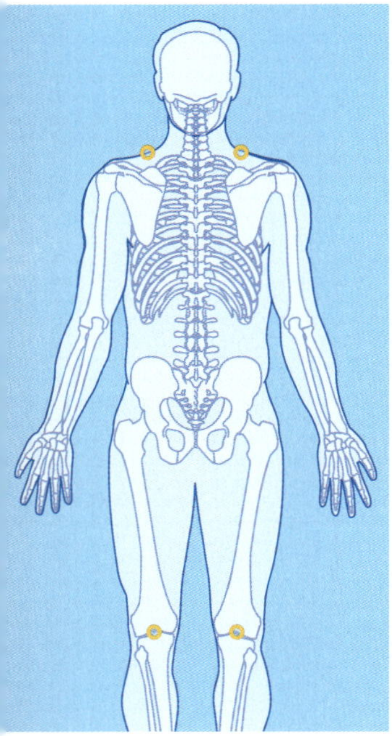

> **AKUPRESSUR:** Bei Krampfadern lindert in einigen hartnäckigen Fällen auch ein Fingerdruck auf spezielle Akupressurpunkte die Beschwerden. Drücken Sie zum Beispiel auf die Punkte, die in der Mitte der Kniekehle liegen. Winkeln Sie dabei Ihre Beine nur leicht an und drücken Sie eine Minute lang beide Punkte gleichzeitig.

Ein anderer Punkt liegt an der Schulter. Dort können Sie zwei Muskelstränge ertasten, die nebeneinander vom Hals zum Schultergelenk verlaufen. Dazwischen liegt drei Fingerbreiten vom Hals entfernt der Akupressurpunkt. Drücken Sie ihn auf jeder Seite zwei Minuten lang.

> **HOMÖOPATHIE:** Wenn die ersten Krampfaderbeschwerden auftreten, Ihre Beine anschwellen und schmerzen, ist auch in der Homöopathie die Rosskastanie, **AESCULUS HIPPOCASTANUM**, das Mittel der Wahl. **HAMAMELIS** ist angezeigt, wenn die Krampfadern schmerz- und druckempfindlich sind und sich erste Entzündungen bemerkbar machen. Das **KOMPLEXMITTEL** Aesculus Pentarkan wirkt mit vier homöopathischen Einzelbestandteilen bei der Behandlung von Krampfadern.

Abends **NACH FEIERABEND** geht das Venenprogramm weiter: Legen Sie sich auf den Boden oder Ihr Bett und strecken Sie die Beine möglichst nah an der Wand senkrecht in die Luft, damit das gestaute Blut in den Körper zurückfließen kann. Benutzen Sie zum Schlafen ein Venenkissen (Sanitätshaus) oder einen Kopfkeil für das Fußende. Stellen Sie Ihr Lattenrost hoch oder heben Sie Ihr Bett mit kleinen Holzkeilen um zwei Zentimeter an. Gehen Sie so oft wie möglich barfuß und spielen Sie beim Fernsehen oder beim Lesen mit Ihren Zehen mit einem Noppenball, das regt die Durchblutung an. Auch die richtige **ATMUNG** verhilft Ihren Beinen zu einer besseren Versorgung mit Sauerstoff und dadurch zu einer besseren Durchblutung (siehe Seite 44).

Trinken Sie genug und **ERNÄHREN** Sie sich ballaststoffreich. Sie sollten nicht an chronischer Verstopfung leiden, denn starkes Pressen beim Stuhlgang kann die Neubildung von Krampfadern begünstigen.

> **KNEIPP-ANWENDUNGEN:** Meiden Sie zu viel Wärme – ob in der Sauna, in der Sonne oder in der heißen Badewanne. Wasseranwendungen wie Kniegüsse, möglichst mit kaltem Wasser, beleben hingegen müde, kranke Beine. Sie wirken tonisierend auf die Venenwände und die Hautdurchblutung (siehe Seite 14). Durch den kalten Wasserstrahl aus dem Schlauch verengen sich die Venen und der Bluttransport wird beschleunigt. Auch Wassertreten ist zu empfehlen, denn Temperaturreize und die Bewegung der Beinmuskeln regen die betroffenen Venen an.

> **KALTE WICKEL:** Ein Wickel aus **HEILERDE** oder **QUARK** kann abends ein herrliches Labsal sein. Rühren Sie Heilerde mit gerade so viel Wasser an, dass ein dickflüssiger Brei entsteht. Schmieren Sie diesen Brei oder den kalten Quark direkt auf die schmerzende Stelle am Bein und umwickeln Sie es für eine halbe Stunde mit einem Baumwolltuch.

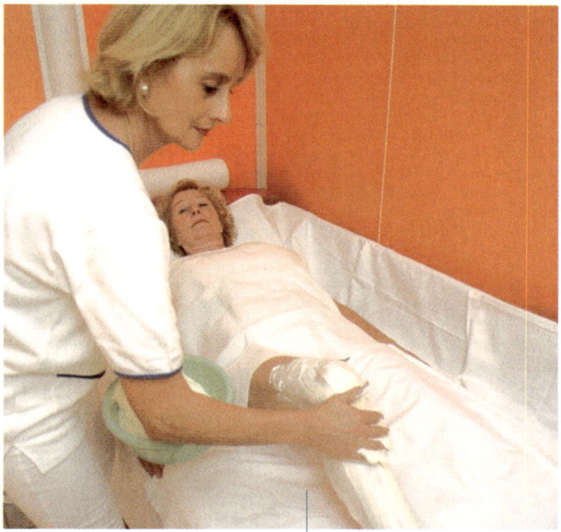

Quarkwickel gehören auch in Kurbetrieben oft zum optimalen Venenprogramm.

Wickel aus **KRÄUTERN** sind ebenfalls sehr wohltuend. Übergießen Sie zehn Gramm Rosmarin, zehn Gramm Arnikablüten sowie 20 Gramm Kamille mit einem Liter kochendem Wasser und lassen Sie den Sud gut abkühlen. Tauchen Sie ein sauberes Tuch hinein, wringen es aus und wickeln Sie es sich um die schmerzende Stelle.

Wickel mit **TINKTUREN** sind sehr zu empfehlen. Tunken Sie ein Tuch in eine Lösung aus einer Hamamelis- oder Beinwell-Urtinktur (Apotheke), die mit Wasser (1:10) verdünnt wurde, und legen Sie das feuchte Tuch auf Ihr Bein. Alternativ können Sie fünf Tropfen **ZITRONENÖL** mit einem Esslöffel Sahne und einem Viertelliter warmem Wasser verrühren. Tränken Sie in dieser Flüssigkeit ein sauberes Tuch, wringen Sie es aus und wickeln Sie es um das Bein. **SALZWICKEL** geben wohltuende Kühle ab, wenn Sie vorher das in Salzwasser getränkte Frottiertuch (ein Esslöffel Salz auf einen Liter Wasser) ins Gefrierfach legen.

KOMPRESSIONS-THERAPIE: Die wichtigste Behandlung venöser Erkrankungen ist die Kompressions-Therapie mit Verbänden oder Kompressionsstrümpfen. Weder die festen Strümpfe noch der Verband gehören zu den modischsten Finessen und der Verband ist sogar recht hinderlich, weil er beim vielen Gehen verrutschen kann. Doch ist die Gefahr einer schwer wiegenden Venenerkrankung ohne Kompressionstherapie wesentlich größer als mit dieser kurzfristigen Entstauungsbehandlung. Der Arzt, Ihr Pfleger oder Therapeut zeigt Ihnen die richtige Anwendung einer Kompressionstherapie.

Praxistipp

Haushaltshandschuhe aus Gummi erleichtern das schwierige Anziehen von Kompressionsstrümpfen, denn damit können Sie wesentlich fester greifen.

VERÖDUNG ODER OPERATION: Kleinere Krampfadern können verödet werden. Größere Krampfadern, die starke Beschwerden bereiten, werden meist operativ entfernt. Hierzu kommen verschiedene Methoden infrage, über die Sie der Arzt berät. In der Zukunft kann die betroffene Vene vielleicht einmal mit künstlichen Venenklappen erhalten bleiben.

Venenentzündungen

Die Venenentzündung beginnt plötzlich. Die Haut ist geschwollen und gerötet. Die betroffene Stelle ist heiß und auf Druck schmerzhaft. Wenn eine oberflächliche Vene entzündet ist, treten leicht gerötete, etwas dickere Adernstränge hervor, man spricht von **THROMBOPHLEBITIS**. Entwickelt sich ein Blutgerinnsel (Thrombus), ist die Vene verhärtet und schmerzt. Die Thrombophlebitis kann sich auch auf das tiefe Venensystem ausbreiten. Bei einer solchen Entzündung in den tiefen Beinvenen, der so genannten **PHLEBOTHROMBOSE** (tiefe Venenthrombose), schmerzt vor allem die Leiste, die Kniekehle oder sogar die Fußsohle. Der Thrombus muss mit Medikamenten aufgelöst oder chirurgisch entfernt werden, da er unbehandelt zu einer gefährlichen Lungenembolie führen kann.

Sie sollten bei einer Venenentzündung so schnell wie möglich einen **ARZT** aufsuchen, um durch eine rasche Behandlung eine Thrombosebildung zu verhindern. Auch bei neuen Beschwerden, insbesondere lang anhaltendem Muskelkater der Beine, Husten oder Atemnot sollten Sie zum Arzt gehen.

> **ALLGEMEINE THERAPIE:** Behandelt wird die Venenentzündung wie Krampfadern und Besenreiser. Dabei gehören die **KOMPRESSIONSTHERAPIE** mit elastischen Binden und **VIEL BEWEGUNG** zu den wichtigsten Behandlungsformen. Mit **VENENWALKING** wird der Blutfluss in den tiefen Beinvenen beschleunigt (siehe Seite 147). Damit können Sie aktiv einer Thrombose vorbeugen.

SALBENUMSCHLÄGE verhindern zwar keine Venenentzündung, aber sie können die Beschwerden lindern. Extrakte der **ARNIKA** in Salben wirken lindernd. Mit **KALTEN WICKELN**, die in Heilerde, Kräuteressenzen oder Alkohol getunkt wurden, können Sie Ihre Beine kühlen. Genaue Beschreibungen dieser Therapien lesen Sie auf den Seiten 149–151.

> **HOMÖOPATHIE:** Sind die Venen gerötet, heiß und berührungsempfindlich, ist **BELLADONNA** (D12, alle zwei Stunden) angezeigt. Bei stechendem Schmerz mit typisch geschwollener Haut hilft **APIS**, bei einer Neigung zu Blutungen **HAMAMELIS** und **PULSATILLA** bei Fieber mit Frostigkeit.

> **KONVENTIONELLE MEDIKAMENTE:** Für lindernde Salbenumschläge können Sie auf Ihre schmerzenden Beine auch antientzündliche (cortisonhaltige) und antithrombotisch wirkende (heparinhaltige) **SALBEN** oder **GELE** verwenden.

Bei starken Schmerzen hilft Ihnen ein entzündungshemmendes **SCHMERZMITTEL** mit dem Wirkstoff Acetysalicylsäure, Paracetamol oder Ibuprofen. Arzneimittel zur **GERINNUNGSHEMMUNG** werden vom Arzt verordnet, damit sich keine Thrombose entwickelt. Eine vorbeugende medikamentöse Behandlung (Heparin-Injektionen) ist vor allem nach Operationen, bei längerer Bettlägerigkeit und längeren Flugreisen wichtig. Hatten Sie vorher schon Thrombosen, kann eine lebenslange vorbeugende Behandlung mit gerinnungshemmenden Substanzen (Marcumar, Heparine) notwendig sein, um der Entstehung von neuen Blutgerinnseln vorzubeugen.

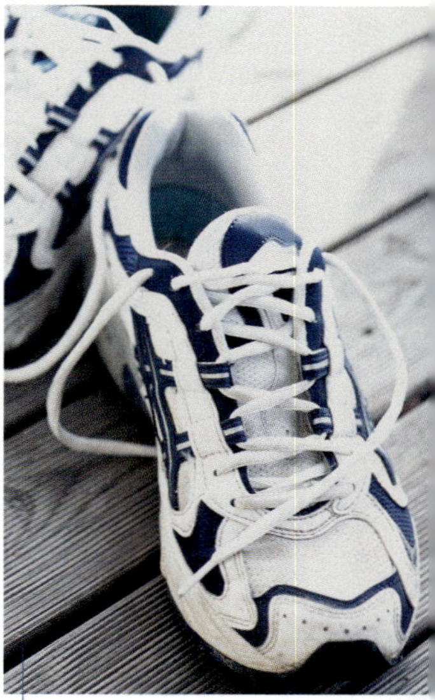

Venenwalking: der richtige Sport bei Venenproblemen.

Ödeme durch venöse Insuffizienz

Sind Ihre Beine und Füße dick geschwollen und schwer, passen die Schuhe nicht so recht und bleibt bei Fingerdruck eine sichtbare Delle im

Gewebe? Sie führen das darauf zurück, dass Sie während Ihrer Arbeit nur zu lange gesessen oder gestanden haben?

Wenn das verbrauchte Blut vor allem bei langem Sitzen oder Stehen nicht ausreichend zum Herzen hochtransportiert wird, kann die Lymphflüssigkeit ins umliegende Gewebe gedrückt werden und die Beine schwellen an. Es entsteht ein Ödem, eine Ansammlung eiweißhaltiger, wässriger Flüssigkeit im Gewebe.

Ursache sind in den meisten Fällen schwache Venen. Wasseransammlungen im Gewebe können aber auch eine Erkrankung am Herzen oder an den Nieren bedeuten. Ödeme können neben der Haut (Hautödem) auch die Lunge (Lungenödem) oder das Gehirn (Hirnödem) betreffen. Lassen Sie deshalb Ihre Beschwerden unbedingt von einem **ARZT** abklären.

> **ALLGEMEINE THERAPIE:** Auch bei Ödemen ist zunächst eine konsequente **KOMPRESSION** (siehe 152) notwendig, denn die Entstauung verhindert durch die feste Bandagierung das Eindringen der Lymphflüssigkeit ins Gewebe. Mit einer **MANUELLEN LYMPHDRAINAGE** wird versucht Wasseransammlungen im Gewebe abzuleiten. Zusätzlich zur Lymphdrainage kann eine **LYMPHSALBE** (Apotheke) den Lymphabfluss verbessern.

Als ideal für die Behandlung von Lymphödemen gilt die Kombination der Kompressions-Therapie mit **PFLANZLICHEN VENENMITTELN** für die innerliche und äußerliche Anwendung, die gegen Ödeme helfen und ihnen sogar vorbeugen. Dazu gehören:

- **AESCIN** aus Rosskastanienextrakt
- **RUTOSIDE** (Präparate aus Buchweizen oder dem japanischen Schnurbaum)
- **STEROIDGLYKOSIDE** aus Mäusedorn
- **CUMARIN** aus Steinklee
- **ROTES WEINLAUB**.

Beispiele für Präparate mit diesen Wirkstoffen finden Sie im Anhang dieses Buches.

Fragen Sie Ihren in **HOMÖOPATHIE** erfahrenen Arzt, ob eines der folgenden Mittel zur Ausleitung der Flüssigkeitsansammlungen für Sie infrage kommt: **DIGITALIS** oder **ARSENICUM ALBUM** bei Ödemen von Herzpatienten, **FUNICULUS UMBILICALIS SUIS** als allgemeines Bindegewebsmittel, **HELLEBORUS** oder **REN SUIS** bei Nierenleiden, **FERRUM METALLICUM** bei Ödemen speziell an den Fußknöcheln, **COLCHICUM** bei Herz- und Nierenleiden. Basis-**KOMPLEXMITTEL** zur Ödembehandlung sind Apis-Homaccord und Lymphomyosot N.

> **DAS HILFT BEI DER ARBEIT:** Bei Wassereinlagerungen in den Beinen sollten Sie, gerade wenn Sie viel stehen oder sitzen müssen, täglich zwischen den Mahlzeiten harntreibende Tees aus einem der folgenden Kräuter trinken:

- Schachtelhalmkraut
- Petersilienkraut
- Goldrutenkraut
- Birkenblätter
- Brennnesselblätter
- Orthosiphonblätter
- Liebstöckel
- Wacholderbeeren
- Hauhechelwurzel
- Bohnenhülsen.

Für einen Tee werden zwei bis fünf Gramm eines der Kräuter mit 150–200 Milliliter kochendem Wasser überbrüht. Lassen Sie den Tee vor dem Abseihen 15 Minuten lang ziehen.

Nicht nur ein Entwässerungstee schwemmt Flüssigkeit aus den Geweben, auch manche **LEBENSMITTEL** wirken harntreibend. Verzichten Sie, soweit es möglich ist, auf Kochsalz oder salzige Speisen. Bitten Sie den Koch in Ihrer Kantine regelmäßig Reis und je nach Saison auch Spargel, Erdbeeren, Ananas oder Artischocken auf den Speiseplan zu setzen. Oder nehmen Sie sich das Obst mit zur Arbeit und genießen es als kleinen Imbiss zwischendurch.

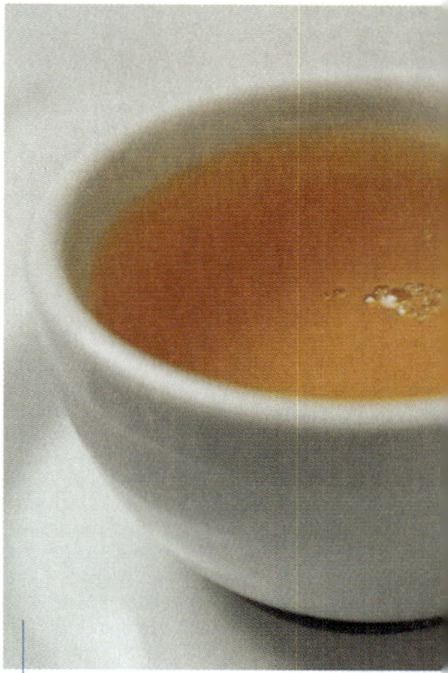

Kräutertees können Sie in einer Thermoskanne oder auch in einer Flasche leicht mit zur Arbeit nehmen.

> **DAS HILFT NACH FEIERABEND:** Wenn Sie einen langen Tag wieder nur gestanden haben, dann fühlen sich Ihre Füße abends oftmals an wie schwere Klumpen. An einen Tango- oder Salsatanz ist jetzt nicht mehr zu denken. Legen Sie Ihre Beine so oft wie möglich hoch. Auch nachts sollten Ihre Beine etwas erhöht liegen, damit das Blut besser zum Herzen zurückströmen kann. Gleichzeitig sind **SPORT UND BEWEGUNG** wichtig, denn sie bringen Schwung in den Wasserhaushalt und beugen Ödemen vor.

Hilfreich sind auch **WASSERANWENDUNGEN** wie Wassertreten, Kniegüsse und Wechselduschen (siehe Seite 23). Fußbäder machen müde Füße nach einem langen, anstrengenden Arbeitstag wieder fit. Entschei-

Macht müde Füße wieder munter

- **Kräuter-Fußbad:** Kochen Sie 45 Minuten lang in 750 Milliliter Wasser die folgenden Kräuter:
  - 50 Gramm Thymian
  - 125 Gramm Walnussblätter
  - 50 Gramm Lorbeerblätter
  - 50 Gramm Efeublätter.

  Geben Sie anschließend zwei Esslöffel Kochsalz und einen Esslöffel Natron hinzu, lassen Sie das Bad etwas abkühlen und verwöhnen Sie darin mindestens zehn Minuten lang Ihre gestressten Füße.
- **Duft-Fußbad:** Wunderbar fit werden Ihre müden Füße, wenn Sie dem warmen Wasser eines Fußbades zwei Tropfen Orangenöl, drei Tropfen Rosmarinöl und drei Tropfen Lavendelöl beimischen.

den Sie selbst, welches der angegebenen Fußbäder Sie als am wohltuendsten empfinden.

Hämorrhoiden

Hämorrhoiden sind krampfaderartige Erweiterungen der Venen im Übergang vom Mastdarm zum Enddarm. Sie sind wie Polster und bestehen aus Blutgefäßen, die am Ende des Darmes, kurz vor dem Darmausgang, von Darmschleimhaut überzogen sind.

Sind diese Gefäßpolster krankhaft erweitert, beginnt das unangenehme Leiden: Das Gewebe schwillt an, es schmerzt, juckt und behindert den Stuhlabgang. Etwa jeder zweite Erwachsene hat mehr oder weniger Probleme mit Hämorrhoiden. Gelegentlich zeigt sich hellrotes Blut auf dem Toilettenpapier. Nur der Arzt kann bei einer Darmblutung entschieden, ob sie durch ein Hämorrhoidalleiden verursacht wird oder ob eine ernsthafte Erkrankung dahinter steckt. Lassen Sie dies vom Proktologen abklären!

Der Grund für Hämorrhoidalleiden ist wie bei der Venenschwäche meist eine genetisch bedingte Veranlagung zur Bindegewebsschwäche.

Eine Hauptursache ist die venöse Abflussbehinderung (ähnlich wie bei Krampfadern) aus den Gefäßpolstern, die sich dadurch vergrößern. Menschen, die vorwiegend sitzende oder stehende Berufe ausüben und sich wenig bewegen, sind besonders häufig davon betroffen. Außerdem fördern Übergewicht, ballaststoffarmes Essen, chronische Verstopfung und zu starkes Pressen bei der Stuhlentleerung, Schwangerschaft und Verdauungsstörungen krankhaft erweiterte Hämorrhoiden.

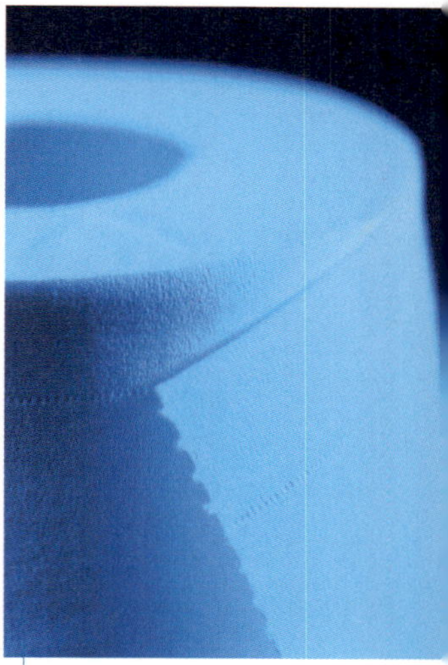

Blut am Toilettenpapier? Ob Hämorrhoiden die Ursache sind, kann Ihnen Ihr Arzt sagen.

> **VORBEUGUNG:** Bei Hämorrhoidalleiden gelten die gleichen Maßnahmen, die in den Kapiteln zuvor bei Venenleiden beschrieben wurden. Mit einer ballaststoffreichen **ERNÄHRUNG**, viel **FLÜSSIGKEIT** und ausreichender **BEWEGUNG** können Sie gezielt einem Hämorrhoidalleiden vorbeugen. Trinken Sie täglich mindestens zwei Liter Wasser, Tee oder Saft. Nehmen Sie nur wenig stopfende und blähende Nahrung zu sich (zum Beispiel Schokolade, Rotwein, Kakao, Cola, schwarzen Tee, Hülsenfrüchte, Zwiebeln, Kohl). Essen Sie dafür vermehrt Vollkornprodukte.

Muskelübung

Spannen Sie tagsüber öfters die Gesäßmuskeln an und entspannen Sie sie wieder. Atmen Sie dabei tief und rasch ein und langsam wieder aus. Spannen Sie genauso den Darmschließmuskel. Und entspannen Sie wieder. Diese Gymnastik stärkt die Enddarmfunktion und verbessert den venösen Abfluss.

Auch tagsüber **BEI DER ARBEIT** lassen sich mit der richtigen Hygiene, Salben und Tees und auch mit Akupressur Beschwerden durch Hämorrhoiden gut lindern.

> **HYGIENE:** Sie sollten sich nach jedem Stuhlgang im Afterbereich gründlich kalt waschen und gut abtrocknen. Damit hemmen Sie nachhaltig den lästigen Juckreiz.

> **PHYTOTHERAPIE:** Pflanzliche **SALBEN** stoppen Entzündungen und Blutungen im Analbereich. Hamamelissalbe oder -Zäpfchen enthalten Gerbstoffe, die die Oberfläche von Schleimhäuten zusammenziehen und entzündungshemmend wirken. Auch Salben oder Zäpfchen mit Wirk-

stoffen aus dem Blutegel (Hirudin), Steinklee, Mäusedorn oder Rosskastanie sind hilfreich. Präparatebeispiele finden Sie im Anhang.

Eine Ringelblumensalbe (Rezept siehe Seite 149) lindert die Beschwerden und fördert die Wundheilung. Vermischen Sie die Ringelblumensalbe mit flüssigem Honig, denn das verstärkt die Wirkung. Führen Sie die Salbe vorsichtig mit dem Finger ein.

Für die innerliche Anwendung in Form von **HEILPFLANZENTEES** helfen Kamille, Kalmuswurzel, Fenchel, Sennesblätter oder Faulbaumrinde. Trinken Sie zwei Wochen lang morgens und abends je eine Tasse Hämorrhoiden-Tee. Übergießen Sie dafür ein bis zwei Teelöffel einer der Pflanzen mit einer Tasse kochendem Wasser und lassen Sie den Tee zehn Minuten ziehen.

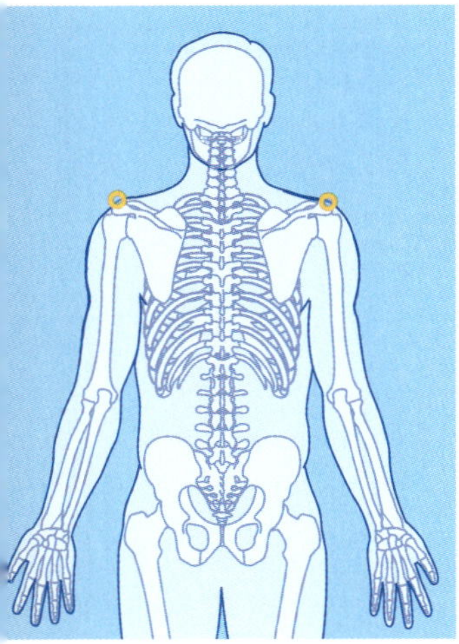

> **AKUPRESSUR:** Auch ein Fingerdruck kann die Beschwerden lindern. Ertasten Sie den Punkt mitten in der Kniekehle (siehe Seite 150). Drücken Sie für etwa zwei Minuten an beiden Beinen gleichzeitig und winkeln Sie die Beine dabei nicht zu stark an.

Auf dem äußeren Ende der Schulter finden Sie eine Mulde, wenn Sie den Arm anheben. Darin liegt auch ein Akupressurpunkt, der bei Hämorrhoidalbeschwerden hilfreich ist. Drücken Sie ihn kräftig etwa sechs Minuten lang.

> **HOMÖOPATHIE:** Wenn Sie eine dunkle Blutung entdecken und heftige Schmerzen haben, lindert **HAMAMELIS** Ihre Beschwerden. Bei Blutung und Verstopfung ist **COLLINSONIA** angezeigt. **HEPAR SULFURIS** ist bei Schleimhämorrhoiden das passende Mittel.

> **KONVENTIONELLE MEDIKAMENTE:** Fühlen Sie bereits Knötchen am Anus und plagen Sie Beschwerden wie heftiges Jucken und Nässen, hilft in der akuten entzündlichen Phase kurzfristig auch Cortison.

Mit zusätzlichen **ANWENDUNGEN ZU HAUSE** können Sie Ihre Beschwerden noch weiter lindern.

> **SITZBÄDER:** Nehmen Sie täglich morgens und abends zehn Minuten lang ein etwa 37 Grad warmes Sitzbad. Geben Sie dafür 500 Gramm getrocknete, klein geschnittene **EICHENRINDE** in fünf Liter kaltes Wasser und kochen Sie diesen Sud etwa 20 Minuten lang. Seihen Sie ihn anschließend ab und schütten Sie die gut abgekühlte Flüssigkeit in das war-

me Wasser der Wanne. Die Gerbstoffe der Eichenrinde wirken zusammenziehend, gewebefestigend und blutstillend. Sie können den Badezusatz für mehrere Tage im Voraus vorbereiten – das spart Zeit.

Eine Alternative sind **WALNUSSBLÄTTER**: Einen Esslöffel davon auf eine Tasse Wasser, aufkochen und als Zusatz für ein Sitzbad verwenden. Zusätze aus **HEILPFLANZENEXTRAKTEN** von Arnika, Hamamelis, Calendula, Schachtelhalm, Kamille oder Lavendel (ebenfalls je einen Esslöffel der Kräuter mit je 150 Milliliter Wasser aufgekocht, nach einer Siedezeit von 20 Minuten abgeseiht und in das Sitzbad geschüttet) lindern ebenfalls die Beschwerden.

In **FORTGESCHRITTENEN STADIEN** eines Hämorrhoidalleidens reicht oft eine medikamentöse Behandlung nicht mehr aus, um die Beschwerden zu lindern. Je nach Situation stehen verschiedene Methoden zur Entfernung der Hämorrhoide zur Verfügung (zum Beispiel Verödung, operative Entfernung).

Rücken-, Nacken-, Gelenkprobleme | 6.6

Wann haben Sie das letzte Mal Ware gestapelt, schwere Lasten geschleppt oder den ganzen Tag gekrümmt vor dem Bildschirm Ihres PCs gegrübelt? Schmerzt Ihnen nicht auch der Rücken, wenn Sie an solche einseitigen körperlichen Belastungen denken? Fast jeder kennt und fürchtet sie, viele müssen sich deswegen sogar krankschreiben lassen. Rückenschmerzen führen die Charts der gesundheitlichen Beschwerden an. In dem Gesundheitsreport der Techniker Krankenkasse gaben 45 Prozent der Befragten an, dass sie oft darunter leiden. Als häufigste Ursache von Rückenbeschwerden werden Verspannungen und Verkrampfungen der Muskulatur genannt.

Verspannungen vorbeugen

„Jetzt sitz´ doch mal gerade“, predigten Eltern früher ihrem Kind und klemmten ihm zur Vervollständigung dieser Order Bücher unter die Achseln. Die **WIRBELSÄULE** ist aber nicht „gerade“ wie eine starre Säule, sondern sie bildet eine in sich doppelt s-förmig gekrümmte Linie. Sie besteht aus 24 beweglichen Wirbeln mit sieben Hals-, zwölf Brust- und fünf

Lendenwirbeln. Dazwischen liegen die Bandscheiben, die wie Stoßdämpfer vor Erschütterungen schützen und verhindern, dass zwei Wirbel bei Bewegungen aneinander reiben.

Ein aufrechter Gang mit harmonischen Schwingungen der Wirbelsäule prägt eine normale, gute **KÖRPERHALTUNG**. Das häufige Tragen schwerer Gewichte wie Einkaufstaschen oder Warenkartons kann die Wirbelsäule einseitig stark belasten und Haltungsstörungen verursachen. Eine schlechte Haltung mit hängenden Schultern oder einem runden Rücken kann wiederum die Brust- und Bauchmuskulatur verkürzen, wodurch die Schulter- und Rückenmuskulatur überdehnt wird. Auch das führt zu Verspannungen, denn die Wirbelsäule kann dann kein Stoßdämpfer mehr sein. Wie Sie Ihren Rücken möglichst auch bei der Arbeit schonen, ist im Kapitel 2.2 beschrieben.

Krankhaft ist eine Körperhaltung zum Beispiel beim Hohlkreuz, bei dem die Wirbelsäule zu stark gekrümmt ist, oder beim Flachrücken, bei dem die natürlichen Krümmungen der Wirbelsäule zu schwach ausgeprägt sind. Menschen, die häufiger unter Rückenschmerzen leiden, können durchaus selbst aktiv werden und ihre Lebensqualität durch Sport, Massagetechniken oder Entspannungsübungen erheblich verbessern.

Aktiv werden

Stress, Bewegungsmangel, einseitige körperliche Belastungen – egal, welche Ursache der Schmerz im Rücken hat, er ist nicht nur lästig, sondern führt zu Fehlhaltungen und weiteren Verspannungen. Helfen Sie daher Ihrem Rücken und werden Sie selbst aktiv!

Länger anhaltende Rückenschmerzen sollte der **ARZT** abklären. Die Schmerzen können vorübergehend sein, aber auch auf eine sehr schmerzhafte Blockade der Wirbel hinweisen. Der Arzt findet die Ursache dafür möglicherweise mit einem aufwändigen bildgebenden Diagnoseverfahren wie Röntgen, Computertomographie und Kernspintomographie heraus.

In vielen täglichen Situationen braucht der Mensch eine gute Körperhaltung und einen starken Rücken, damit er auch mal „aus der Haut fahren" kann, wenn er sich ärgert. Gerade die **PSYCHE** spielt bei unspezifischen Rückenschmerzen, die keine eindeutige Ursache haben, eine sehr große Rolle. Viel Stress am Arbeitsplatz, Ärger mit dem Chef oder Mobbing unter Kollegen können den Muskeltonus beeinflussen, denn unwillkürlich spannt sich bei starker nervlicher Belastung die Rückenmuskulatur an.

Meist bemerken wir zunächst die Signale der Überbeanspruchung unseres Körpers gar nicht. Unsere Muskeln verspannen sich immer mehr und verhärten. Die Muskulatur verliert ihre Dehnbarkeit und schmerzt. Immer öfter nehmen wir eine vermeintlich schonende, aber falsche Körperhaltung ein. Das Ergebnis: Verspannungen in den Muskeln, chronische Schmerzen und enorme Haltungsprobleme.

Wie kann man sich vor Verspannungen und Rückenschmerzen am besten schützen? Im Folgenden werden einige der bekanntesten Methoden kurz vorgestellt. Welche für Sie passend ist, müssen Sie durch eigene Erfahrung selbst herausfinden.

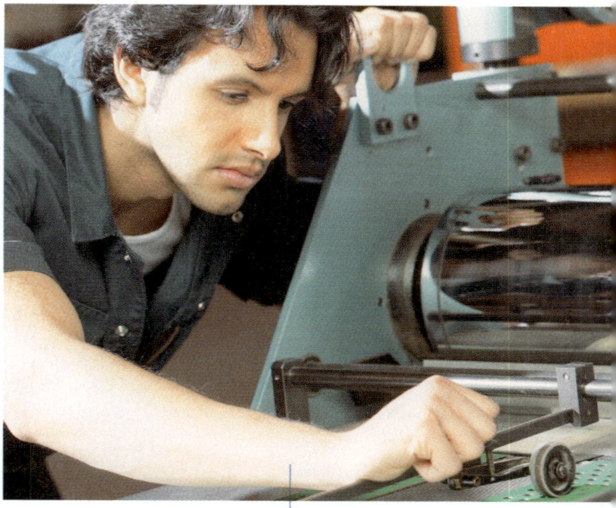

Ein anstrengender Job – doch Rückenverspannungen können Sie vorbeugen.

> **ENTSPANNUNG:** Bei vielen Menschen mit unspezifischen Rückenbeschwerden ist eine einfache Entspannung oft der erste Schritt in Richtung Linderung. Mit **ENTSPANNUNGSTECHNIKEN** (siehe Seite 40) wie Autogenem Training, Progressiver Muskelentspannung, Meditation oder Atemübungen können Sie Ihre innere Anspannung frühzeitig erkennen und lösen.

Pflanzliche **ANTIDEPRESSIVA** wie Johanniskraut, Baldrian, Melisse oder Hopfen haben eine deutlich stimmungsaufhellende Wirkung, besonders wenn die Muskelverspannungen mit leichten depressiven Verstimmungen einhergehen (siehe Seite 62).

> **BEWEGUNG:** Sport ist unverzichtbar für eine gute Rückenmuskulatur. Er sollte jedoch nicht noch zusätzlich die Muskulatur schädigen, wie das bei Squash, Tennis oder Volleyball geschehen kann. Sie sollten in jedem Fall wenigstens zweimal in der Woche einen Ausdauersport betreiben.

Gut für den Rücken sind Sportarten wie Rückenschwimmen, Joggen auf weichem Waldboden, Ski-Langlauf, Radfahren, Wandern, Nordic Walking, Rückengymnastik und Bodengymnastik. Sehr empfehlenswert ist auch ein maßgeschneidertes **RÜCKEN- ODER KRAFTTRAINING** unter Anleitung in einem guten Fitnessstudio, um wichtige Muskelgruppen zu stärken oder zu dehnen und ein Muskelgleichgewicht herzustellen. In speziellen **RÜCKENSCHULEN** lernen Sie, wie Sie durch Rückengymnastik Ihre Rückenmuskulatur stärken und damit die Wirbelsäulenstabilität verbessern können.

Checkliste: Das richtige Sportstudio

Informieren Sie sich über die Sportstudios in Ihrer Nähe – zum Beispiel beim Deutschen Sportstudio-Verband e.V. **(www.dssv.de)**. Vereinbaren Sie auf jeden Fall in mehreren Studios Ihrer Wahl ein Probetraining. Wichtige Kriterien, die Sie dabei beachten sollten:

- Ist das Personal freundlich und kompetent und beantwortet Ihnen alle Fragen (auch telefonisch)?
- Sind die Trainer entsprechend qualifiziert (z. B. Physiotherapeuten, Diplom-Sportlehrer)?
- Gibt es einen Arzt, der im Sportstudio für Rückfragen zur Verfügung steht?
- Haben Sie beim Probetraining einen persönlichen Trainer, der Ihnen alles zeigt und auch während der nächsten Monate immer wieder Ihren Trainingsablauf überprüft?
- Macht das Studio insgesamt auf Sie einen guten Eindruck (Publikum, Belüftung, Geräuschpegel)?
- Wird Hygiene groß geschrieben (alle Mitglieder trainieren mit Handtuch, für einzelne Geräte stehen Desinfektionsmittel zur Verfügung, allgemeine Sauberkeit im Studio und im Umkleide- und Sanitärbereich)?
- Sind die Geräte technisch hochwertig und mit Prüfzeichen zum Beispiel vom TÜV versehen?
- Sind die Geräte auch nach längerem Gebrauch gepflegt?
- Gibt es spezielle Rückenkurse? Wie viele Teilnehmer haben die Kurse?
- Befragt man Sie vor der Zusammenstellung Ihres persönlichen Programms ausführlich nach Ihren Beschwerden und Ihrem Trainingsstand (Gesundheits-Check)?
- Es gibt ein spezielles Gütesiegel für Studios, die spezielle Programme zur Gesundheitsförderung anbieten **(www.prae-fit.de)**. Fragen Sie in Ihrem Studio danach.

Weitere Hinweise zur Auswahl von Sportstudios erhalten Sie zum Beispiel bei Ihrer Krankenkasse oder beim Deutschen Sportärztebund unter **www.sportaerztebund.de/pub_fitness_studio.htm**

AQUAJOGGING ist ideal für alle Menschen, die nicht sonderlich trainiert und etwas übergewichtig sind und die leicht außer Atem geraten. Eine einfache und gute Übung beim Aquajogging ist zum Beispiel der zügige Spaziergang mit großen Schritten in brusttiefem Wasser, der so genannte Schrittlauf.

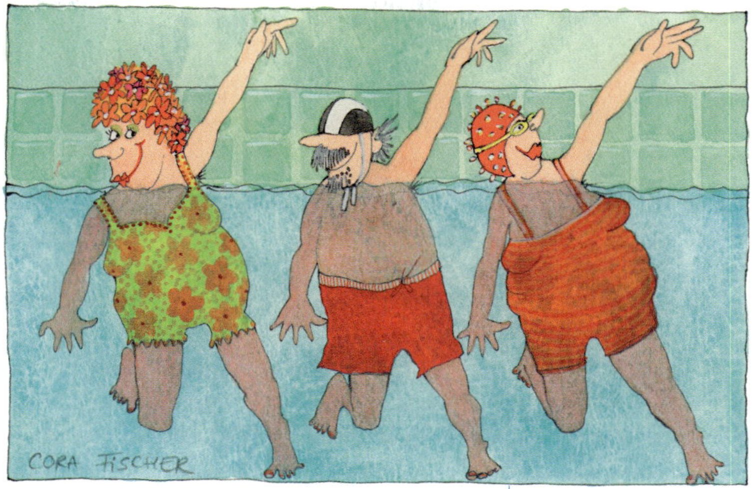

Aquafitness macht richtig Spaß – auch wenn Sie es nicht gleich bis zum Wasserballett schaffen!

Auch **AQUAFITNESS** ist ein gutes Rückentraining, denn es ist gelenk- und wirbelsäulenschonend und beschleunigt den Muskelaufbau. Dabei werden in brusttiefem Wasser Aerobic-Übungen mit Wassersportgeräten durchgeführt. Termine finden Sie in Ihrem Hallen- oder Thermalbad ausgeschrieben.

Es gibt noch viele weitere Methoden, wie Sie Ihren Rücken sinnvoll stärken und Schmerzen lindern können. Zu ihnen gehören die klassische Krankengymnastik, das Rolfing, die Feldenkrais-Therapie und auch Massagen. Informieren Sie sich und suchen sich die für Sie individuell passende Methode aus.

> **DIE WICHTIGSTEN RÜCKENTIPPS:** Mit einigen einfachen Regeln lassen sich viele Rückenbeschwerden schon von vornherein vermeiden. Achten Sie bei der Arbeit und im Alltag darauf:

- **BERÜCKSICHTIGEN** Sie die Tipps zum Stehen und Sitzen, Tragen und Heben im Kapitel 2.2.
- **BEWEGEN** Sie sich so oft wie möglich. Gehen Sie in Ihren Pausen spazieren und treiben Sie (rückenfreundlichen) Sport.
- **BÜCKEN** Sie sich gerade, wenn Sie in die Hocke gehen.
- **BEUGEN** Sie sich elegant ohne einen Buckel mit geradem Rücken nach vorn.
- **KNIEN** Sie sich nieder oder gehen Sie in die Hocke, wenn Sie am Boden Arbeiten verrichten müssen.

Weitere branchen- und berufsspezifische Informationen erhalten Sie zum Beispiel bei den Berufsgenossenschaften (Adresse siehe Anhang).

Rückenschmerzen

Starke Rückenschmerzen dürfen nicht auf die leichte Schulter genommen werden, denn sie können auch eine schwere Schädigung der Wirbelsäule bedeuten. Suchen Sie Ihren Arzt auf, forschen Sie nach der Ursache. Beobachten Sie genau, wann die Rückenschmerzen auftreten und bei welchen Bewegungen sie stärker werden. Ein Schmerztagebuch kann für den Arzt ein wichtiger Anhaltspunkt sein. Bei Gefühllosigkeit in Armen oder Beinen sollten Sie sofort zum Arzt gehen, damit die Schäden nicht dauerhaft bleiben.

ÄRZTE UND THERAPEUTEN bieten verschiedene Methoden gegen Rückenschmerzen an. Je nach Ursache Ihrer Schmerzen kann Ihnen zum Beispiel **CHIROTHERAPIE** im wahrsten Sinn des Wortes kurz und knackig zu Beschwerdefreiheit verhelfen. Mit speziellen Handgriffen löst der Arzt oder Therapeut Blockierungen der Wirbelknochen. Dabei führt er eine kurze ruckartige Bewegung aus, die einen starken Reiz auf das gestörte Gelenk und auf die Nervenenden ausübt. Nach einem unschönen Geräusch, einem Knacken, lässt der Schmerz nach. Bei dieser Methode ist es besonders wichtig, dass Sie einen sehr erfahrenen Therapeuten haben – achten Sie bei Ihrer Praxiswahl darauf.

Auch **AKUPUNKTUR** hilft Rückenschmerzpatienten. Bei dieser Heilmethode aus der traditionellen chinesischen Medizin werden gezielt Nadeln in bestimmte Hautpunkte gestochen, um den bei Schmerzerkrankungen gestörten Energiefluss zu harmonisieren und die Schmerzen zu lindern.

Bewegen Sie sich!

Die beste Hilfe bei Rückenschmerzen ist meist Bewegung. Schonung und Bettruhe sind bei einfachen Rückenschmerzen nur für maximal zwei Tage notwendig.

Bei chronischen Rückenschmerzen kann **TENS** (Transkutane elektrische Nervenstimulation) helfen, indem die schmerzende Region durch winzige elektrische Impulse gereizt wird.

Das **BIOFEEDBACK** ist wiederum ein Verfahren, bei dem bestimmte Körperfunktionen wie Hautwiderstand, Puls und Muskelspannung gemessen und in bunten Kurven auf einem Bildschirm sichtbar gemacht werden. Der Patient lernt, wie er diese Messgrößen durch verschiedene Techniken (wie Muskelentspannungstraining) positiv beeinflussen kann.

Doch auch Sie selbst können viel gegen Ihre Rückenbeschwerden tun – und das sogar **BEI DER ARBEIT**.

> **EINREIBUNGEN:** Es gibt etliche wohltuende Tinkturen, Öle oder Salben, die Ihnen deutlich Linderung verschaffen, wenn sie sanft auf die schmerzende Stelle eingerieben werden.

Reiben Sie Ihr Kreuz bei Bedarf mit **ARNIKA-TINKTUR**, mit **FRANZBRANNTWEIN** oder mit **JOHANNISKRAUTÖL** (Apotheke) ein. Auch **ROSMARIN-**, **LAVENDEL-** oder **BIRKENÖL** wirken wohltuend, verbessern die Durchblutung und lindern die Beschwerden. **LATSCHENKIEFERNÖL** eignet sich für Einreibungen bei Gliederschmerzen und Ischiasbeschwerden. Bei Muskelverspannung hilft auch **TIGERBALSAM**. Ebenso wirkt die **PROPOLIS-SALBE** (Bienenkittharz) schmerzlindernd und entzündungshemmend.

Der scharfe Cayennepfeffer schmeckt nicht nur im Essen, sondern die reifen, getrockneten Früchte (Capsicum frutescens) lindern auch Ihre Schmerzen. Zum Beispiel mit einer selbst hergestellten **CAYENNEPFEFFER-SALBE**: Mischen Sie 50 Gramm Cayennepfeffer mit 50 Milliliter Jojoba- oder Mandelöl. Füllen Sie diese Salbe in ein lichtundurchlässiges Gefäß und lagern es an einem kühlen Ort. Reiben Sie sich bei Bedarf die Salbe auf den schmerzenden Nacken und decken Sie die Stelle mit einem trockenen Tuch ab.

Auch der Saft von frisch gepressten **MEERRETTICHWURZELN**, einfach auf die schmerzende Stelle eingerieben, wirkt bei Rückenschmerzen sehr lindernd.

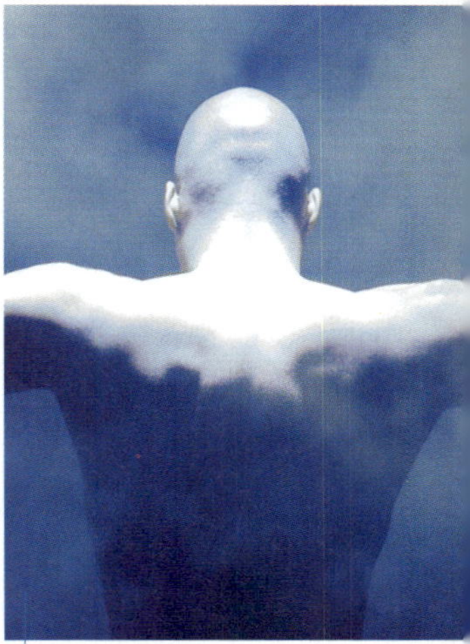

Eine gleichmäßig ausgebildete, kräftige Rumpfmuskulatur stabilisiert das Knochengerüst der Wirbelsäule und hält sie gerade.

> **INNERLICHE WÄRME:** Kräutertees können auch bei Erkrankungen des Bewegungsapparats wirken. Probieren Sie aus, welcher Tee Ihnen am besten hilft:

- **MISTELTEE** (siehe Seite 137)
- **TAUSENDGÜLDENKRAUT-TEE:** Ein Teelöffel des Krauts wird mit einer Tasse kochendem Wasser übergossen und erst nach zehn Minuten abgeseiht
- **BIRKENBLÄTTER-TEE** ist besonders bei Rückenbeschwerden ein beliebter Tee. Ein Esslöffel der getrockneten Blätter (Apotheke) wird mit 150 Milliliter kochendem Wasser aufgegossen und muss 15 Minuten ziehen, bevor er abgeseiht wird. Trinken Sie mehrmals täglich eine Tasse.

> **ÄUSSERLICHE WÄRME:** Schon bei der kleinsten Schmerzattacke tut Wärme einfach gut, denn sie entspannt die verkrampften Muskeln. Suchen Sie sich eine angenehme Wärmequelle heraus, die Sie auch an Ih-

rem Arbeitsplatz aufbewahren und sich bei Rückenschmerzen immer wieder auf die quälende Körperpartie legen können.

Praxistipp

Sehr praktisch für unterwegs sind auch **„Taschenwärmer"** aus der Apotheke – Gelpäckchen mit einem Metallplättchen darin. Wenn Sie das Plättchen ein- bis zweimal knicken, kristallisiert die Flüssigkeit im Inneren und erwärmt sich dabei für 60–90 Minuten auf rund 50 Grad. Genug, um beginnenden Rückenschmerzen Contra zu bieten.

Ein elektrisches **HEIZKISSEN** oder eine **WÄRMFLASCHE** spendet überall und schnell Wärme. Auch **WÄRMEPACKUNGEN** (Apotheke), die in der Mikrowelle oder im heißen Wasserbad erwärmt werden, lindern die Verkrampfung. Besonders zu empfehlen ist die schmerzlindernde und tröstliche Wärme von **HEUBLUMENSÄCKCHEN** (siehe Seite 18), die – rasch auf der Heizung oder über Wasserdampf aufgewärmt – auf der schmerzenden Stelle wirken.

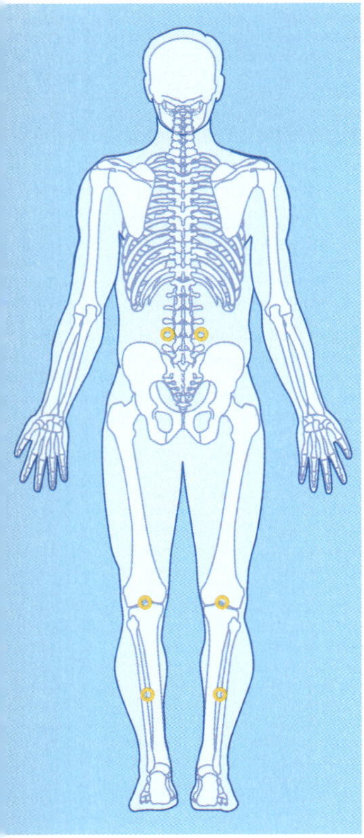

> **AKUPRESSUR:** Haben Sie gerade keine Tinkturen, Salben oder Wärmepackungen zur Hand, dann versuchen Sie es mit Akupressur: Ertasten Sie Ihre Wirbelknochen in der Höhe des oberen Beckenrandes. Suchen Sie links und rechts die Dornfortsätze dieses Wirbels. Knapp darüber liegen die Akupressurpunkte, die Sie kräftig etwa 60 Sekunden lang drücken.

Sie können auch den Punkt auf der Wadenrückseite in der Mitte zwischen Kniekehle und Fußknöchel verwenden. Drücken Sie ihn in der Delle zwischen den beiden großen Beinmuskeln, möglichst an beiden Beinen gleichzeitig, eine Minute lang.

Oder winkeln Sie Ihr Bein leicht an und ertasten Sie den Punkt mitten in der Kniekehle. Drücken Sie ihn etwa eine Minute lang an beiden Beinen gleichzeitig.

> **HOMÖOPATHIE: CHINA** ist ein Basismittel bei Bandscheibenschäden, **GELSEMIUM** kann Ihnen helfen, wenn Sie unter einem HWS-Syndrom leiden. **RANUNCULUS** ist das richtige Mittel bei Beschwerden

im Bereich der Brustwirbelsäule, **COLOCYNTHIS** bei Ischias und Bandscheibenproblemen der Lendenwirbelsäule.

Sehr hilfreich gegen Rückenschmerzen sind auch die **KOMPLEXMITTEL** Spascupreel, Traumeel S Salbe und Neuralgo-Rheum-Injeel.

> **PFLANZLICHE MEDIKAMENTE:** Häufig sind keine schweren Schmerzmittel nötig um sich bei Rückenschmerzen Linderung zu verschaffen. Pflanzliche Schmerzmittel bieten dann eine sinnvolle Alternative zu konventionellen Medikamenten. Die **TEUFELSKRALLE** zum Beispiel lindert nachweislich Muskelschmerzen. Eine ähnliche schmerzstillende Wirkung wird den Extrakten der **WEIDENRINDE** nachgesagt. **BRENNNESSELKRAUT** sowie eine **FRISCHPFLANZENMIXTUR** aus Pappelblättern, Goldrutenkraut und Eschenrinde wirken gut bei leichten Schmerzen. Produktbeispiele finden Sie im Anhang dieses Buches.

> **KONVENTIONELLE MEDIKAMENTE:** Wenn gar nichts mehr geht, versucht der Arzt mit konventionellen Schmerzmitteln bei seinen Rückenpatienten zu erreichen, dass sie sich körperlich entspannen, dadurch beweglicher werden und wieder arbeiten können. Ist der Schmerz erst einmal gedämpft, lösen sich auch leichtere Verspannungen und Fehlhaltungen. Als Arzneimittel eignen sich Wirkstoffe wie Paracetamol, Acetylsalicylsäure, Ibuprofen oder andere Stoffe, die zum Beispiel am Schmerzzentrum im Kopf ansetzen.

Möglicherweise verordnet der Arzt auch entzündungshemmende oder muskelentspannende Medikamente wie Diclofenac. Eine therapeutische Lokalanästhesie kann Blockierungen sogar sofort lösen und verkrampfte Muskelareale entkrampfen.

NACH FEIERABEND, wenn Sie nicht mehr gezwungen sind auf dem Bürostuhl zu sitzen, Waren zu tragen oder vor Kunden zu stehen, können Sie Ihrem Rücken etwas richtig Gutes tun.

> **BÄDER:** Ein warmes Bad ist nicht nur angenehm, es fördert auch die Durchblutung der Muskulatur und lockert dadurch Verspannungen. Bei Rückenschmerzen besonders geeignet sind Zusätze wie **PFEFFERMINZE, MELISSE, KIEFERNNADELN, ROSMARIN, FARN, ARNIKA, THYMIAN** oder **TEEBAUM**. Auch **HEUBLUMEN** verschaffen als klassischer Badezusatz Linderung bei Kreuzschmerzen, Hexenschuss, Ischias- und rheumatischen Beschwerden. Kochen Sie eine Hand voll von einem dieser Kräu-

ter auf und lassen Sie den Sud eine Viertelstunde lang ziehen. Gießen Sie ihn anschließend ins warme Bad.

Wenn Sie keine Kräuter zur Hand haben, schütten Sie einfach eine Packung Kochsalz in Ihr heißes Bad. Auch das fördert die Durchblutung und lockert die Muskelverspannung.

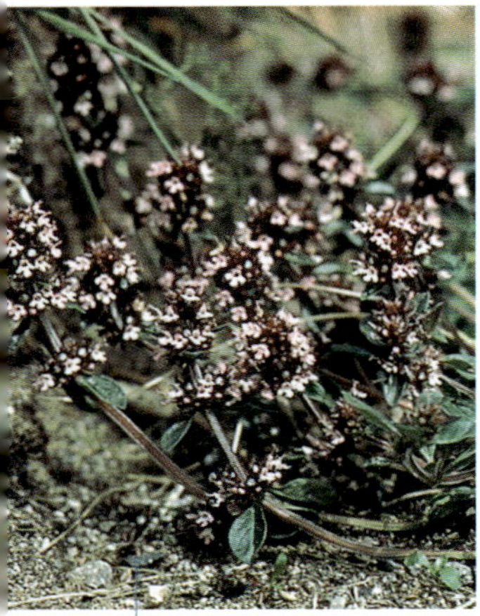

Angenehm, entspannend und durchblutungsfördernd: Thymian als Badezusatz.

> **WÄRMENDE PACKUNGEN:** Eine **SENFPACKUNG** gibt lindernde Wärme ab und entkrampft ungemein. Lösen Sie 20 Gramm Senfmehl in einem halben Liter heißem Wasser auf und tränken in der Lösung ein sauberes Tuch. Drücken Sie das Tuch gut aus und legen es sich so heiß wie möglich für etwa zehn Minuten auf die schmerzende Stelle Ihres Rückens.

Eine **FANGOPACKUNG** ist als Wärmeträger bei Rückenschmerzen sehr beliebt, denn Fango nimmt viel Wärme auf und gibt sie langsam ab. Der Mineralschlamm wird mit etwa 50 Grad Celsius für 20 bis 40 Minuten aufgelegt. Ähnlich hilft eine **MOORPACKUNG**. Dafür wird feuchtes Naturmoor allmählich erwärmt und auf den schmerzenden Rücken gelegt. Moor enthält Humin- und Salycilsäuren, die durchblutungsfördernd, entzündungshemmend und antirheumatisch wirken. Fango- und Moorpackungen für den Hausgebrauch erhalten Sie in Ihrer Apotheke.

INFRAROTLICHTBESTRAHLUNG kann bei Muskelverspannungen und Gliederschmerzen ebenfalls sehr helfen. Behandlung und Bestrahlungsdauer sollten jedoch vorher mit dem Arzt abgesprochen werden.

Nackenprobleme

Chronische Nackenschmerzen sind eine typische Krankheit von Schreibtischtätern, da diese gerne konsequent mit einer falschen Haltung am Schreibtisch sitzen und arbeiten (siehe Seite 26). Meist schmerzt der Nacken, wenn durch das viele gebeugte Sitzen die hintere Halsmuskulatur verspannt und sich mit der Zeit verkürzt. Der Schmerz ist sehr unangenehm, er ähnelt einem Muskelkater und kann bis in die Schulterblätter, in die Brustregion, sogar bis in den Kopf ziehen. Mit einem steifen Nacken können die Halswirbelsäule und der Kopf nur noch unter Schmerzen bewegt werden.

Die Nackenschmerzen bessern sich meist schon nach einigen Tagen. Verschlimmern sich jedoch die Schmerzen, sollten Sie einen Arzt aufsuchen, denn es können auch andere Ursachen dahinter stecken. Zum Beispiel eine Wirbelsäulenabnutzung (Osteoporose) oder ein Bandscheibenvorfall.

Wenn Sie mit einem verspannten Nacken **ZUR ARBEIT** gehen, dann schonen Sie Ihren Nacken nach Möglichkeit: Bewegen Sie sich nicht zu heftig oder hektisch und meiden Sie Zugluft. Alle folgenden Anwendungen sind arbeitsplatztauglich.

> **WÄRME ODER KÄLTE:** Halten Sie Ihren Nacken mit einem Schal warm, denn so werden die Verspannungen gelockert. **WÄRME** entspannt die Muskeln und fördert die Durchblutung. Wirksame Wärmeauflagen, die Sie auch für den Nacken verwenden können, finden Sie auf den Seiten 165 und 168.

Wenn Sie, besonders bei einem akuten Schmerz, das Gefühl haben, dass **KÄLTE** Ihnen angenehmer ist als Wärme, dann probieren Sie kühle Auflagen: Kälte hemmt entzündliche Reizzustände und akute Schmerzen. Wenn sich durch den Kältereiz die Blutgefäße zusammenziehen, spannen sich die Muskeln kurz an und die Durchblutung wird gesteigert.

Nacken-Übungen gegen den Schmerz

- Neigen Sie Ihren Kopf langsam so weit wie möglich nach vorne, dann nach hinten in den Nacken. Drehen Sie den Kopf langsam.
- Ziehen Sie beide Schultern nach oben und lassen Sie sie wieder fallen.
- Lassen Sie beide Schultern rückwärts kreisen, wobei Ihre Arme locker nach unten hängen.
- Verschränken Sie die Hände am Hinterkopf und drücken Sie den Hinterkopf leicht gegen die Hände.
- Verschränken Sie die Hände am Hinterkopf und ziehen Sie das Kinn zum Hals herunter.
- Legen Sie den rechten Arm über den Kopf und berühren Sie mit der Hand Ihr linkes Ohr oder die Region darüber.
- Neigen Sie Ihren Kopf nach rechts und ziehen Sie mit dem linken Arm leicht nach unten. Wechseln Sie die Seite.
- Legen Sie Ihre Hand auf den Kopf und schieben nun den Kopf gegen die Hand hoch.

Kühlen Sie ein feuchtes Tuch oder Taschentuch im Kühlschrank oder Gefrierfach und legen es auf die schmerzende Stelle (siehe Seite 151). Noch effizienter ist ein Kältepack (Apotheke). Schlimmstenfalls – und wenn es schnell gehen soll – hilft auch ein Eiswürfel, den Sie auf Ihren Nacken reiben.

> **SALBEN UND TINKTUREN:** Reiben Sie Ihren Nacken mit durchblutungsfördernden und schmerzstillenden Salben oder Tinkturen ein. Zusätzlich können Sie Ihre Schmerzen mit einer selbst hergestellten Cayennepfeffer-Salbe lindern (siehe Seite 165).

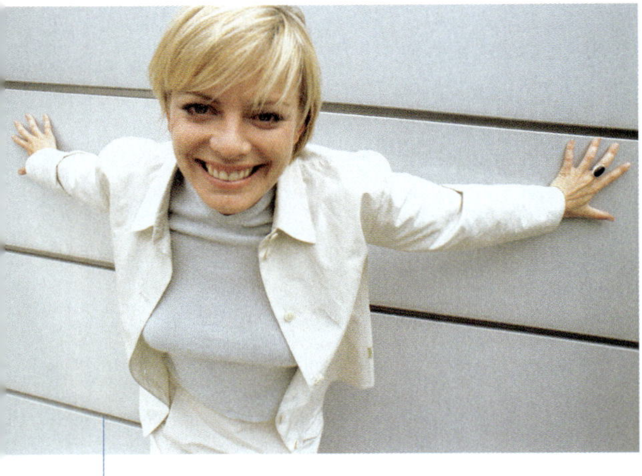

So schnell können Sie Ihre Nackenschmerzen mit natürlichen Mitteln loswerden.

> **HOMÖOPATHIE:** Nackenschmerzen lassen sich sehr gut auch homöopathisch behandeln: Wenn sich zum Beispiel bei jeder Bewegung Ihre Schmerzen verschlechtern und Sie einen stechenden Schmerz im Rücken empfinden, ist **BRYONIA** das richtige Mittel, bei Schmerzen aufgrund kühler Zugluft **ACONIT**. Bei einer Schmerzausstrahlung von der Halswirbelsäule in den Kopf ist **GELSEMIUM** und nach einem Schleudertrauma **HYPERICUM** indiziert.

> **KONVENTIONELLE MEDIKAMENTE:** Wenn bei stärkeren Schmerzen nichts anderes hilft, empfiehlt sich ein Schmerzmittel, um weiteren Verspannungen vorzubeugen und damit noch mehr Schmerzen zu verhindern. Bei sehr starken Beschwerden können gegebenenfalls Antidepressiva oder Muskelrelaxanzien (Benzodiazepine) indiziert sein.

Wenn Sie **NACH FEIERABEND** in Ruhe Ihren schmerzenden Nacken behandeln wollen, empfiehlt sich eine warme Kompresse.

> **KOMPRESSEN:** Verrühren Sie vier Esslöffel **BOCKSHORNKLEESAMEN** mit etwas heißem Wasser zu einem Brei, streichen Sie diesen Brei auf ein Tuch und legen Sie es sich auf den Nacken. Entspannen Sie sich, bis die Kompresse abgekühlt ist.

Auch eine **JOHANNISKRAUTKOMPRESSE** wirkt sehr wohltuend. Tränken Sie ein Tuch mit 50 Milliliter Johanniskrautöl. Erwärmen Sie die Kompresse über Wasserdampf und legen Sie sich auf die schmerzende

Stelle. Das Öl soll direkt auf die Haut gelangen. Lassen Sie die Kompresse mindestens für eine Stunde aufliegen.

> **WIE SCHLAFEN SIE?** Weich und schlecht oder hart aber gesund? Eine härtere Matratze sorgt dafür, dass die Muskulatur nachts entspannt wird. Die Matratze muss so beschaffen sein, dass sie sich der Form des Rückens anpasst und das Rückgrat in seiner natürlichen Form gestützt wird. Flache Kissen sind besser für Ihren Nacken. Bei Verspannungen im Nacken und in der Schulter können Sie Ihr Kissen auch gegen eine Nackenrolle austauschen.

> **WAS SONST NOCH HILFT:** Sprechen Sie mit Ihrem Arzt über weitere Behandlungen wie physikalische Therapien, Laserbehandlung, Kälte- oder Wärmetherapie, Biofeedback, Akupunktur, Halskrause und Spezialpolster sowie bei Verspannungen mit psychischer Ursache über Autogenes Training oder die Progressive Muskelentspannung nach Jakobson (siehe Seite 40).

Hexenschuss und Ischiasbeschwerden

„Der Schuss" kommt plötzlich wie aus heiterem Himmel – nämlich der Hexenschuss oder der Ischiasschmerz, der alle Beweglichkeit mit einem Mal völlig lahm legen kann. Oft passiert es auch am Arbeitsplatz: Eine fatale Drehung, und schon ist das Unwetter im Rücken da und quält Sie mit aller Macht. Müssen Sie jetzt schnell nach Hause und Ihren Rücken schonen? Was bleibt Ihnen anderes übrig, wenn Sie der Schmerz während der Arbeit derartig überfällt?

Jetzt ist schnelle Hilfe vonnöten. Kälte, Wärme, einfache Übungen oder Homöopathie lindern rasch und „ortsunabhängig" den schlimmsten Schmerz. Dauert der Schmerz länger an, benötigen Sie zusätzliche Behandlungen, wie sie im Kapitel über Rückenschmerzen beschrieben sind (unter anderem Massagen, Krankengymnastik oder Chirotherapie).

Der **HEXENSCHUSS** (Lumbago) ist die allgemeine Bezeichnung für plötzlich auftretende Kreuzschmerzen im Lendenwirbelbereich. Er kann Muskeln, Bänder und Bandscheiben der Lendenwirbelsäule betreffen. Die Muskeln sind verhärtet und die Lendenwirbelsäule ist in ihrer Beweglichkeit eingeschränkt. Die Folge: Sie können kaum gerade stehen, haben

Probleme beim Gehen, Sitzen und Liegen. Selbst Husten und Lachen werden zur Qual. Der klassische Hexenschuss verschwindet nach drei Tagen. Sollten die Schmerzen länger anhalten, müssen Sie Ihren **ARZT** aufsuchen.

Mit einer sitzenden Arbeit am Schreibtisch sollten Sie bei Hexenschuss wenigstens so lange pausieren, wie Sie starke Schmerzen spüren, denn die gekrümmte Haltung vor dem Bildschirm fördert nur Muskelverkrampfungen.

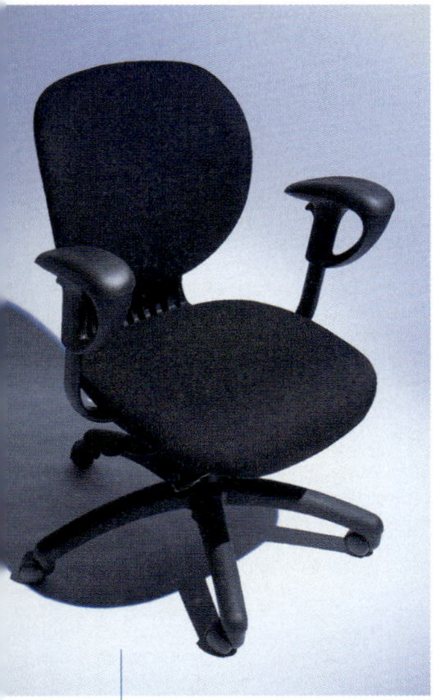

Mit starken Schmerzen vom Hexenschuss sollten Sie die sitzende Arbeit erst einmal unterbrechen.

> **ERSTE HILFE BEIM HEXENSCHUSS:** Auch wenn es für Kollegen etwas merkwürdig aussehen mag, aber die folgenden Tipps lindern Ihre Schmerzen tatsächlich schnell und zuverlässig. Am besten bitten Sie darum, eine Viertelstunde nicht gestört zu werden, schließen Sie die Tür sorgfältig hinter sich, und los geht´s:

- Legen Sie sich mit dem Bauch auf eine Tischplatte und schieben Sie sich nach und nach ein paar Kissen oder Bücher darunter, damit Ihr Gesäß zum höchsten Punkt des Körpers wird.
- Gehen Sie in den Vierfüßlerstand auf die Knie und die Ellenbogen oder die Hände. Bewegen Sie sich vorsichtig in dieser Position. Machen Sie einen Katzenbuckel oder ein Hohlkreuz.
- Legen Sie sich auf den Boden und schieben Sie Ihre Unterschenkel auf die Sitzfläche Ihres Stuhls. Versuchen Sie die Verkrampfung vorsichtig zu lösen, indem Sie sich leicht hin und her bewegen.
- Massieren Sie sich mit den Händen oder mit einer Naturborstenbürste die schmerzende Stelle im Rücken, um die verhärtete Muskulatur zu lockern.
- Geben Sie Sesamöl oder Ingweröl auf einen Handrücken und massieren Sie damit im Stehen den Rücken in der Lendengegend.

> **AKUPRESSUR GEGEN HEXENSCHUSS:** Per Fingerdruck in die Schmerzfreiheit? Warum nicht, einen Versuch ist die Akupressur beim Hexenschuss allemal wert. Suchen Sie den oberen Rand des Schambeins. Gehen Sie mit dem Finger vor dort aus um den Köper herum bis zum Gesäß. Suchen Sie jetzt den Punkt auf dem Gesäß sechs Fingerbreiten entfernt von der Mitte der Wirbelsäule. Drücken Sie diesen Punkt kräftig etwa fünf Minuten lang.

Ein anderer Punkt liegt in der Mitte der Falte zwischen Oberschenkel und Ihrem Gesäß auf dem Knochen. Drücken Sie diesen Punkt fünf Minuten lang. Auch in der Kniekehle liegt ein Akupressurpunkt, den Sie finden, wenn Sie das Bein leicht anwinkeln. Drücken Sie an beiden Beinen cirka eine Minute lang.

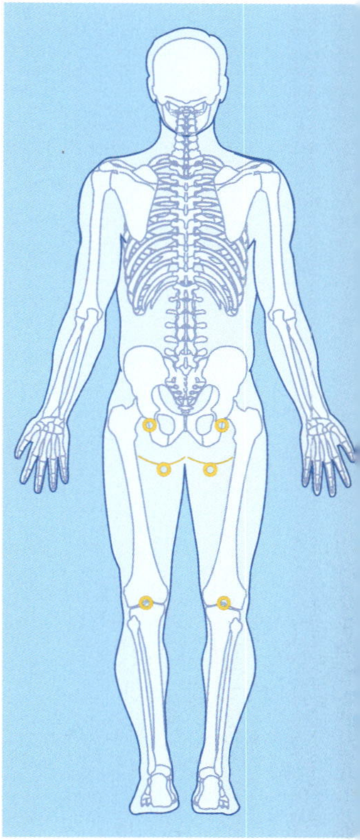

Beim **ISCHIASSCHMERZ** ist der Ischiasnerv gereizt, wobei ein heftiger Schmerz von den Lenden bis ins Bein und in den Fuß zieht. Die Beschwerden gehen oft mit Taubheitsgefühl, Kribbeln und sogar Lähmungserscheinungen einher. Die Ursachen sind vielfältig. Eine falsche Sitzhaltung, Verspannungen, die Fehlstellung einer Bandscheibe oder gar ein drohender Bandscheibenvorfall können Ischiasbeschwerden hervorrufen. Gehen Sie zum Arzt, wenn der Schmerz länger anhält.

> **KÄLTE GEGEN ISCHIAS:** Den akuten Schmerz beim Ischiasschmerz lindern Sie am besten mit Kälte – jedoch nur, so lange die Haut nicht taub wird. Stecken Sie ein feuchtes Handtuch oder Taschentuch in das Gefrierfach, umwickeln sie es anschließend mit einem trockenen Tuch und legen es auf die schmerzende Stelle. Oder legen Sie ein Kältepack aus der Apotheke (oder einen Beutel tiefgefrorener Erbsen oder Gummibärchen) auf die schmerzende Region. Im Akutfall tut es auch ein Eiswürfel, mit dem Sie in kreisenden Bewegungen die schmerzende Stelle reiben.

> **AKUPRESSUR GEGEN ISCHIAS:** Zwei Fingerbreiten unter dem Bauchnabel liegt ein Punkt, der Ihre Schmerzen lindern kann. Drücken Sie mit beiden Zeigefingern eine Minute lang an dieser Stelle in den Bauch. Oder drücken Sie drei Minuten lang den Punkt in der Mitte Ihrer Kniekehlen. Auch in der Mitte der Hautfalte direkt unter dem Gesäß liegt ein Punkt, den Sie, wenn Sie ihn trotz Ihrer Schmerzen ertasten können, für fünf Minuten kräftig drücken sollten.

Praktische Hilfe beim Ischiasschmerz

Einreibungen mit **Johanniskrautöl, Kamillenöl** oder **Olivenöl** sind schmerzlindernd und praktisch überall anwendbar.
Sie können das Öl direkt auf die schmerzende Stelle einmassieren (lassen).

Noch viele weitere natürliche Hilfsmittel verschaffen Linderung gegen **HEXENSCHUSS UND ISCHIASSCHMERZEN**. Probieren Sie aus, ob

Ihnen innerliche oder äußerliche Wärme gut tut und welches Homöopathikum Ihnen am besten hilft.

> **INNERLICHE WÄRME:** Mit Kräutertees führen Sie sich angenehme innere Wärme zu. Ein Tee aus **WEIDENRINDE** zum Beispiel lindert etwas die Rückenbeschwerden, denn er wirkt schmerzlindernd, fiebersenkend, entzündungshemmend und leicht schweißtreibend. Weidenrinde enthält Salicylsäureverbindungen und Gerbstoffe. Dieser Tee wird auch zur Behandlung von rheumatischen Beschwerden getrunken.

Auch diese **KRÄUTERTEE-MISCHUNG** kann kurzfristig die Beschwerden lindern:

- 10 Gramm Kamille
- 10 Gramm Lavendel
- 20 Gramm Veilchen
- 20 Gramm Rosmarin
- 20 Gramm Salbei.

Übergießen Sie einen Teelöffel Kräutermischung mit kochendem Wasser und lassen Sie ihn fünf Minuten ziehen. Trinken Sie mehrmals täglich eine Tasse.

> **ÄUSSERLICHE WÄRME:** Bürotauglich gegen akute Beschwerden ist ein heißes Heublumensäckchen (siehe Seite 18), das Sie sich auf die schmerzende Stelle legen. Eher für den Feierabend eignen sich die folgenden warmen Anwendungen:

- Reiben Sie die Rückenpartie mit einem Brei aus Senfmehl und Honig ein. Decken Sie den Brei mit einem trockenen Tuch ab und entspannen Sie sich.
- Streichen Sie sich einen mit warmem Wasser angerührten Brei aus Heilerde (siehe Seite 151) auf die schmerzende Stelle, decken Sie ihn mit einem Tuch ab und lassen ihn einwirken, bis er trocken ist.
- Stellen Sie sich unter der Dusche mindestens zehn Minuten lang direkt unter den heißen Wasserstrahl. Lassen Sie dabei das Becken kreisen. Das entkrampft und löst erst einmal die schlimmste Muskelverspannung.

> **HOMÖOPATHIE:** Homöopathische Mittel können ebenfalls zur Schmerzlinderung eingesetzt werden:

- bei plötzlichem Beginn des Ischiasschmerzes, einem klopfenden Schmerz, der sich bei Berührung verschlimmert **BELLADONNA**

- bei akuten Ischiasschmerzen, Unruhe und Ängstlichkeit **ACONIT**
- bei krampfartigem Schmerz mit Taubheitsgefühl beim Ischiasschmerz **COLOCYNTHIS**
- bei akutem Hexenschuss **BRYONIA** D2 und **NUX VOMICA** D2 (stündlich fünf Tropfen im Wechsel)
- bei starken, auch krampfartigen Schmerzen sowohl bei Ischiasschmerz als auch bei Hexenschuss **MAGNESIUM PHOSPHORICUM.**

An **KOMPLEXMITTELN** eignen sich zum Beispiel bei Schmerzen im Bereich des Ischiasnervs Gnaphalium Pentarkan, bei Ischias und Hexenschuss Pflügerplex Jacaranda 205.

> **KONVENTIONELLE MEDIKAMENTE:** Gegen den schlimmsten Ischiasschmerz und bei Hexenschuss kann die Einnahme eines Antirheumatikums oder eines Schmerzmittels indiziert sein. Auch Salben oder Gele mit dem Wirkstoff Hydroxyethylsalicylat helfen rasch, sie dringen schnell durch die Haut ein, wirken entzündungshemmend und schmerzstillend.

„Mausarm“ oder Karpaltunnelsyndrom

Tippen, auf den Monitor blicken, die Maus bewegen, Tippen ... Gelenke, Sehnen und Muskeln vor allem im Hand-, Arm-, Schulter- und Nackenbereich können durch diese täglich tausendfach wiederholten Bewegungen so geschädigt werden, dass sie sich nicht regenerieren. Ein wahrer Marathonlauf für die Fingersehnen ist die Arbeit an der Computermaus, die typisch abgeknickte Haltung der Hand mit dem aufliegenden Handgelenk.

„RSI-SYNDROM“ ist ein Sammelbegriff für Beschwerden wie geschwollene und entzündete Sehnen. Daran leiden vor allem Menschen, die viel mit den Händen arbeiten und die längere Zeit mit den Fingern und den Armen immer dieselben Bewegungen durchführen: Computeruser, Kassierer, Montierer oder Verpacker.

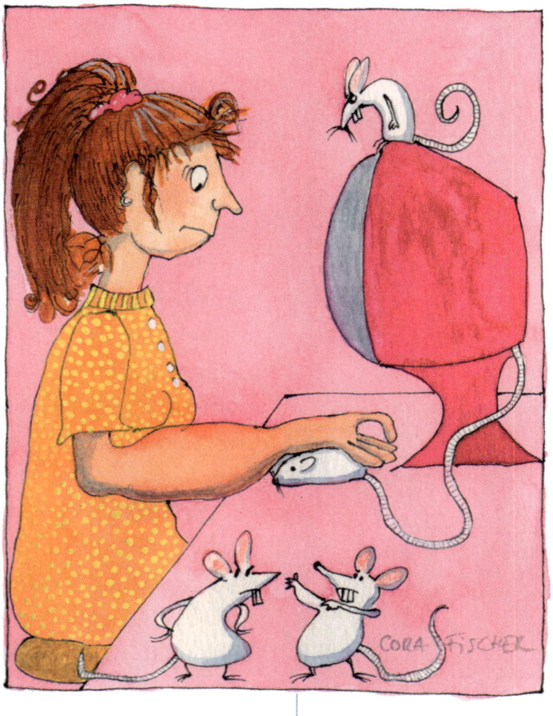

„Mäuse“ können der Bildschirmarbeiterin ganz schön zu schaffen machen, denn sie strapazieren die Fingersehnen enorm.

Bekannt ist der **„MAUSARM“** im Sport auch unter der Bezeichnung „Tennisarm“. Die Beschwerden sind die einer Sehnenscheidenentzündung. Wenn die Muskeln am äußeren Ellenbogen überlastet werden, entzündet sich das Muskelgewebe, was heftige Schmerzen auslöst. Zunächst machen sich Schmerzen in den Gelenken bemerkbar, von den Fingern über das Handgelenk bis in den Unterarm. Später wird die kleinste Bewegung zur Qual. Selbst einfaches Händeschütteln oder das Heben einer Kaffeetasse verursacht dann Schmerzen.

Auch an dem **KARPALTUNNELSYNDROM**, bei dem bereits Nervenschäden feststellbar sind, leiden vor allem Beschäftigte, die stets die gleichen Bewegungen mit den Händen machen. Betroffen ist – daher auch der Name – der Karpaltunnel am Handgelenk. Durch diesen Engpass verläuft der Medianusnerv, der die Hand versorgt. Er leitet Empfindungen weiter und steuert Fingerbewegungen. Kommt es zum Beispiel zu einer Schwellung, dann kann dieser Nerv eingeengt werden. Das Handgelenk schmerzt (besonders nachts), Taubheitsgefühl und Verlust der Griffstärke kommen hinzu. Die Finger sind steif und werden als geschwollen und gespannt empfunden. Oft strahlen die Schmerzen bis zum Oberarm und zur Schulter aus. In den USA gelten RSI und das Karpaltunnelsyndrom inzwischen als anerkannte Berufskrankheiten.

> **WÄRME:** Wärmepackungen oder Salben lindern die Schmerzen (siehe Seite 17, 18, 165, 168, 174). Legen Sie die Packung auf die betroffene Region, fixieren sie mit einer Binde und lassen sie eine halbe Stunde einwirken. Bei der Arbeit oder wenn Sie wenig Zeit haben, reiben Sie die schmerzende Stelle mit **FRANZBRANNTWEIN** oder **PROPOLIS-SALBE** ein.

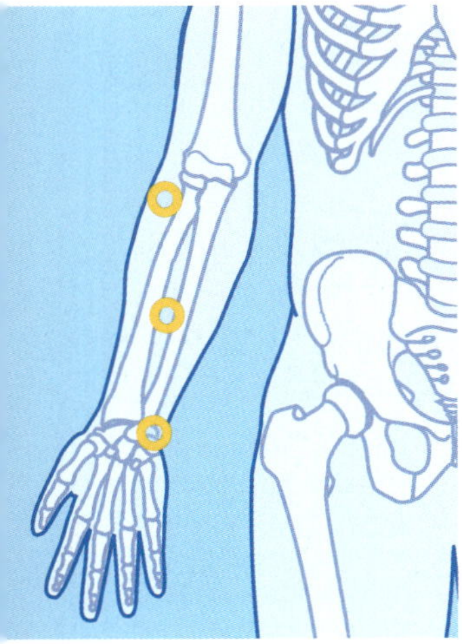

WEISSKOHL wirkt entzündungshemmend. Blanchieren Sie einige Weißkohlblätter und lassen Sie sie abkühlen. Legen Sie die Blätter noch warm auf die schmerzende Stelle des Unterarms und fixieren Sie die Weißkohlpackung mit einem Tuch. Legen Sie sich die Blätter nach Feierabend zu Hause für etwa 20 Minuten auf.

> **AKUPRESSUR:** In der Handgelenksfalte an der Seite des kleinen Fingers finden Sie einen hervorstehenden Knochen. Drücken Sie diesen Punkt cirka vier Minuten lang. Drei Fingerbreiten oberhalb der Handgelenksfalte auf dem Unterarm genau zwischen Elle und Speiche finden Sie einen weiteren Punkt, den Sie an beiden Armen mit Ihrem Daumen je-

weils zwei Minuten drücken. Auch drei Fingerbreiten unterhalb des äußeren Randes des Ellenbogenfalte in Richtung Daumen ist ein Punkt, den Sie etwa eine Minute lang drücken (siehe Abb.).

> **HOMÖOPATHIE:** Auch wenn oft „mechanische Probleme“ vorliegen, die durch homöopathische Mittel schlecht zu beeinflussen sind, ist es einen Versuch wert, die Beschwerden durch das **KOMPLEXMITTEL** Graphites-Homaccord positiv zu beeinflussen.

> **HILFSMITTEL ZUR ENTLASTUNG:** Für Menschen, die viel am Computer arbeiten müssen, kann eine spezielle Schiene oder Spange helfen, die nachts und auch tagsüber getragen wird. Sie beruhigt das Handgelenk. Häufig bessern sich dadurch leichte Beschwerden. Aber auch Gel-Handgelenkauflagen vor der Tastatur und Mousepads mit Handgelenkauflage können schon Erleichterung bringen.

Ledermanschetten oder Spezialhandschuhe, die Vibrationen auf die Handgelenke abfangen, helfen Arbeitern bei bestimmten monotonen Tätigkeiten mit den Händen. Bessern sich die Beschwerden mit solchen Hilfsmitteln nicht, sollten für sechs Wochen Arbeiten eingeschränkt werden, die das Handgelenk sehr beanspruchen.

A | Anhang

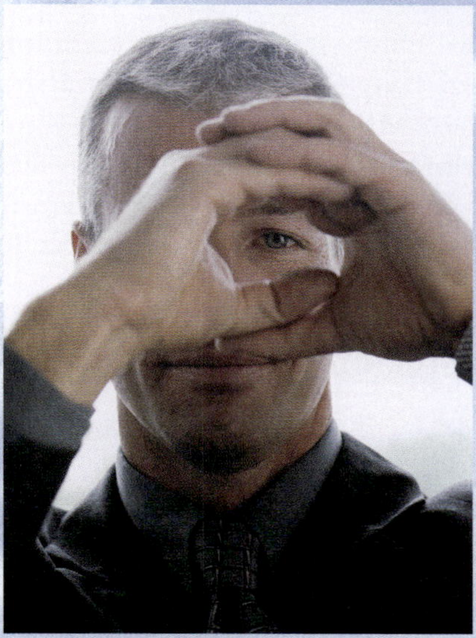

Hilfe aus der Apotheke: Beispielpräparate

Im Folgenden haben wir für verschiedene Wirkstoffe, die in diesem Buch erwähnt werden, einige Beispielpräparate genannt. Dabei kann es sich nur um eine kleine Auswahl der vielen bewährten Mittel handeln, die sich auf dem Markt befinden. Bitte beachten Sie auch die Hinweise vorne im Buch, dort finden Sie zusätzliche Teerezepte, Tipps für Wickel und Auflagen und vieles andere mehr, das Ihre Beschwerden lindern kann.

Abwehrsteigerung (Kap. 2.1)

Wirkstoff	Beispielpräparate
Baptisia*	Baptisia Oligoplex Hevertotox N
Echinacea / Eupatorium*	Contramutan D (Tabletten) Contramutan N (Saft)
Eupatorium*	Eupatorium Oligoplex Katimun
Thuja*	Esberitox (Lösung, Tabletten) Oligoplex Thuja

Beruhigung / Schlaf (Kap. 2.3)

Wirkstoff	Beispielpräparate
Baldrian	Baldurat Euvegal Balance
Baldrian / Hopfen	Baldrian-Hopfen-Kapseln Luvased Solaguttae Baldrian Nacht
Baldrian / Hopfen / Melisse	Baldriparan N

* und andere Wirkstoffe

Beruhigung / Schlaf (Kap. 2.3)

Wirkstoff	Beispielpräparate
Baldrian / Hopfen / Passionsblume	Kytta-Sedativum Moradorm S Presselin Nerven-Tabletten
Baldrian / Melisse / Passionsblume	Valeriana Hevert Beruhigungsdragees
Melisse	Melisse Stressperlen tetesept Balance Dragees
Passionsblume	Passidon Kapseln Passiflorin Kapseln

Stimmungsaufhellung (Kap. 4.1)

Wirkstoff	Beispielpräparate
Johanniskraut	Felis Jarsin Kira Laif

Tinnitus (Kap. 4.3)

Wirkstoff	Beispielpräparate
Magnesium	Biolectra Magnesium frubiase magnesium Plus Magnesium Verla
Gingko biloba	Gingiloba Rökan Tebonin

* und andere Wirkstoffe

Rund um den Kopf (Kap. 6.1)

Wirkstoff	Beispielpräparate
Pestwurz	Petadolex-Kapseln

Atemwegsprobleme (Kap. 6.2)

Wirkstoff	Beispielpräparate
Acetylcystein	ACC Acetyst PB 200 Flumicil
Anis / Primelwurzel / Thymian	Sinuforton Kapseln
Cineol	Soledum Kapseln
Cineol / Kampfer / Menthol	Transpulmin Balsam
Efeublätter	Bronchoforton Saft Hedelix Hustensaft Prospan akut
Eibischwurzel*	Tonsilgon Tropfen Phytohustil Hustenstiller Sirup
Emser Salz	Emser Salz Minerasol Mineralische Nasensalbe
Eukalyptus	Aspecton Eukaps Exeu (Eukalyptusöl)
Eukalyptus / Kiefernadel	Bronchialbalsam-ratiopharm
Eukalyptus*	Olbas Tropfen Pinimenthol Nasensalbe
Huflattich	Florabio naturreiner Heilpflanzensaft Huflattich

* und andere Wirkstoffe

Atemwegsprobleme (Kap. 6.2)	
Wirkstoff	**Beispielpräparate**
Isländisch Moos	Isla-Mint Isla-Moos
Isotonische Kochsalzlösung	Nisita Dosierspray Olynth salin
Kamille	Kamillosan Eukamillat
Kamille / Ringelblume*	Weleda Nasenöl
Kampfer / Eukalyptus	Hevertopect Erkältungsbalsam
Kampfer / Eukalyptus / Kiefernadel	Stas Erkältungssalbe tetesept Erkältungs-Balsam N
Kampfer / Eukalyptus / Menthol	Mentholon Original N Salbe Tiger Balm weiß Wick VapoRub
Kampfer / Menthol / Pfefferminze	Optipect N Tropfen
Pfefferminze*	Salviathymol
Primelwurzel / Thymian	Phytobronchin (Tabletten, Saft)
Salbei	Salbeibonbons versch. Hersteller Sidroga Hals- und Rachentee
Spitzwegerich	Spitzwegerich Hustensaft tetesept Hustensaft/-tropfen
Thymian*	Bronchicum Elixir Bronchipret (Filmtabletten, Saft, Tropfen) Ephepect Pastillen Nimopect Hustensaft Soledum Hustentropfen Tussamag Hustensaft/-tropfen

* und andere Wirkstoffe

Beschwerden des Magen-Darm-Trakts (Kap. 6.3)

Wirkstoff	Beispielpräparate
Anis / Kalmus / Wermut	Abdomilon N
Antazida	Maaloxan Riopan Talcid
Artischocke	Heparstad Artischocken Kapseln Valverde Artischocken Dragees
Butylscopolamin	Buscopan
Duloxetinhydrochlorid	Yentreve
Enzian	Serne-SL Kapseln
Fenchel / Kamille / Pfefferminze*	Hevert Majocarmin-Tee
Flohsamen	Mucofalk Apfel/Orange Pascomucil
Gänsefingerkraut / Kamille / Wermut*	Gastritol Dr. Klein
Ingwer	Zintona
Kamille	Kamillosan Eukamillat
Kamille / Kümmel / Melisse / Schleifenblume / Schöllkraut / Süßholzwurzel*	Iberogast Tinktur
Kümmel / Pfefferminze	Enteroplant
Leinsamen	Leinsamenschrot Linusit
Loperamid	Loperamid versch. Hersteller Imodium

* und andere Wirkstoffe

Beschwerden des Magen-Darm-Trakts (Kap. 6.3)

Wirkstoff	Beispielpräparate
Medizinische Hefe	Parenterol
Medizinische Kohle	Kohle-Tabletten versch. Hersteller Kohle-Compretten Kohle-Hevert
Melisse	Gastrovegetalin Kapseln Me-Sabona Kapseln SEDinfant Lösung
Milchzucker	Edelweiß Milchzucker
Myrrhe*	Myrrhinil-Intest
Sennesblätter	Bekunis Kräutertee Grünwalder Sennesfrüchte Tabletten Midro Abführ Tee
Uzarawurzel	Uzara
Weizenkleie	Dr. Cousa Weizenkleie

* und andere Wirkstoffe

Herz-Kreislauf-Beschwerden (Kap. 6.4)

Wirkstoff	Beispielpräparate
Artischocken	Hepar-SL flüssig Valverde Artischocke
Flohsamen	Mucofalk Apfel/Orange Pascomucil
Gingko biloba	Gingiloba Gingium Ginkgo biloba comp. Rökan Tebonin
Ginseng	Ginseng Naturwaren Ginseng Twardypharm KumSan Ginseng Tai Ginseng
Knoblauch	beni-cur N Julphar Knoblauch Dragees Kwai Sanhelios 333 Knoblauch Solaguttae Knoblauch Kapseln
Taigawurzel (Eleutherokokkuswurzel)	Eleukokk Well-Eumin
Weißdorn	Weißdorntropfen versch. Hersteller Crataegutt Emocrat Herztropfen N Kytta-Cor Weißdorn-ratiopharm Dragees

* und andere Wirkstoffe

Venenerkrankungen (Kap. 6.5)

Wirkstoff	Beispielpräparate
Arnika / Hamamelis / Rosskastanie	Varicylum-S-Salbe
Arnika / Hamamelis / Rosskastanie*	Trauma-cyl Salbe Varicylum-S-Salbe
Hamamelis	Haenal Hamamelis Zäpfchen Hametum Weleda Hamamelis comp. Salbe
Hirudin (Blutegelextrakt)	Exhirud-Salbe Spezial
Mäusedornwurzelstock	Cefadyn Phlebodril mono
Rosskastanie	Essaven Heweven Phyto Venendragees Venapert Venoplant retard S Venopyronum retard Venostasin
Rotes Weinlaub	Antistax
Rutin (Rutoside)	Phlogenzym Venoruton
Steinkleekraut	Meli Rephastasan

* und andere Wirkstoffe

Rücken-, Nacken-, Gelenkprobleme (Kap. 6.6)

Wirkstoff	Beispielpräparate
Arnika	doc Salbe
Arnika / Johanniskraut / Lavendel / Rosmarin*	Dolo-cyl Öl Muskel- und Gelenköl
Brennnesselkraut	Rheuma-Hek
Eschenrinde / Goldrutenkraut / Zitterpappelrinde und -blätter	Phytodolor Tinktur
Fangopackung	Fangotherm
Moor-Fango-Packung	Kytta-Thermopack
Propolis (Bienenkittharz)	Propolissalbe versch. Hersteller
Rosmarin*	Top-Sabona Salbe
Teufelskralle	Ajuta Allya Tabletten Bomarthros Harpagophytum Harpagoforte Rivoltan Teufelskralle Teltonal
Weidenrinde	Assalix Assplant Salix Bürger Sidroga Rheumatee

* und andere Wirkstoffe

Schmerz- und entzündungshemmende konventionelle Medikamente (Kap. 6)

Wirkstoff	Beispielpräparate
Acetylsalicylsäure (ASS)	ASS versch. Hersteller Aspirin Togal
Ibuprofen	Ibuprufen versch. Hersteller Aktren Spalt
Paracetamol	Paracetamol versch. Hersteller Ben-u-ron Vivimed

* und andere Wirkstoffe

Hilfreiche Adressen

Berufsgenossenschaften

Hauptverband der gewerblichen Berufsgenossenschaften (HVBG)
Alte Heerstraße 111
D-53754 Sankt Augustin
Telefon (0 22 41) 2 31-01
www.hvbg.de

Ernährung

Deutsche Gesellschaft für Ernährung e. V.
Godesberger Allee 18
D-53175 Bonn
Telefon (02 28) 37 76-6 00
www.dge.de

Österreichische Gesellschaft für Ernährung
Zaunergasse 1–3 (Palais Fanto)
A-1030 Wien
Telefon (01) 7 14 71 93, www.oege.at

Schweizerische Gesellschaft für Ernährung
Effingerstraße 2
CH-3001 Bern
Telefon (0 31) 3 85 00 00
www.sge-ssn.ch

Homöopathie / Moderne Homöopathie

Ärztegesellschaft für klassische Homöpathie
Sekretariat Ingrid Rodinger
Kirchengasse 21
A-5020 Salzburg
Telefon (06 62) 43 78 41

Deutscher Zentralverein homöopathischer Ärzte e.V.
Am Hofgarten 5
D-53113 Bonn
Telefon (02 28) 2 42 53 30
www.dzvhae.de

Homöopathie Verband Schweiz
Postfach
CH-8708 Männedorf
Telefon (01) 7 90 28 49
www.hvs.ch

Internationale Gesellschaft für Homotoxikologie e.V.
Bahnackerstraße 16
D-76532 Baden-Baden
Telefon (0 72 21) 6 32 52

Naturärzte-Vereinigung der Schweiz
Postfach
CH-9101 Herisau
Telefon (0 71) 3 52 58 80
www.naturaerzte.ch

Suchtprobleme

Anonyme Alkoholiker Interessengemeinschaft e.V.
(Deutschland, Österreich, Schweiz, Südtirol)
Lotte-Branz-Straße 14
D-80939 München
Telefon (0 89) 3 16 95 00
www.anonyme-alkoholikder.de

Anonyme Arbeitssüchtige (AAS)
(Deutschland, Österreich, Schweiz)
c/o KISS
Gaußstraße 21
D-22765 Hamburg
www.arbeitssucht.de

Arbeitsgemeinschaft Tabakprävention Schweiz AT
Effingerstrasse 40
CH-3001 Bern
Telefon (0 31) 3 89 92 46
www.at-schweiz.ch

Blaues Kreuz
Lindenrain 3
CH-3001 Bern
Telefon (0 31) 3 02 11 42
www.blaueskreuz.ch

Bundesamt für Gesundheit
Facheinheit Sucht und Aids
Hess-Strasse 27e
CH-3097 Liebefeld
Telefon (0 31) 3 24 92 66
www.suchtundaids.bag.admin.ch/themen/sucht/index.html

Bundesministerium für Gesundheit und Frauen
Radetzkystraße 2
A-1030 Wien
Telefon (01) 7 11 00-0
www.bmgf.gv.at

Bundeszentrale für gesundheitliche Aufklärung (BZgA)
Ostmerheimer Straße 220
D-51109 Köln
Telefon (02 21) 89 20 31
www.bzga.de

Deutsche Hauptstelle für Suchtfragen (DHS) e.V.
Westring 2
D-59065 Hamm
Telefon (0 23 81) 90 15-0
www.dhs.de

Fachverband Sucht e.V.
Walramstraße 3
D-53175 Bonn
Telefon (02 28) 26 15 55
www.sucht.de

Gesamtverband für Suchtkrankenhilfe
im Diakonischen Werk der Evangelischen Kirche in Deutschland e.V.
Altensteinstraße 51
D-14195 Berlin
Telefon (0 30) 84 31 23-55
www.sucht.org

RADIX Gesundheitsförderung
Stampfenbachstraße 161
CH-8006 Zürich
Telefon (01) 3 60 41 00
www.radix.ch

Schweizerische Fachstelle für Alkohol- und andere Drogenprobleme (SFA)
Avenue Ruchonet 14
CH-1001 Lausanne
Telefon (0 21) 3 21 29 11
www.sfa-ispa.ch

Stiftung Maria Ebene
Maria Ebene 17
A-6820 Frastanz
Telefon (0 55 22) 7 27 46
www.mariaebene.at

Team Mika Suchtberatung
Montfortstraße 3
A-6900 Bregenz
Telefon (0 55 74) 4 62 71
www.suchtberatung.at

Verein Dialog
Hilfs- und Beratungsstelle für Suchtkranke und deren Angehörige
Hegelgasse 8/3/11
A-1010 Wien
Telefon (01) 5 12 01 81
www.dialog-on.at

Tinnitus

Deutsche Tinnitus-Liga e.V.
Am Lohsiepen 18
D-42369 Wuppertal
Telefon (02 02) 24 65 20
www.tinnitus-liga.de

Österreichische Tinnitus-Liga
Postfach 23
A-8029 Graz
Telefon (03 16) 28 91 30
www.oetla.at, www.tinnitus.at

Schweizerische Tinnitus-Liga
Sekretariat Judith Massera
Ziegelgut 18
CH-7206 Igis
Telefon (0 81) 3 30 85 51
www.tinnitus-liga.ch

(Stand 08/2005)

Literaturtipps

Bankhofer H: **Das große Buch der Hausmittel.** Gesundheit aus der Natur. ADAC Verlag, München 2003.

Berger K: **So helfe ich mir selbst – schmerzfrei durch Akupressur.** Urania-Verlag, Stuttgart 1997.

Gündling PW: **Gesundheit für Magen und Darm.** Sanfte Hilfe aus der Natur. Aurelia-Verlag, Baden-Baden 2003.

Heilmann J: **Der Rücken stark und gesund.** Gräfe & Unzer, München 2001.

Kraft K: **Checkliste Phytotherapie.** Thieme-Verlag, Stuttgart, New York 2000.

Lanninger-Bolling D: **Starkes Immunsystem – weniger Infekte.** Aurelia-Verlag, Baden-Baden 2002.

Stübler M: **Homöopathische Arzneien.** Krankheiten schonend behandeln. Trias, Stuttgart 1989.

Techniker Krankenkasse (Hrsg.): **Gesundheitsreport 2004** – Veröffentlichungen zum Betrieblichen Gesundheitsmanagement der TK, Bd. 6. Hamburg 2004.

Vetter C: **Das Murmeltier-Programm.** Sanfte Wege zum guten Schlaf. Aurelia-Verlag, Baden-Baden 2004.

Westcott P: **Gesundes Herz.** Umschau Buchverlag, Frankfurt am Main 2002.

Stichwortregister

A

Abendessen **119**
Abführmittel **120**
Abführtee **119**
Abhängigkeit **73-80**
Abnehm-Tipps **54-56**
Abwehrkräfte **14, 20-25, 56, 90f.**
abwehrstärkende Tees **24f.**
Adressen **190-194**
Akupressur **12f.**
- bei Bauchschmerzen **111**
- bei Blähungen **132**
- bei Bluthochdruck **138**
- bei depressiven Verstimmungen **63f.**
- bei Durchfall **118**
- bei Hämorrhoiden **158**
- bei Hexenschuss **172f.**
- bei Ischias **173**
- bei Karpaltunnelsyndrom **176f.**
- bei Konzentrationsstörungen **60**
- bei Krampfadern **150**
- bei Migräne **86f.**
- bei Nervosität **68**
- bei niedrigem Blutdruck **140f.**
- bei Reizblase **123**
- bei Rückenschmerzen **166**
- bei Sodbrennen **128**
- bei Tinnitus **71**
- bei Übelkeit **113**
- bei Übergewicht **55**
- bei Verstopfung **120f.**
- Technik **13**

Akupunktur **164**
Alkohol **114, 141**
Alkoholsucht **75**
Allergien **7**
Angelika-Tee **110**
Angst **65-69**
Anis-Fenchel-Kümmel-Tee **63**
Antidepressiva **161**
Anti-Rauch-Tipps **77**
Anti-Übelkeits-Tee **112**
Apfelessig-Hustensaft **102**
appetitanregende Tees **57**
Aquafitness / Aquajogging **163**
Arbeitsplatz **25-34, 83, 168**
Arbeitssucht **78f.**
Arbeitsunfälle **75**
Arbeitszeiten **45**
Armbad **141**
Aromatherapie *siehe auch* Inhalation, Einreibung **9f., 17, 25**
- bei Erkältung **94**
- bei Husten **100**
- bei Übelkeit **113**
- zur Beruhigung **68**

Arteriosklerose **142-145**
Arzneimittelsucht **77f.**
ärztliche Verordnungen **15**
Atemtechniken **44f.**
Atemwegsprobleme **90-107**
ätherische Öle *siehe auch* Inhalation, Einreibung **9f., 17, 25**
Aufguss (Kräutertees) **16**
Aufkochen (Kräutertees) **17**
Aufstoßen **124**
Augenbad **88f.**
Augenkompressen **88f.**
Augenschmerzen **26**
Autogenes Training **43**

B

Bäder *siehe auch* Kneipp-Anwendungen
- bei Beinödemen **156**
- bei Erkältung **94**
- bei Hämorrhoiden **158f.**
- bei Husten **103**
- bei Nebenhöhlenentzündung **107**
- bei niedrigem Blutdruck **141**
- bei Rückenschmerzen **167f.**
- bei Schnupfen **107**
- bei Spannungskopfschmerzen **85**
- Dosierung von ätherischen Ölen **9**
- Vorbereitung **14**
- zur Beruhigung **68**
- zur Schlafförderung **38**

Bärlauchmilch **137**
Basilikumöl-Massage **132**
Bauchmassage **120f.**
Beckenbodentraining **124**
Beinguss **32**
Beinödeme **153-156**
Beinwellwickel **151**
Belastungsinkontinenz **123f.**
Beruhigungsbad **68**
Beruhigungstees **67**
Beruhigungstipps **66-68**
Besenreiser **145, 147f.**
Bewegung **25, 54, 119, 135, 153**
Bildschirmarbeit **25-28, 82, 168**
Bindegewebsschwäche **145f., 156**
Bindehautentzündung **87-89**
Biofeedback **164**
Bioqualität **7**
Biorhythmus **36**
Birkenblätter-Tee **165**
Bitterklee-Tee **86**
Bitterstoffe **55**
Blähungen **131-133**
Blähungstee **132**
Blasen-Tee **123**
Blutdruck **133**
Blutdruckmessgerät **134**
Blutdruck-Tee **137**
Blutdruck-Werte **134, 139**
Bluthochdruck **134-139**
Bockshornkleesamen-Kompresse **170**
Body Mass Index (BMI) **53**
Brille **27**
Buchschmerzen **108-111**
Buchweizenkraut-Tee **149**
Burn-out-Syndrom **61**
Burn-out-Tee **62f.**
Bürstenmassage **22**

C

Cayennepfeffer-Salbe **165**
Chirotherapie **164**
Cholesterin **143**
Cholin **58**
Computerarbeit **25-28, 82, 168**

D

Dampfbad *siehe* Inhalation
Darreichungsformen **8**
depressive Verstimmung **60-65**
Diarrhö **115-118**
Diäten *siehe auch* Abnehmen, Übergewicht **54**
Dosierung
- ätherische Öle **9**
- Heilpflanzen **8f.**
- Homöopathika **11f.**

Duft-Fußbad **156**
Duftlampe **9**
Durchfall **115-118**
Durchfall-Tees **115**

E

Efeu-Tee **144**
Eichenblätter-Zinnkraut-Waschung **69**
Eichenrinde-Sitzbad **158f.**
Einreibungen
  bei Erkältung **94**
  bei Husten **100**
  bei Ischias **173**
  bei Rückenschmerzen **165**
Einschlafbad **38**
Einschlaftee **37f.**
Einschlaf-Tipps **39**
Einzelmittel **10-12**
Eiweiß **50**
Elektrolyt-Drink **115**
Engelwurz-Tee **110**
Entspannung **26, 40-45, 121**
Entzugserscheinungen **75**
Erbrechen **111-114**
Erkältung **21f., 91-94**
Ernährung *siehe auch* Lebensmittel **23, 47-58, 108, 127**
  bei Blähungen **131**
  bei Bluthochdruck **136**
  bei Venenproblemen **151**
  zur Arteriosklerose-Vorbeugung **143**
Ernährungstagebuch **122**
Ernährungs-Tipps **50**
Ernährungsumstellung **54**
Erschöpfung **60-65**
Essigstrumpf **39**
Essigwickel **93**
Essstörung **57**

F

Fangopackung **168**
Farbtherapie **65**
Faulbaumrinden-Tee **120**
Fett **50f.**
Fieber **91, 93**
Fisch **51, 136**
Fleisch **51**
Flohsamen **56, 120, 122**
Folgekosten **6**
Früchte-Gurgelwasser **96**
Frühstück **49, 119**
Fünf Tibeter **40**
Fußbad
  ansteigendes **38, 140**
  bei Beinödemen **156**
  kühlendes **32**
  mit Zinnkraut und Nussblättern **69**

G

Gänsefinger-Gurgelwasser **96**
Gastritis **124-127**
Gelenkprobleme **159-177**
Gemüse **50-52**
geschwollene Beine **153-156**
Getränke *siehe* Trinken
Getreideprodukte **50f.**
Glukose **58**
grippaler Infekt *siehe* Erkältung
Grippe **90f.**
Grippeimpfung **91**
Gurgeln **96**
Guss, kalter **14**

H

Haferschleimsuppe **112**
Hagebuttenschalen-Tee **92**
Hagebuttentee **25**
Halsentzündung **94-98**
Halswickel **95, 97**
Hamameliswickel **151**

Hämorrhoiden **145, 156-159**
Hämorrhoiden-Tee **158**
Händewaschen **21**
Handgelenksentlastung **177**
harntreibende Mittel **155**
Heben **33f.**
Heidelbeer-Tee **115**
Heilerde **125**
Heilerdewickel **151**
Heilpflanzen **8f.**
 Dosierung **8f.**
Heilpflanzen-Sitzbad **159**
Heiserkeit **98f.**
Herzgespannkraut-Tee **137**
Herz-Kreislauf-Probleme **133-145**
Herztropfen **138**
Heublumensäckchen **18**
Hexenschuss **171-175**
Holunderblütentee **25, 93**
Homöopathie **10-12**
 bei Arteriosklerose **144**
 bei Bauchschmerzen **111**
 bei Beinödemen **154f.**
 bei Bindehautentzündung **89**
 bei Blähungen **132f.**
 bei Bluthochdruck **138**
 bei depressiven Verstimmungen **64**
 bei Durchfall **118**
 bei Erkältung **92**
 bei Halsentzündung **96f.**
 bei Hämorrhoiden **158**
 bei Heiserkeit **99**
 bei Hexenschuss **174f.**
 bei Husten **102**
 bei Ischias **174f.**
 bei Karpaltunnelsyndrom **177**
 bei Kehlkopfentzündung **99**
 bei Krampfadern **150**
 bei Magenschleimhautentzündung **127**
Homöopathie *Fortsetzung*
 bei Migräne **87**
 bei Mundgeruch **130**
 bei Nackenproblemen **170**
 bei Nebenhöhlenentzündung **106**
 bei Nervosität **68**
 bei niedrigem Blutdruck **142**
 bei Reizblase **124**
 bei Reizdarm **122**
 bei Rückenschmerzen **166f.**
 bei Schlaflosigkeit **37**
 bei Schnupfen **106**
 bei Sodbrennen **128**
 bei Spannungskopfschmerz **84f.**
 bei Tinnitus **71**
 bei Übelkeit **114**
 bei Venenentzündung **153**
 bei Verstopfung **121**
 Dosierung **11f.**
Husten **100-104**
Hustenbier **104**
Hustensäfte **102**
Hustentees **101f.**
Hustenwickel **103**
Hypertonie **134-139**
Hypotonie **139-142**

I

Immunstimulanzien **21f.**
Immunsystem **14, 20-25, 56, 90f.**
Ingwertee **113**
Inhalationen
 bei Halsentzündung **98**
 bei Heiserkeit **99**
 bei Husten **103**
 bei Kehlkopfentzündung **99**
 bei Nebenhöhlenentzündung **105-107**
 bei Schnupfen **105-107**

Insomnie **35**
Ischias **171-175**

J

Johannisbeertee **86**
Johanniskraut **62**
Johanniskrautkompresse **170f.**

K

Kaltauszug (Kräutertees) **18**
Kälteanwendungen **18, 84, 173**
Kantinenessen **51-53**
Karpaltunnelsyndrom **26, 175-177**
Kartoffelsaft **126**
Kartoffelwickel **97**
Kehlkopfentzündung **98f.**
Kirschkernsäckchen **18**
Kneipp-Anwendungen **14, 22f., 32, 38, 85, 140f.**
Knieguss **32**
Knoblauch **137**
Kohlsaft **125f.**
Kombinationspräparate *siehe auch* Homöopathie **10-12**
Komplexmittel *siehe auch* Homöopathie **10-12**
Kompressen **17**
  bei Bindehautentzündung **88f.**
  bei Hexenschuss und Ischias **174**
  bei Nackenproblemen **170f.**
  bei Nebenhöhlenentzündung **107**
  bei Rückenschmerzen **168**
  bei Spannungskopfschmerz **83f.**
  Vorbereitung **17**
Kompressions-Therapie **152f.**
konventionelle Medikamente **15**
Konzentrationsstörungen **58, 60**
Kopfschmerzen **26, 82-87**
Kopfschmerztagebuch **86**
Kopfschmerztees **84**
Körperhaltung **160**
Krafttraining **161**
Krampfadern **145, 147-152**
Krankenkassen **6**
Krankheitserreger **20f.**
Krankmeldung **6**
Kräuter-Fußbad **156**
Kräuter-Gurgelwasser **96**
Kräuterkissen **84**
Kräuter-Schlaf-Kissen **38**
Kräutertees **16f.**
  Zubereitung **16f.**
Kräuterwickel **151**
Kümmeltee **131**

L

Lagerung
  ätherische Öle **10**
  Heilpflanzen **9**
  Homöopathika **12**
Lärmschäden **72**
Laryngitis **98f.**
Lavendelkissen **38**
Lebensmittel
  blähende **131**
  harntreibende **155**
Leinsamen **56, 120, 125, 128**
Leinsamenschrot-Kompresse **107**
Leistungsdruck **60**
Lichttherapie **65**
Lindenblütentee **93**
Low-dose-Abhängigkeit **78**
Lumbago **171-175**
Lymphdrainage **154**

M

Magen, verdorbener **114**
Magenbitter **110**
Magen-Darm-Probleme **108-133**
Magensäure **124**
Magenschleimhautentzündung **124-127**
Magenschmerzen **124**
Magenstärkungslikör **110**
Magentee **109f., 126**
Magentropfen **110**
Magnesium **58, 72**
Massage
  bei Blähungen **132**
  bei Spannungskopfschmerz **83**
  Dosierung von ätherischen Ölen **9**
Mausarm **26, 175-177**
Meerrettich-Hustensaft **102**
Meerrettich-Kompresse **107**
Migräne **85-87**
Mineralstoffe **23-25**
Misteltee **137**
Mittagessen **49, 119**
Mittagsschlaf **36**
Mobbing **65f.**
Moderne Homöopathie *siehe auch* Homöopathie **10-12**
Moorpackung **168**
Müdigkeit **61**
Mundgeruch **124, 129f.**
Mundpflege **129**
Mundwasser **130**
Muskelverspannungen **61**

N

Nackenprobleme **159-177**
Nase, wundgeputzte **104**
Nasentropfen **105**
Naseputzen **104f.**
Naturheilkunde **7-15**
Nebenhöhlenentzündung **104-107**
Nebenwirkungen **8, 15**
Nervosität **65-69**
niedriger Blutdruck **139-142**
Nikotinsucht **76f.**

O

Obst **50, 52**
Ödeme **153-156**
Ohnmacht **140**
Ohrgeräusche **69-72**
Öle, ätherische *siehe auch* Inhalation, Einreibung **9f., 17, 25**
Onlinesucht **79f.**

P

Petersilientee **144**
Phlebothrombose **152**
Phytopharmaka **8f.**
  Dosierung **8f.**
Potenzierung **1**
Power-Nap **36**
Präparatebeispiele **22, 180-189**
Progressive Muskelentspannung **41f.**
psychische Probleme **59-72, 160**

Q

Qi-Gong **40**
Quarkwickel **103, 151**
Quellstoffe **56, 120, 122, 125, 128**

R

Refluxösophagitis **127**
Reise durch den Körper **43f.**

Reisekrankheit **114**
Reiswasser **122**
Reizblase **123f.**
Reizdarm **121-123**
Ringelblumensalbe **149, 158**
Ringelblumen-Tee **150**
Rosmarinbad **141**
Rosmarintee **140**
Rosmarinwein **141**
Rosskastaniensamen-Tee **150**
RSI-Syndrom **26, 175-177**
Rückenprobleme **159-177**
Rückenschmerzen **164-168**
Rückentraining **161**

S

Salbeitee **96**
Salbeiwaschung **69**
Salz **50**
Salz-Gurgelwasser **96**
Salzwickel **151**
Sauna **23, 146**
Schadstoffbelastung **7**
Schichtarbeit **36**
Schlaf **35-39, 135, 171**
Schlafhilfen bei Erkältung **107**
Schlafmittel **36f.**
Schlafstörungen **39, 61**
Schlaftee **37f.**
Schleimsuppe **117**
Schmerzmittel **85**
Schneegehen **23**
Schnupfen **104-107**
Schuhe **31f., 149**
Schulmedizin **15**
Schwangerschaftserbrechen **114**
Schweißfüße **69**
Schwitzen **69**
Senfmehl-Honig-Kompresse **174**
Senfpackung **168**
Sennesblätter-Tee **120**
Sinusitis **104-107**
Sitzbäder **158f.**
Sitzen **26, 28-30, 145, 148f.**
Sodbrennen **127f.**
Sonnentau-Tee **144**
Spannungskopfschmerz **83-85**
Spargelsaft **125**
Sport *siehe* Bewegung
Sportstudio **162**
Stehen **31-33, 145, 148f.**
Stimmungsaufheller **62-65**
Stress **35, 52, 70, 83, 108, 114, 125, 135**
Stresstropfen **67f.**
Sucht **73-80**

T

Tai Chi **40**
Tausendgüldenkraut-Tee **165**
Tautreten **23**
Tees *siehe auch* Kasten
- bei Blähungen **132**
- bei Bluthochdruck **137**
- bei Burn-out **62f.**
- bei Durchfall **115**
- bei Hämorrhoiden **158**
- bei Hexenschuss
- bei Husten **101f.**
- bei Ischias **174**
- bei Kopfschmerzen **84**
- bei Magenbeschwerden **109f.**
- bei Magenschleimhautentzündung **126**
- bei Nebenhöhlenentzündung **106**
- bei Nervosität **67**
- bei Reizblase **123**
- bei Schlafproblemen **37f.**

Tees *Fortsetzung*
- bei Schnupfen **106**
- bei Übelkeit **112**
- bei Verstopfung **119**
- harntreibende **155**
- zur Abwehrstärkung **24f.**
- zur Appetitanregung **57**
- zur Stimmungsaufhellung **63**

Tees
- Angelika- **110**
- Birkenblätter- **165**
- Bitterklee- **86**
- Buchweizenkraut- **149**
- Efeu- **144**
- Engelwurz- **110**
- Faulbaumrinden- **120**
- Hagebutten- **25**
- Hagebuttenschalen- **92**
- Heidelbeer- **115**
- Herzgespannkraut- **137**
- Holunderblüten- **25, 93**
- Ingwer- **113**
- Johannisbeer- **86**
- Kümmel- **131**
- Lindenblüten- **93**
- Mistel- **137**
- Petersilien- **144**
- Ringelblumen- **150**
- Rosmarin- **140**
- Rosskastaniensamen- **150**
- Salbei- **96**
- Sennesblätter- **120**
- Sonnentau- **144**
- Tausendgüldenkraut- **165**
- Weißdorn- **137**

Tennisarm **26, 175-177**
TENS **164**
Thrombophlebitis **152**
Thymianwickel **103**
Tinnitus **69-72**
Tragen **33f., 160**
Trinken **50, 56, 90**

U

Übelkeit **111-114, 124**
Übergewicht **53-56, 143, 146**
Übungen
- Atemtechniken **44**
- bei Hämorrhoiden **157**
- bei Hexenschuss **172**
- bei Nackenproblemen **169**
- Entspannung der Gesichtsmuskeln **26**
- für den Rücken **163**
- im Sitzen **29f.**
- im Stehen **33**
- Progressive Muskelentspannung **41f.**
- Reise durch den Körper **43f.**

Unruhe **65-69**
Untergewicht **56f.**

V

Varizen **145, 147-152**
Venenentzündung **152**
Venenerkrankungen **145-159**
Venen-Kräutersalbe **149**
Venen-Ringelblumensalbe **149**
Venenthrombose **152**
Venenwalking **146f., 153**
Verspannungen **159-163**
Verstopfung **118-121**
Vitamine **23-25, 52f., 58, 92**
Vitaminpräparate **52f.**

Völlegefühl **124**
Vorbeugung **6**
  gegen Burn-out-Syndrom **61**
  gegen Infektionskrankheiten **19-46**
  gegen Verspannungen **159-163**

W

Wadenwickel **93**
Walnussblätter-Sitzbad **159**
Wärmeanwendungen **17f., 168**
Wassertreten **23**
Wechselbäder **23**
Wechseldusche **23**
Weißdorn-Herztropfen **138**
Weißdorn-Tee **137**
Weißkohlpackung **176**
Weizenkleie **120**
Wetterfühligkeit **83**
Wickel *siehe auch* Kompressen **17**
  bei Erkältung **93f.**
  bei Halsentzündung **95, 97**
  bei Husten **103**
  bei Karpaltunnelsyndrom **176**
  bei Krampfadern **151**
Wirbelsäule **159**
Workaholics **78f.**
Work-Life-Balance **45f.**

Y

Yoga **40**

Z

Zahnpflege **129**
Zigaretten **76f.**
Zinnkraut-Nussblatt-Fußbad **69**
Zitronen-Hustensaft **102**
Zitronenölwickel **151**
Zitronenwickel **97**
Zucker **50**
Zwiebel-Hustensaft **102**
Zwiebelsocke **94**
Zwiebelwickel **97**
Zwischenmahlzeiten **49**

Bibliografische Information Der Deutschen Bibliothek
Die Deutsche Bibliothek verzeichnet diese Publikation in der Deutschen Nationalbiografie; detaillierte bibliografische Daten sind im Internet über http://dnb.ddb.de abrufbar.

Bitte beachten:
Jeder Benutzer ist angehalten, durch sorgfältige Prüfung der Beipackzettel der verwendeten Präparate und gegebenenfalls auch Rücksprache mit dem Arzt oder Apotheker festzustellen, ob die dort angegebenen Informationen zu Dosierung und Kontraindikationen gegenüber den Angaben in diesem Buch abweichen. Eine Haftung der Autorin oder des Verlages und seiner Beauftragten für Personen-, Sach- und Vermögensschäden ist ausgeschlossen. Zu beachten sind die Hinweise im Text, die auf die Notwendigkeit ärztlicher Untersuchung und Behandlung aufmerksam machen.
Geschützte Warenzeichen sind nicht besonders kenntlich gemacht. Aus dem Fehlen eines solchen Hinweises kann also nicht geschlossen werden, dass es sich um einen freien Warennamen handelt.

Fotos: Bilderbox (14, 49, 57, 122, 139, 151); Botanik-Bildarchiv Laux, Biberach (106); Elke Rumpf, Immenstaad (4)
Zeichnungen: Cora Fischer-Cremer, Karlsruhe (22, 40, 100, 115, 133, 136, 148, 163, 175); Georg Herrmann, Karlsruhe (27, 28, 30, 31, 34, 124); Maximilian Krauß, Karlsruhe (55, 63, 64, 68, 71, 87, 101, 111, 113, 120, 128, 132, 138, 150, 158, 166, 173, 176)

1. Auflage 2005
ISBN 3-936676-35-6

Bahnackerstraße 16
76532 Baden-Baden
info@aurelia-verlag.de
www.aurelia-verlag.de

Grundlayout: Atelier Reichert, Stuttgart
Umschlag, Gestaltung und Satz: Angelika Fabian
Durchsicht des Manuskriptes: Christian W. Engelbert, Facharzt für Allgemeinmedizin, Arzt für Naturheilverfahren, Zeven-Bademühlen
Lektorat: Dr. Doortje Cramer-Scharnagl
Druck: Media-Print, Paderborn
Printed in Germany

Artikel-Nr. 51204

Liebe Leserinnen und Leser!

Über Ihre Rückmeldung zu diesem Titel freuen wir uns. Ihre Anregungen lassen wir gerne in spätere Auflagen dieses Buches einfließen. Auch wenn Sie spezielle Wünsche an unser Buchprogramm haben, schicken Sie uns doch einfach eine Mail. Sie erreichen uns unter

Aurelia-Verlag GmbH
Bahnackerstraße 16
76532 Baden-Baden

oder unter

cramer-scharnagl.doortje@aurelia-verlag.de